[増補版] Animal Welfare Science
動物福祉学

新村 毅 編

昭和堂

増補版刊行にあたって

　本書・動物福祉学が刊行してから、まだ2年半足らずであるものの、大変ありがたいことに、毎年重版となっており、動物学や農学分野の専門書としては異例とも言える早さでの刷り数を記録している。聞くところによると、大学生や科学者に限らず、中高生、一般消費者、食品・動物関連企業や行政の方々など多様なステークホルダーの方々が本書を手に取って頂いているようである。本書と出会って頂いたこと、また、動物福祉を知って頂いたことに、この場をお借りして厚く御礼申し上げたい。

　この度、読者からの要望も相まって増補版を刊行する運びとなり、これまでの内容に、野生動物の福祉（第6章）が加わった。一見、人と野生動物の生活圏は乖離（かいり）しているように感じるものの、最近のニュースでも頻繁に取り上げられているように、その距離は近づき重なり合い、その中で軋轢（あつれき）が生じている。加瀬博士の言葉を借りれば、狩猟などのように人が野生動物の生存を脅かす場合がある一方で、農作物・果樹を放置することにより人が野生動物の繁殖を促進している場合もあり、人は彼らの生存や繁殖に意図的・非意図的な干渉をしている。そのような干渉の中で、野生動物においても動物福祉の重要性が認識され、また、議論され始めたことは、この軋轢を解消するための本質的かつ重要な前進と言えよう。

　今回、野生動物の福祉が加わったことにより、本書は、産業動物・伴侶動物・動物園動物・実験動物・野生動物と、人と関わる動物カテゴリーは網羅されたと言える。このように、動物福祉はさらなる広がりを見せていると同時に、進化も著しく、増補版の刊行の中では、最新の情報にアップデートした部分も多くある。動物福祉の広がりと進化は、信じられないほどのスピードで進んでおり、今、日本においても次の段階へと向かう過渡期に明確に突入している。しかし、まだ誰も向かうべき方向性を見定めることはできてお

らず、暗中模索している最中でもある。動物福祉学とは動物の状態を客観的に定量するための「科学」であり、科学はぶれることなく、いつの時代も、議論の基盤となってきた。本書が、日本の動物福祉を明るく照らし、適合的で適切な方向性を見出す道標となり、人と動物の双方にとって優しい共生社会を構築する土台となってくれることを願う。

2024年5月
著者を代表して
新村　毅

はじめに

　動物福祉（アニマルウェルフェア）とは何か？この質問に十分に答えられる人は、日本ではまだ多くない。本書の第1章では、さっそくこの問いに言及している。すなわち、動物福祉とは、国語的には「動物の幸せ」として、科学的には「動物の状態」として定義される。…うーん、なんとなくわかったし、動物の幸せも大事なのもわかるけど、お肉が食べられなくなるのはなぁ…。そんな声が聞こえてきそうである。本書をご覧頂ければ、お肉も食べるし、動物の幸せも確保することが動物福祉なのだと理解できよう。

　動物福祉の歴史を紐解けば、50年ほど前のヨーロッパで、科学者により動物福祉とは動物の状態のことであり、科学的に理解されるべきものとされ、広まっていった。同じ頃、日本では、現在の動物の行動と管理学会の前身の研究会が設立され、その後、応用動物行動学的な視点から動物福祉を捉え、改善していく研究が増え、広まった。特に、佐藤衆介先生を始めとして、恩師の田中智夫先生、近藤誠司先生、楠瀬良先生などの先生方は、日本において動物福祉や家畜管理の基礎を築き、新しい道を切り開いた先駆者として敬意を表したい。私が、仔鹿のごとく震えた足で初めて学会発表したときから、叱咤激励を賜りつつも、開拓者としての背中を見せながら育てて頂いたことは記憶に新しい。しかし、その初めての学会発表をした15年ほど前は、畜産関係の学会・研究会ですら、動物福祉は全く相手にされないような状況であった。科学者の世界でも、動物福祉によって生産性は低下する、そのような研究は必要ないというような風潮であった。養鶏場に赴けば、動物福祉は必要ない、遊んでいて羨ましいよと言われる始末。そのような状況からわずか10年ほどの間に、動物福祉はグローバルに、かつ急激な動きを見せ、動物福祉の様相は瞬きもできないほどに劇的に変わって行った。したがって、本書が出版される2022年は、まさに動物福祉元年とも言うべき年になりう

る。事実、日本においても、様々な動きや取り組みが進んでおり、SDGsにおける持続可能な動物生産という名の下に、その勢いは留まる様子を見せない。しかし、そのような活発な動きを見せる動物福祉の分野において決定的に足りていないものがある。客観的でフェアな情報（エビデンス）である。実は、日本では動物福祉の代表的な教科書は存在せず、本書はそのような社会的な要請も相まって必要とされた待望の教科書とも言える。

　本書は、5章から構成されている。第1章では、動物福祉学総論と題して、動物福祉とは何か？という問いに対して、明確な答えを提示していく。また、動物福祉とよく混同される動物の権利や動物愛護という思想との対比により、動物福祉の考え方をより明確にする。さらに、動物福祉をどのように評価するのか？どのように改善できるのか？という基本的で科学的な方策についても説明する。この第1章を基礎とし、続く第2章からは各論に入る。すなわち、ウシ・ブタ・ニワトリなどの産業動物（第2章）、イヌ・ネコなどの伴侶動物（第3章）、動物園動物（第4章）、マウスなどの実験動物（第5章）の各動物カテゴリーにおける福祉の歴史、問題点、改善点を詳しく、かつ具体的に説明する。また、各章の中には、どこか重くなりがちな動物福祉の話しを少しでも楽しくポジティブなものにするべく、コラムを随所に配置している。表紙には、伊藤秀一先生の芸術的な写真を用いており、表紙のカバーをめくると別の写真が顔を出すような仕組みを入れるなど、本書を手に持って街を歩いても、ファッションの一部として映えるような取り組みもした。全体を通して、ぜひ楽しみを持ってご覧頂ければと願う。

　本書は、動物福祉の研究を推進してきた学会として最も歴史がある動物の行動と管理学会の理事達を中心に執筆されたものであり、日本における動物福祉研究の代表的なメンバーにより最新の知見も含めて記載されたものである。不遇の時代から、動物福祉の重要性を語り合い、研究を続けて来た同志とも言える方々と執筆できたことは、望外の喜びである。また、本書の出版にあたり多大なるご尽力を頂いた大石氏を始めとする昭和堂の関係者の方々に感謝申し上げたい。

これから日本全体で、動物福祉とは何か？という問いに真摯に向き合いながら議論し、より良い方向性を見出していく必要がある。本書が、そのための礎になることを期待したい。

2022年1月
著者を代表して
新村　毅

目　次

増補版刊行にあたって──────────────────────────i
はじめに───────────────────────────────iii

第 *1* 章　動物福祉学総論─────────────────────────1

第 *1* 節　動物福祉の概念─────────────────────3
1. 動物福祉とは何か？　*3*
2. 動物への配慮の世界史　*5*
3. 動物の権利と動物福祉　*7*
4. 動物への配慮の日本史　*9*
5. 動物愛護と動物福祉　*12*

コラム　動物福祉とアニマルウェルフェア　*16*

第 *2* 節　評価の基本理念────────────────────17
1. 5つの自由（Five freedoms）　*17*
2. 5つの領域（Five domains）　*20*

第 *3* 節　5つの自由（Five freedoms）の科学──────────22
1. 5つの自由（Five freedoms）の科学　*22*
2. 空腹と渇きの科学　*25*

コラム　動物との会話を実現しうる Animal Computer Interaction　*28*

3. 不快の科学　*32*
4. 痛み・損傷・疾病の科学　*37*
5. 恐怖と苦悩の科学　*42*

コラム　わが子を気遣う母鶏　*46*

6. 正常行動発現の科学　*49*

コラム　動物の家畜化　*60*

7. 5つの自由（Five freedoms）が満たされない

　　　　ことによる健康状態への影響　*63*

第 *4* 節　評価技術　―――――――――――――――――― *68*
　　　1. 動物福祉の評価方法　*68*
　　　2. 行動の定量化　*68*
コラム　動物の行動理解のデジタル化　*76*
　　　3. 選好性と動機の評価　*78*
コラム　バーチャル動物を用いた動物の心理の探索　*80*
　　　4. 生理　*82*
コラム　新たな生理学的ストレス評価法　*88*
　　　5. 健康状態の評価　*91*
　　　6. 動物福祉評価法　*94*

第 *2* 章　産業動物の福祉 ――――――――――――――――― *101*
　第 *1* 節　歴史的背景 ――――――――――――――――― *103*
　　　1. 家畜福祉の歴史と現状　*103*
　　　2. 家畜福祉と生産性　*124*
　　　3. 家畜福祉と持続可能な家畜生産　*127*
　第 *2* 節　牛 ――――――――――――――――――――― *130*
　　　1. 肉牛、乳牛とは　*130*
　　　2. 飼育システム　*132*
　　　3. AW の視点で問題視されていること　*137*
　第 *3* 節　豚 ――――――――――――――――――――― *146*
　　　1. 豚の特徴と品種　*146*
　　　2. 繁殖雌豚の飼育と飼育システム　*147*
　　　3. 育成豚・肥育豚の管理と飼育システム　*151*
　　　4. 給餌　*155*
　　　5. 舎飼い方式と屋外飼育方式　*156*
　　　6. 飼育管理者との心理的な関係　*157*
コラム　乳つき順位　*159*

第 *4* 節　鶏 —————————————————— 160
　　1.　採卵鶏　*160*
　　2.　肉用鶏　*168*
コラム　ニワトリはなぜ朝に鳴くのか？　*173*

第 *5* 節　馬 —————————————————— 174
　　はじめに　*174*
　　1.　餌と水　*175*
　　2.　物理環境　*176*
　　3.　痛み、怪我、病気　*178*
　　4.　恐怖　*178*
　　5.　正常行動　*180*
　　まとめ　*182*
コラム　馬は困ったときに人の注意をひいて助けを求める　*183*

第 *3* 章　伴侶動物の福祉 ———————————————— 185
第 *1* 節　歴史的背景 —————————————————— 187
　　1.　伴侶動物とは　*187*
　　2.　伴侶動物の特徴　*189*
　　3.　伴侶動物の福祉の歴史　*191*
第 *2* 節　犬、猫の福祉 ————————————————— 196
　　1.　犬　*196*
コラム　ヒトとイヌの絆が作られる仕組み　*199*
　　2.　猫　*200*
第 *3* 節　犬猫の福祉にかかわる問題 ———————————— 204
　　1.　家庭での飼育　*204*
　　2.　伴侶動物の治療と最期　*206*
　　3.　動物虐待　*208*
　　4.　流通経路　*213*
　　5.　繁殖　*214*
　　6.　断尾・断耳、声帯除去・狼爪除去、抜爪　*217*

7. 動物保護収容施設 *218*
8. 地域猫 *220*
9. セラピーアニマルと補助犬 *221*
10. 災害への備え *222*

さいごに *223*

第4章　動物園動物の福祉 ―― 225

第1節　動物園と動物園動物の福祉の歴史 ―― 227
はじめに *227*
1. 動物園の歴史とその役割 *227*
2. 動物園での福祉の歴史と法律 *228*
3. 存在を模索する動物園 *230*
4. これからの動物園と動物園を巡る議論 *231*

第2節　動物福祉の観点からの問題点とその解決 ―― 233
はじめに *233*
1. 動物園動物における動物福祉上の問題 *233*
2. 解決法のいろいろ（理論と実践） *239*

コラム　環境エンリッチメントの定義とその必要性 *241*

コラム　エンターテイメントと動物福祉 *251*

第3節　動物園における研究活動 ―― 254
はじめに *254*
1. 動物園における動物福祉研究の具体例 *255*
2. 動物園におけるその他の研究の具体例 *258*
3. 動物園における研究活動で注意すべき課題 *259*

コラム　動物園における研究の実施形態 *261*

コラム　動物園における動物福祉への配慮の応用 *264*

第5章　実験動物の福祉 ―― 271

第1節　動物実験とは ―― 273
はじめに *273*

　　　　　1. 動物実験の必要性　273
　　　　　2. 動物実験の歴史　274
　　　　　3. 実験動物の利用の拡大　276
　　コラム　江戸時代にあったマウスのルーツ？　277
　　　　　4. 動物実験への批判　278
　　第 *2* 節　実験動物の福祉────────────────280
　　　　　1. 動物の5つの自由（The five freedoms for animal: 5Fs）　280
　　　　　2. 適正な動物実験と Three Rs（3Rs）　282
　　　　　3. わが国の実験動物関係法規の歴史　284
　　第 *3* 節　実験動物福祉の実践────────────────286
　　　　　1. 研究機関等の長の責務　286
　　　　　2. 教育訓練の実施　286
　　　　　3. 実験計画の立案と審査　287
　　　　　4. 動物実験委員会の審査と承認　289
　　　　　5. 情報開示と外部検証　289
　　第 *4* 節　実験動物飼育の実際────────────────291
　　　　　1. 実験動物施設（飼養保管施設）　291
　　　　　2. 消毒と滅菌　292
　　　　　3. 実験動物の飼育環境　293
　　　　　4. SPF 動物と微生物モニタリング　298
　　　　　5. 実験動物のリホーミング　299
　　　　　おわりに　299

第 *6* 章　野生動物の福祉────────────────────301
　　第 *1* 節　歴史的背景────────────────303
　　　　　1. 人と野生動物の関わり、野生動物とは　303
　　　　　2. 野生動物に動物福祉の考え方は当てはまるのか　304
　　　　　3. 世界的動向と法律　308
　　　　　4. 近年の日本の動向　309

第 2 節　動物福祉の観点からの問題点 ─── 311
　1. 半管理下の野生動物　311
　2. 一時的な人の制御下での問題　312
　3. Free-living の野生動物に関する問題　316

索引　323
執筆者紹介

第1章
動物福祉学総論
新村毅・矢用健一・林英明

　ここでは、本書の最初の章として、まず動物福祉とは何かを定義する。すなわち動物福祉とは、国語的には「動物の幸せ」として、科学的には「動物の状態」として定義されることを述べ、その動物の状態は、快と不快の総和（連続体）であることを説明する（第1節；図1）。また、動物福祉と混同されがちな動物の権利の思想との比較を行うと共に、日本に存在する動物愛護の思想とも比較することで、動物福祉の思想を明確にしていく。その比較の中で見えてくるのは、動物福祉の考えとは、人間が動物を利用したり屠殺して食べたりするのをやめるということではなく、そのような動物の利用を許容しながらも、動物の状態をより良くするということである。また、動物福祉は、科学的根拠に基づくため、動物への配慮という主観的になりがちな倫理感を客観的に理解し定義づけることができ、さらに、動物の状態を評価したり、動物福祉を実現したりする方法も科学的な方法により行われる。そのため、第1節に続いて、「動物の状態」である動物福祉を、具体的にどのように科学的に評価していくのかの説明に進む。まず、動物の状態を5つの側面（5つの自由）に切り分けて評価し（第2節、第3節）、さらにその5つの側面には多様な評価項目が含まれることを説明する（第4節）。それらの多様な評価項目の評価点の総和が、動物の状態、すなわち動物福祉を示すものであるというイメージを作ってもらうことを期待したい（扉ウラ図）。

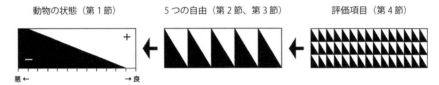

図　動物福祉のイメージ図

動物福祉は動物の状態を指し、その動物の状態は快（白色の部分）と不快（黒色の部分）の連続体であると理解できる（第1節）。また、その動物の状態は5つの自由の側面から評価され（第2節、第3節）、さらに、その5つの中には多様な評価項目が含まれる（第4節）。したがって、それらの多様な評価項目の総和が、動物の状態、すなわち動物福祉を示すものと考えることができる。図はあくまでイメージ図であり、各評価項目の重要度は必ずしも同一ではない。

第1節　動物福祉の概念

1. 動物福祉とは何か？

　動物福祉とは何なのか？　本書において、最も重要な点について、最初にしっかりと定義づけ、説明していく。まず、やや概念的であるものの平易な考え方を提示し、その後、科学的であり、かつ具体的な定義を説明していく。

　福祉が意味するところを辞書で探ってみると、広辞苑では、福祉とは「幸福」とあり、すなわち、国語的には、動物福祉とは広義に「動物の幸せ」と言うことができる。また、福祉の英語訳である Welfare（ウェルフェア）を英語辞典で探ると、それは wel と faren の合成語であり、wel は「望みに沿って」、faren は「生活すること」とあり、「よい生活の状態、すなわち健康で、幸福で、安楽な状態」と記載されている。

　では、動物にとっての幸せとは、具体的に何なのか？　科学的にどのように定義されるのか？　この問いは、動物福祉を理解する上で、基軸となる。これまで様々な定義づけがなされており、現在、多くの定義が散見される。それらの詳細は他書に譲るとして、本書では、執筆者らの議論を経て、動物福祉の定義を1つ明確に示したい。その定義とは、WOAH（World Organisation for Animal Health（世界動物保健機構）；旧名は OIE：Office des Internationale Epizooties（国際獣疫事務局））が定めたものである。WOAH は、科学的な知見を基に、動物福祉の国際基準を作成している国際機関であり（詳しくは第2章の第1節を参照）、あらゆる動物に適用可能な形で動物福祉が定義づけされている。その WOAH の国際基準の序章（第7.1.章）の文頭には、こうある：

> 動物福祉とは、動物の生活と死の状況に関連した動物の身体的および心理的状態を意味する。
>
> *Animal welfare means the physical and mental state of an animal in relation to the conditions in which it lives and dies.*

　この冒頭の一文で最も重要な点は、動物福祉を「動物の状態」としているところである。この定義から、動物の立場に立ち、動物の状態を理解し、動物の状態をより良くすることが動物福祉の向上につながると理解することができる。また、文中にある「生活の状況」というのは、その動物が生きている環境を意味し、「死の状況」というのは屠殺の時などを意味し、屠殺する場合にも苦しむことなく安楽死できる方法で行うことを示唆している。また、「身体的状態」とは、例えば体に傷がないといった外的なものと、意図通りに体を動かすといった内的なものを含めた身体的状態を意味し、「精神的状態」とは、脳内で生じる心や意識のことを示唆している。その身体的・精神的な動物の状態は、出血している、思い通りに体を動かせない、恐怖を感じるといった不快（マイナス）の状態と、欲求の強い行動を発現することができる、喜びを感じるといった快（プラス）の状態とに大別することができる。したがって、動物の状態は、その不快と快の総和であると表現でき、このことから、０か100のどちらかというような択一的なものではなく、むしろ０から100までの連続的なものであると表現できよう（図１）。以上のことから、動物福祉とは、屠殺も含めた生存期間中の動物の体や心の連続的な状態のことを意味し、不快（マイナス）の部分を最小にし、快（プラス）の部分を最大にすることが動物福祉の向上につながると理解することができる（図１）。

　ここで、よく誤解されがちなことについて触れておきたい。動物福祉で誤解されがちなことの１つに、ストレスがゼロの状態が動物福祉であると捉えられていることがある。寒い環境や何も食べられない状況では多くの動物がストレスを感じるものの、快適な温度域の環境や満腹な状況ではストレスを

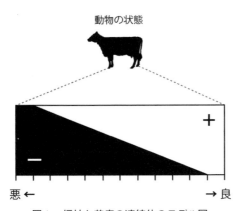

図1　福祉と苦痛の連続体のモデル図
動物福祉とは、不快（マイナス）の部分と快（プラス）の部分の連続的な「状態」である。

感じることは少ないことは想像に容易い。しかし、そのような状況で、喜びや幸せ（多幸感）を感じるかというと、必ずしもそうではなく、強い欲求のある行動が発現でき満たされた場合に多幸感を感じる場合が多いことがわかっている。また、その他の誤解として、100点満点でなければ動物福祉ではないと極端に捉えるものがある。図1のように、動物福祉を「快と不快の連続的な状態」と理解すれば、これらが誤解であり、また、どのような点で正しくないかも理解することができよう。

　ここまでで、動物福祉を端的に説明してきた。次に疑問になるのは、動物の状態をどのように評価すれば良いのか？　何をすれば動物の状態をより良くできるのか？　ということである。これについては、本章の第2節以降が詳しいので、そちらに説明を譲るとして、先に動物福祉の歴史について述べておきたい。動物福祉の歴史を紐解くと共に、その他の思想と比較することにより、動物福祉とはどのような考え方なのかが、より明確に理解できる。特に、我々日本人に潜在する動物への配慮の考え方の起源を辿ることは、動物福祉の現在、そして未来を考える上で、重要な知見となる。

2. 動物への配慮の世界史

　紀元前、古代ギリシアの哲学者であるアリストテレスは、「動物は感覚を有するが理性に欠けており、自然界のヒエラルキーの中では人間よりはるかに下位にあって、人間のためには自由に使える資源である」と主張し、後世

に影響を与えた。例えば、キリスト教の聖書には、「地に這う全ての生き物を支配せよ」とあり、人間のみが霊魂を有し、人間が他の動物に対する支配権を有するという二元論が見てとれる。また、17世紀には、フランスの哲学者であるデカルトが「動物には精神（魂）がないから「単なる機械」である。人間には精神があるから「単なる機械」ではない。人間だけが精神（理性）を持っている証拠は、人間のみが言葉を話すからであり、人間は動物を道具として利用することができる」とし、動物は苦しまないとする動物機械論を展開した。このような背景もあり、13世紀から17〜18世紀に至るまで、西欧の各国では動物の処刑などの激しい動物虐待の歴史があったことがわかっている。

しかし、近世の絶対王政の反動として、17世紀の西欧で人権思想が芽生えた。18世紀の後半になると、民主主義の台頭と共に、奴隷解放や女性の権利獲得などの平等思想が高まった。このような平等思想の高まりに加えて、チャールズ・ダーウィンの進化論に代表されるように人間と動物の形態や生理機能が連続的なものであることが科学的根拠を伴って広く浸透していった。このような背景を受けて、思想的にも、できるだけ多くの幸福（苦痛のない状態）をもたらす行為が人の正しい道とする功利主義が普及した。これにより、倫理の対象は人間であるか否かではなく、苦痛を感じるか否かということに移っていった。そして、1822年に、イギリスにおいて世界で初めての動物虐待法とされている牛馬虐待禁止法が制定され、それ以降、牛馬以外の動物も含めた法律が整備されていった。

その後、集約的な畜産を痛烈に批判した書である「アニマル・マシーン」（ルース・ハリソン著）が1964年に発行されると、家畜の飼われ方に社会の関心が集まり、イギリスでは集約畜産農家の焼き討ちなどまで行う過激な解放運動も生じて大きな社会問題にもなった。このような市民の関心に対して、科学的に調査して答えようとする委員会がイギリスで組織され、1965年にまとめられた報告書は、中心メンバーであった動物学者のブランベル教授の名前をとって通称「ブランベル・レポート」（正式名称は集約的飼育システムに

おける家畜の福祉に関する調査専門委員会報告書）と呼ばれる。その報告書では、福祉を「動物の身体的・精神的両面における良き生」（both physical and mental well-being of the animals）を指すと規定しており、この意味での福祉は科学的な証拠を考慮に入れて評価されなくてはならないとしている。また、同報告書では、集約畜産には虐待性が潜んでいる可能性が指摘され、それを防止するための飼育基準が提示された。このように、この報告書は、動物福祉という言葉がほぼ現在の意味で使われるようになった最初のものとして重要であり、その後の動物福祉の基礎となり、その考え方はヨーロッパ全体に広がっていった。そのような背景を受けて、21カ国から成る欧州審議会では、1976年に「農用動物の保護に関する協約」、1979年に「屠畜場での家畜の保護に関する協約」などを次々に制定していった。その後のアムステルダム条約や理事会指令など、動物福祉が法律になっていく過程については、第2章の第1節が詳しいため、そちらを参考にして頂きたい。そこでは、ブランベル・レポートで示された通り、動物福祉を科学に基づいて客観的に捉えていることが理解でき、また、科学によって一般化され、普遍化された動物福祉がグローバルスタンダードになりつつあることも理解できるだろう。

　以上のことから、動物福祉の思想の発祥は、欧州に由来するものであり、そこでは、意外にも激しい動物虐待の歴史があった。しかし、思想の転換や社会問題などを経て、動物福祉が科学的な根拠に基づいて定義され、広まっていった。主観的な倫理感でもあった動物福祉の思想が、科学に基づいて客観化されたこともわかる。

3．動物の権利と動物福祉

　前項では、動物への配慮の歴史を紹介し、特に「アニマル・マシーン」などの書籍に代表されるように、20世紀に入り、動物への配慮の運動が活発化したことを説明した。その中で、研究者の側から「動物福祉」が提案された一方、活動家の側からは「動物の権利」（アニマルライツ：Animal rights）が提

案された。

　動物の権利運動のはしりは、哲学者であるピーター・シンガーが1970年代に相次いで出版した一連の著作にあるとされる。シンガーの倫理の原則は、平等な配慮にあり、白人と黒人を区別する人種差別や、男性と女性を区別する性差別のような二重基準（ダブルスタンダード）を禁止することと同様に、人間と動物とを区別することは種差別（Speciesism）にあたると主張した。すなわち、動物にも人間と同じ権利を認めるべきであり、例えば、殺人のように他人から命を奪われない権利を人間が有するのと同様に、動物も命を奪われない権利を認めるべきというものである。1980年代になると、こうした動物の権利運動は、動物実験施設に違法に侵入し、実験動物を解放するといった過激な運動により耳目を集めることになるが、動物の権利の原理に基づけば、なぜそこまでやるのかという理由も垣間見ることができよう。現在では、このような過激な組織は部分的になったものの、このような原理に基づき、動物の権利の活動家の多くは、人間が動物を利用する行為、例えば、畜産業や動物実験、狩猟などのあらゆる動物の利用を認めず、動物性食品の摂取を避ける菜食主義者（ベジタリアン；Vegetarian）や、卵や乳製品の摂取も避け、なおかつ皮やウールなどの動物製品を避けるヴィーガン（Vegan）への移行を呼びかけている。

　以上の通り、動物福祉も動物の権利も、また次項で登場する動物愛護も、全て動物への配慮の思想であることは共通している。大きな相違点は、動物の権利思想では動物の利用を認めない一方、動物福祉の思想では、動物の利用は認める、すなわち肉食やペット飼育などは許容するという点にあることは重要である。動物の権利思想との比較で見えてくるのは、動物福祉とは、動物を殺すことをやめるということではなく、しかし、最終的に屠殺するからと言って虐待したり劣悪な環境で管理したりするのではなく、生存の間は、動物の状態をより良くするということが動物福祉の考え方ということになる。なお、動物の権利と動物福祉は、いずれも思想や立場であり、本来、優劣があるものではない。本書は、あくまで動物福祉という立場を取り、動

物福祉について説明していく書であることを御理解頂きたい。

4. 動物への配慮の日本史

　第2項で紹介した通り、動物福祉は西洋で生まれた思想であるが、では日本には同様の思想が存在しないのかと言うと、そうではない。むしろ、日本にも動物への配慮の長く、そして日本独自の歴史が存在する。ここでは、日本における動物への配慮の歴史と、それが「動物愛護」という思想に具現化するまでの歴史について紹介する。

　最初に、我々日本人の思想の起源を探ってみたい。その歴史を紐解く上で、日本人の神意識が1つの重要な鍵となりうる。古代の日本に起源を辿ることのできる宗教として神道(しんとう)がある。神道は、縄文時代を起点として弥生・古墳時代に原型が形成されたとされ、キリスト教や仏教のように開祖が存在せず（それぞれの開祖はイエス・キリストと釈迦(しゃか)）、自然に生じた神観念である。そのため、山・森・石・木のような自然や、特定の人物など、この世のあらゆるものに神が宿るとされ、自然と神とは一体として認識されている。神道の神々は、神社に祀(まつ)られており、神道に由来する日本の風習として、門松(かどまつ)や初詣(はつもうで)などの正月行事や、節分(せつぶん)、雛祭(ひなまつ)り、七夕(たなばた)などの年中行事が、今なお現存している。このことから、西洋的な「人と自然」といった対立的観念ではなく、日本には、共生の世界観が存在することが見てとれる。また、このあらゆる森羅万象(しんらばんしょう)に神が宿るという世界観は、動物だけを食べないという発想には至りにくく、日本に菜食主義者が少ない（肉食主義者が多い）理由の1つとも言われている。

　次に、日本に古くから存在する別の宗教として、仏教の歴史を紐解いてみる。仏教は、釈迦を開祖として、紀元前450年頃にインドで始まり、日本には飛鳥時代の552年に伝来したとされている。神道とは異なり、釈迦という単一の神が存在し、その像である仏像が祀られている寺（寺院）は、現在も日本各地に存在している。この仏教は、上述した神道と融合や分離をしなが

らも、神社（神道）や寺（仏教）などのように、現在の日本においても併存している。仏教の教えが書かれた仏典（キリスト教でいうところの聖書）には、仏教徒が守るべき倫理基準として五戒が定められており、そのうちの1つに不殺生、すなわち生き物を故意に殺してはならないことが記載されている。また、これを元にした仏教儀式に、生き物を野に放つ放生会がある。仏教は、この殺生禁止を世界で最初に説いた宗教とされており、このことは日本人の動物への配慮の思想を捉える上で、決定的に重要になってくる。では、仏教が日本に伝来した後の歴史について見てみよう。

　飛鳥時代に仏教が伝来した後、同時代の675年（天武4年）に、日本で最初の殺生禁止令「牛馬犬猿鶏の宍（肉）を食うことなかれ。もし犯す者あらば罰せむ」が、天皇の意思である詔勅として発せられた。翌676年には、最初の放生令「諸国にして、生き物を放つ」が、やはり詔勅として発せられた。その後も、このような殺生禁止や放生に関する詔勅が、次々と出され、飛鳥時代の675年から平安時代の910年の間に計67回も出されている。鎌倉時代に入ると、1193年に鎌倉幕府は鹿や猪を多人数で追い詰めて射止める巻狩りを大々的に行った一方、殺生禁止や放生を推奨し、鷹狩りの禁止も行った。江戸時代にも、徳川家康は1612年に「牛を殺すこと禁制なり」という牛の殺生禁止令を大名に命令している。さらに、1685年以降に徳川綱吉が出した動物への憐れみの一連の政策は、「生類憐れみの令」として有名なものであり、それは、犬保護令、鳥愛護令、食用に魚・鳥を飼うことの禁令、鷹狩り廃止、鳥殺生禁令などの様々な禁止令から成っている。

　明治時代に入ると、西洋の動物への配慮の思想が日本に導入されることになる。日本に在留する外国人の日本人への働きかけの影響を受ける形で、キリスト教の牧師であった広井辰太郎らが中心となり1902年に動物虐待防止会が結成、1908年に動物愛護会と改称され、新宿駅に牛馬給水器を設置したり講演会を開催したりして、動物愛護の普及活動を行っていた。これとは別に、1914年には、日本在留の外国人らによって、日本人道会が結成され、日本で最初となる動物愛護週間を主催するなどの活動が行われた。いずれの団

体も、日本が戦争に突入した1935年（昭和10年）には活動停止に追い込まれ、戦争・終戦という混乱の中で消滅することとなるが、この時期の運動により、日本に「動物愛護」という言葉が生まれたことは特筆すべきことであろう。

　戦後、1945年に日本を占領・管理するための最高司令部としてGHQ（General Headquarters；連合国最高司令官総司令部）が東京に設置されることになるが、この昭和の時代には、現在にも続く新たな愛護団体が設立されることになる。1948年に設立された動物愛護協会は、戦前の愛護団体の理事でもあった中部新聞社部長の瓜生靖が指導的な立場に立ち、動物愛護に強い関心を持つ日本人・英米人らによって企画され、それをGHQ獣医課が支援する形で設立に至った。当時の動物愛護協会の活動は、犬を中心とした動物収容施設の視察や注意と言った指導的なものであったが、実験用の犬の劣悪な環境を改善する事業を拡大するため、1955年には動物愛護協会から動物福祉協会が独立する形で設立され、犬の収容施設に餌や犬舎などを提供する活動を展開した。このように、昭和の時代に、いくつもの動物愛護団体が設立された中、動物愛護を法律化するための制定運動が展開された。1965年に、日本獣医師会の呼びかけにより全国動物愛護団体協議会が設立され、155団体が加盟して、法律の制定を求める運動が展開された。そして、1973年、ついに「動物の保管及び管理に関する法律」が成立し、動物への配慮の思想が法律となった。上述したように、それまでの歴史の中でも指令などは存在していたものの、法律になったのは、これが最初のことである。さらに、1990年には、日本獣医師会・日本動物愛護協会・日本動物福祉協会などにより、この法律の改正に向けた連絡会（動物の法律を考える連絡会）が結成され、1999年に、法律名が現在の「動物の愛護及び管理に関する法律」（通称、動物愛護法や動物愛護管理法などと呼ばれる）に改められた。同法律内において、施行後5年を目処として改正を講じると記載されているように、法律の改正が2005年、2013年、2019年に行われている。

　以上のように、日本には動物への配慮に関する1300年以上の歴史が存在し

ており、それらには仏教に由来する殺生禁止の思想が如実に現れている。この思想は、「動物愛護」という言葉によって表現され、さらに「動物の愛護及び管理に関する法律」という法律によって具現化されることになったが、その中身は、やはり殺生禁止の思想が基になっている。次項では、動物愛護の思想の中身を読み解くと共に、動物愛護と動物福祉を比較することで理解をさらに深めていく。

5. 動物愛護と動物福祉

　前項では、日本には、動物福祉とも動物の権利ともやや異なる動物愛護という動物観が、日本独特の動物への配慮の思想として出現し、今もなお現存していることを紹介した。では、動物愛護とは何なのか？　我々日本人が潜在的に有しているとも言える動物観について、動物福祉との対比をしながら、その思想の中身を探ってみたい。

　愛護が意味するところを辞書で探ってみると、広辞苑では、愛護とは「かわいがり保護すること」とあり、「愛」を強く読むなら、国語的には、人が動物をかわいがる気持ちを持つことが動物愛護ということになる。すなわち、動物愛護では、人が主体となっている点が特徴的であると言えよう。一方、第1項で紹介したように、動物福祉とは動物の状態のことであり、動物の状態を科学により客観的に定量する。すなわち、動物愛護とは異なり、動物福祉では、動物が主体となっていることがわかる。

　次に、動物への修飾語について比較してみよう。日本の動物愛護管理法の最初の第一章には、こうある。

> 第一章 総則
>
> （目的）
> 第一条　この法律は、動物の虐待及び遺棄の防止、動物の適正な取扱いその他動物の健康及び安全の保持等の動物の愛護に関する事項を定めて国民の間に動物を愛護する気風を招来し、生命尊重、友愛及び平和の情操の涵養に資するとともに、動物の管理に関する事項を定めて動物による人の生命、身体及び財産に対する侵害並びに生活環境の保全上の支障を防止し、もって人と動物の共生する社会の実現を図ることを目的とする。
>
> （基本原則）
> 第二条　動物が命あるものであることにかんがみ、何人も、動物をみだりに殺し、傷つけ、又は苦しめることのないようにするのみでなく、人と動物の共生に配慮しつつ、その習性を考慮して適正に取り扱うようにしなければならない。

　第二条に記載されているように、動物への修飾語は「命ある」となっている。一方、動物福祉については、EUのアムステルダム条約では、動物への修飾語は「意識ある」（Sentient being）となっている。この違いは、動物愛護の法律の中においても、殺生禁止の思想が現れているという点で興味深い。このことと関連するアンケート結果についても、紹介しておきたい。このアンケートでは、「助かる見込みがない重症の動物が苦しんでいる場合、飼い主の承諾がなくても安楽死させるか？」という問いに対し、日本人は3％のみが賛同したのに対して、イギリス人は88％が賛同した。このアンケート結果から、日本人は安楽死に強い抵抗感があるのに対して、イギリス人は動物の苦しみに強く反応することがわかる。さらに、近年精力的に展開された「ペットの殺処分ゼロ」運動も、殺生禁止に由来する動物愛護の思想が現れたものであるとも言えよう。これらのことから、動物愛護は動物の「命」や殺生に、動物福祉は動物の「意識」や状態に重きが置かれていると考えるこ

とができる。

　では、動物愛護では、動物の状態、すなわち動物福祉は考えられていないか？　と言うと、そういうことでもない。動物愛護管理法の「管理」の部分において、それが表現されており、上記の動物愛護管理法の第一条では、動物の適正な取扱い、動物の健康、動物の管理という単語が、続く第二条では、習性を考慮して適正に取り扱うとある。すなわち、日本由来の動物愛護という思想の中に、西洋由来の動物福祉（動物の状態の向上）の思想が取り込まれており、この意味において、動物愛護という動物観は不変的であるというよりは、むしろ今なお変化し、新しいものになっていると捉えることができる。実際に、2019年に改正された動物愛護管理法では、多くの動物において重要性が示されている母子行動を十分に確保するため、生後56日齢以内の犬猫の販売を禁止している。このように、動物愛護管理法の中に、科学によって動物の状態を理解し向上させるという動物福祉の考え方が明確に含まれていることが見て取れる。動物愛護管理法は法律であり、動物の殺傷や虐待に対して、懲役や罰金などの罰則が存在する拘束力の強いものであるため、動物福祉が含まれた日本の動物法としては、言うまでもなく重要なものである。

　動物愛護管理法が適用される動物種は、条項ごとに異なり複雑である。しかしながら、上記の動物愛護管理法の項目は、基本的には犬猫に関するものが多く見受けられる。すなわち、殺生禁止に由来する動物愛護管理法では、犬猫といった伴侶動物などの「殺されない動物」への配慮は明確かつ具体的に示されている一方で、牛・豚・鶏といった産業動物などの「殺される動物」への配慮が数値目標と共に示されている項目はない。実際に、動物愛護管理法で守られる「愛護動物」には、犬猫の他に牛・豚・鶏といった産業動物も含まれているものの、産業動物の虐待に動物愛護管理法が適用され懲役や罰金が課された例は報告されていない。動物福祉は、ペット飼育や肉食など人による動物の利用は許容する一方で、生存中の動物の状態を向上させるものであり、このことを、あらゆる動物において適用するものである。した

がって、現在、動物愛護の思想に、動物福祉が取り込まれつつあるとは言え、それはまだ部分的であり、今後、犬猫のみではなく、あらゆる動物に適用して動物愛護と動物福祉が完全に融合するのか？　はたまた分離したままなのか？　私達日本人が潜在的に持っている動物愛護という動物観の変化を、追跡していく必要があるだろう。

（新村　毅）

●――参考文献
畜産学入門（唐澤ら編）．文永堂出版（2012）．
動物福祉の現在（上野吉一・武田庄平編）．農林統計出版（2015）．
農業技術大系（第1巻 畜産基本編 アニマルウェルフェア）．農林漁村文化協会（2012）．
OIE. Section 7: Animal Welfare. Terrestrial Animal Health Code (2019).
佐藤衆介．アニマルウェルフェア．東京大学出版会（2005）．
春藤献一．占領下における社団法人日本動物愛護協会の設立．日本研究（2018）．
春藤献一．日本動物福祉協会設立史．ヒトと動物の関係学会誌（2019）．

Column | 新村 毅

動物福祉とアニマルウェルフェア

　最近、動物福祉に関連する記事や話題が増える中、「動物福祉」と「アニマルウェルフェア」という2つの単語を見かける。アニマルウェルフェアの和訳が動物福祉であり、単語としてはイコールなはずだが、なぜ2つの単語が見られるのか簡単に説明しておきたい。本文中で説明したように、Animal Welfare は、西洋が発祥の動物への配慮の思想である一方、日本にある動物への配慮の思想は動物愛護を主体としたもので、動物福祉という単語から思い浮かべられる動物への配慮の考えも、動物愛護を取り込んだ考えになりがちであるという指摘があった。すなわち、「Animal Welfare ＝アニマルウェルフェア≒動物福祉」という図式であり、より正確に Animal Welfare を取り入れるなら、カタカナで「アニマルウェルフェア」と表記した方が良いという指摘であった。また、「福祉」という単語は、人間社会でも用いられており、そこでは社会保障を指すものとして用いられていることから、動物福祉とすると、動物の社会保障を指す言葉であると誤解を招く恐れがあるとの指摘もあった。このような経緯があり、畜産関係の分野では、アニマルウェルフェアが多く用いられている部分があり、中には「AW」と略されることもある。しかしながら、その一方で、普及という観点ではカタカナのアニマルウェルフェアよりも漢字の動物福祉の方が単語からのイメージは容易であり、日本語としても扱いやすいという指摘もあり、イヌやネコなどの伴侶動物分野では動物福祉が多く用いられている傾向がある。実際、Google で検索すると、動物福祉では約8,000万件、アニマルウェルフェアでは約60万件がヒットし、普及という点では動物福祉での普及が進んでいることがわかる。また、本文にも記載したように、動物愛護の中に動物福祉が取り込まれつつあることから、「アニマルウェルフェア≒動物福祉」から「アニマルウェルフェア＝動物福祉」という図式に移行しているということもあり、本書ではアニマルウェルフェアではなく動物福祉で統一しているが、今後、どちらかの単語に統一されていくのか、はたまた両方とも並存していくのか、単語の変化や普及などの行方も興味を持って追跡して頂きたい。

第2節 評価の基本理念

1. 5つの自由（Five freedoms）

　第1節では、動物福祉とは動物の状態であることを説明した。すなわち、動物の立場に立ち、動物の状態を理解して、動物の状態をより良くすることが動物福祉の向上につながるということになる。では、どのようにして動物の状態を理解すれば良いのだろうか？　本節では、動物福祉を評価するための基本的な考え方として、第1節の扉ウラ図で示したように、動物の状態を、5つに切り分けて考えるという方法について概説する。第1節において、動物福祉の定義として、WOAH（世界動物保健機構）の定義を引用したが、その定義に続く条文で、良い福祉（Good welfare）の条件が説明されている。WOAHの条文には、こうある：

> 動物が健康で、快適で、よく養われており、安全で、痛み・恐怖・苦痛などの不快な状態に苦悩することなく、身体的および精神的状態に重要な行動を発現できる場合、動物は良い福祉（Good welfare）を経験することができる。
> *An animal experiences good welfare if the animal is healthy, comfortable, well nourished, safe, is not suffering from unpleasant states such as pain, fear and distress, and is able to express behaviours that are important for its physical and mental state.*
>
> 優れた動物福祉（Good animal welfare）には、疾病予防と適切な獣医療、避難所、管理と栄養、刺激的で安全な環境、人道的な取り扱い、人道的な屠殺または安楽死が必要である。
> *Good animal welfare requires disease prevention and appropriate veterinary care,*

> shelter, management and nutrition, a stimulating and safe environment, humane handling and humane slaughter or killing.

　条文の上の文章では、良い福祉の条件を挙げており、下の文章では、その条件を満たすためにすべきこと（提供すべきこと）を説明している。まず、この説明から、動物福祉は何か1つのことを満たせば良いのではなく、複数の観点から評価して、それらを満たすことが重要であることがわかる。実は、この複数の観点とは、5つの自由（Five freedoms）を明確に指している。5つの自由とは、動物福祉を初めて科学的に捉えたものとも言える「ブランベル・レポート」（1965年；第1節）を整理する形で、家畜福祉委員会（FAWC：Farm Animal Welfare Committee）が提示したものである。FAWCは、政府への勧告を行う独立機関として1966年にイギリスで設立され、1979年に動物福祉を評価するための基本的な考え方として5つの自由を、表1の通り提示した。すなわち、表1にある5つの自由が満たされていれば、動物は良い状態であり、動物福祉が満たされているということになる。しかしながら、事は単純ではなく、表1にある具体的な評価項目はあくまで例であり、実際には非常に多岐に渡る項目から評価がなされる。例えば、⑤正常行動発現の自由では、動物の行動欲求が満たされているか？　ということが一例として挙げられているが、動物の行動は数十ものレパートリーから成っており、動物ごとに行動欲求も異なるため、動物の行動欲求が満たされているか？　という項目の中には、実際にはいくつもの行動の評価項目が存在していることは留意すべき点である。それらの実際の評価項目については、第4節あるいは第2章以降の各論が詳しいため、そちらに筆を譲ることとする。いずれにしても、第1節の図1にあるように、5つの自由は、評価すべき5つの観点をわかりやすく分類してまとめているという点で、重要なものであると言える。実際に、5つの自由の捉え方は、上述したWOAH基準のみならず、様々な国の法令やガイドライン等の中に取り入れられ引用されており、日本においても家畜福祉のガイドラインである「アニマルウェルフェアの考え方に対応

表1　5つの自由と、それを満たすために必要とされる内容

5つの自由 （5つの提供）	内容	具体的な評価項目の例
① 空腹と渇きからの自由 （良好な栄養）	健康と活力を維持するための新鮮な餌および水が提供されていること	栄養要求量に見合った量・質の餌を与えているか？餌は衛生的に保たれているか？
② 不快からの自由 （良好な環境）	避難場所や快適な休息場所などの提供も含む適切な環境が提供されていること	十分な飼育面積が確保されているか？最適な温度・湿度が確保されているか？
③ 痛み・損傷・疾病からの自由 （良好な健康）	予防と迅速な診断および処置がなされていること	尾や嘴などの肉体の切断をしていないか？動物の怪我や病気を発見した場合は、治療をしているか？
④ 恐怖と苦悩からの自由 （正の精神的経験）	精神的苦悩を避ける状況および取扱いが確保されていること	動物と飼育者の関係は良好で、飼育者の存在が動物にとってストレスになっていないか？
⑤ 正常行動発現の自由 （適切な行動）	十分な空間、適切な資源および同じ動物種の仲間が存在すること	動物の行動欲求が満たされているか？異常行動を発現していないか？

カッコ内は、5つの自由を5つの提供と読み替えた場合の表現。

した飼養指針」（第2章）において取り入れられている。したがって、5つの自由は、動物福祉の捉え方としては、現在、世界的に最も認知度の高い基本原則と言えよう。

　5つの自由は、空腹、不快、痛み、恐怖といった単語から、時に動物の負の（ネガティブな）状態のみに焦点が置かれていると批判されることもある。確かに、第1節においても概説したように、動物の状態は、そのような負の状態のみならず、満腹感、快適、喜びといった正の（ポジティブな）状態を含めた連続的なものである。しかし、実際には、5つの自由が負の状態のみに焦点を置いているということではなく、表1に示したように、5つの自由を満たすために必要とされる内容が提供されていれば、動物は正の状態を経

験することができる。例えば、①空腹と飢えの渇きからの自由であれば、適切な餌が提供されていれば、動物は満腹感を得て、正の状態を経験することができよう。このような理由から、5つの自由は、5つの提供（Five provision）と読み替えられて紹介されることもあり、その場合、5つの項目は、それぞれ①良好な栄養、②良好な環境、③良好な健康、④正の精神的経験、⑤適切な行動、と読み替えられる（表1）。

2．5つの領域（Five domains）

　動物福祉の捉え方として、5つの自由の他に、5つの領域（Five domains）というものがある。これは、多くの動物福祉の評価方法が、負の状態に焦点が置かれていることを受けて、マッセー大学（ニュージーランド）のデイビッド・メラー博士が提案したものである。5つの領域は、動物福祉を5つの観点から捉えるという点では5つの自由と共通しているものの、その5つを、（1）栄養、（2）環境、（3）健康、（4）行動、（5）精神的領域としている（図1）。（1）〜（4）の領域は、外的な環境および内的な体内の状態に関わる要因で、動物の正または負の経験を生じさせる要因である。また、そ

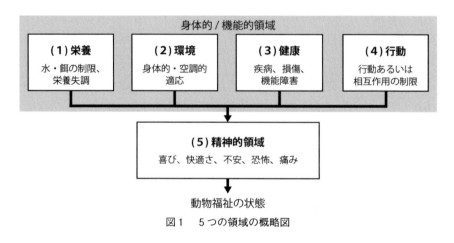

図1　5つの領域の概略図

れらは総和的に（5）の領域に関与し、脳内で生じる動物の正または負の精神的状態を決定づけ、最終的な動物福祉の状態を決定づける（図1）。このように、5つの領域では、表1で示した5つの自由の①・②・③・⑤を並列的に捉え、それらが総合的に④の精神状態に影響し、動物福祉の状態を決定づけていくという点が特徴的であり、また、負の状態のみならず、正の状態も明確に示している点も特徴の1つと言える（詳細は参考文献を参照）。なお、5つの領域は、理解が進みやすい捉え方であり、動物園動物の福祉などにおいて取り入れられ始めている一方、現状では、国際的には5つの自由が最も認知されていることから、本書では5つの自由を基に、説明を進めていくということを留意頂きたい。 　　　　　　　　　　（新村　毅）

●──参考文献
畜産学入門（唐澤ら編）．文永堂出版（2012）．
D, Mellor et al. The 2020 Five domains model. Animals 10, 1870 (2020).
The Science of Animal Welfare（Mellor D et al. eds.）．Wiley-Blackwell Publishing（2009）．

第3節　5つの自由（Five freedoms）の科学

1．5つの自由（Five freedoms）の科学

　前節で、動物福祉というものを、5つに切り分けて、5つの自由（Five freedoms）という観点から評価していくということを述べた。本節では、5つある自由のそれぞれについて、科学的に、かつ具体的に説明を行う。まず、その基礎となる動物の適応機構とその破綻（はたん）について説明を行い、続いて、5つの自由ごとに、正常とは何か？　それを逸脱した場合に、動物の中で何が生じて、どのような行動や健康状態の変化が生じるのか？　を説明していく。比較的早い反応として、行動と生理反応について説明し、最後に慢性的な破綻が健康状態に及ぼす影響についても説明する。

　本節は、あくまで5つの自由の科学的な概論である。ここで示した行動や生理、健康状態の変化をどのような技術により定量するのかは第4節で、また、動物種特有の行動パターンや行動欲求は具体的にどのようなもので、それを満たすためにどのような方策（Provision）があるのかは第2章以降の各論で説明されている。

1.1　動物の適応機構とその破綻

　生物は自らの体内環境を生存に適した正常範囲に維持する仕組みを持っており、これを恒常性（ホメオスタシス；Homeostasis）と言う。その恒常性が脅かされたときに生じる生体反応をストレス（Stress）と言い、ストレスを生じさせた脅威のことをストレッサー（Stressor）と言う。図1は、ストレッサーに対する生体反応のモデル図であるが、まず何らかの刺激に対して、そ

れが脳内でストレッサーと認識されると、恒常性を維持するための適切な生体反応についての情報が脳内で統合・処理され、実際の行動や生理反応などの生体反応として表出する。それにより、生体機能が正常な状態から変化するものの、その変化により再び正常な状態に戻れば恒常性が維持される。しかし、過度なストレッサーにより、この恒常性が維持されない場合、すなわち、正常な範囲を逸脱した場合、病的な状態へと進行し、それが発展する。例として、第3項の「不快の科学」で紹介す

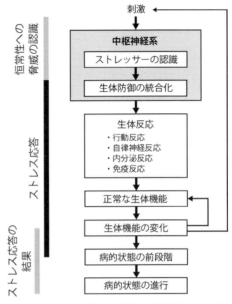

図1　ストレスに対する動物の生体反応のモデル図（Moberg 1999, Appleby et al. 2004）

る暑さを挙げてみる。これについても同様のことが言え、高温という刺激が脳内で認識されると、発汗や熱性多呼吸（パンティング）、あるいは日陰に移動するなどの生体反応が生じる。その生体反応によって、体温が正常な範囲に戻ったり、あるいは日陰に移動することで高温でなくなったりした場合は、恒常性が維持されることとなる。しかし、過度の高温環境下あるいは放牧だが日陰がないような環境下では、発汗や熱性多呼吸、日陰への移動といった生体反応では恒常性が維持できず、正常な範囲を逸脱して恒常性が破綻する結果、体重の大幅な減少や死亡などを招くこととなる。このように、動物の適応機構とその破綻を理解しておくことは、5つの自由を科学的に捉える上で、重要な基礎となる。

1.2　5つの自由（Five freedoms）の生理学

　生理学的に恒常性を分類すると、大きくは神経性の調節と液性の調節が、協調して維持されている（図2）。神経性調節は主として自律神経系を介するもので比較的短時間に作用する。自律神経系は交感神経と副交感神経から成り、呼吸循環、体温調節、消化など意識して動かすことができない（不随意な）器官の機能を制御する。1つの器官に対して両者が二重に相反する方向で支配をすることが多い。一方、液性調節は内分泌ホルモンなどの化学物質が主として血液（細胞外液）を介して作用するもので、持続的に作用する。ホルモンは生体内の特定の器官で合成され、血液や体液中に分泌されることでホルモンの分子と特異的に結合する受容体をもつ器官に運ばれ受容体に結合することでその効果を発揮する。外部環境がこの恒常性の作用では調節できない程度の変化を起こした際には、恒常性が破綻し、生体はストレス状態となり疾病の発症を招くこととなる。

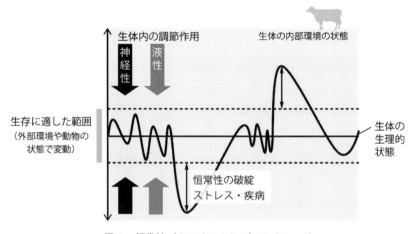

図2　恒常性（ホメオスタシス）のイメージ
外部環境や生体の内的環境によって変動はあるものの、生存に適した内部環境（点線の範囲内）を維持する仕組みを恒常性という。主として自律神経系を介する神経性調節と内分泌ホルモンなどの化学物質が主として血液（細胞外液）を介して作用する液性調節によって行われる。恒常性が破綻すると生体はストレス状態に陥り、疾病の発症、悪化、死亡につながる。

2. 空腹と渇きの科学

2.1　正常な摂食行動

摂食と飲水は、あらゆる動物において見られる最も重要かつ基本的な行動の1つであり、5つの自由（Five freedoms）の説明の中でも「空腹と渇きからの自由」は最初に挙げられていることが多い。ここでは、特に摂食に着目して、正常な摂食行動と、それが制限された場合に生じる行動変化について説明する。

多くの動物は、餌が常にあるような自由に摂食ができる状況下においても、1日中継続的に摂食をするわけではなく、1回のまとまった摂食を行った後、一定の摂食しない時間を経て、再び摂食を開始することが多い（図3）。すなわち、満腹状態になって摂食が終わると、摂食の動機は低下し、その後、徐々に「空腹」が増加し、再び次の摂食を行う確率を高めるということが、様々な動物種で明らかにされている（図4a）。このことは、また、摂食から次の摂食までの間隔の分布が、様々な動物種で類似するという結果をもたらす。図4のb～dは、摂食から次の摂食までの間隔（時間）の分布を示したものであるが、興味深いことに、肉用鶏（ブロイラー：図4b）、ブタ（図4c）、乳牛（図4d）といった異なる動物種においても、同様の頻度分布が認められる。

2.2　摂食行動の量的な制限

餌が常にない状況においては、上述した正常な摂食行動のパターンが観察されなくなるのは、想像に難くない。しかし、動物を管理する上で、意図せず、あるいは意図的に給餌を制限するような場面は、多く存在するのも事実である。例えば、密度が高く、1個体あたりの給餌器の面積が十分ではない場合を見てみる。図5は、4羽の採卵鶏を、形は異なるが同じ床面積のケージに入れた時の摂食行動の1日の変化を示したものである。ケージの形は2

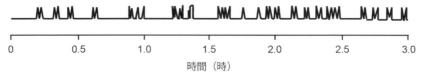

図3　ウズラの摂食行動

図中の山は摂食行動が観察されたことを意味している。このことから、ウズラは継続的に摂食しているわけではなく、摂食した後、摂食しない時間があり、再び摂食するというパターンを繰り返していることがわかる（Savory 1980, Appleby et al. 2004）。

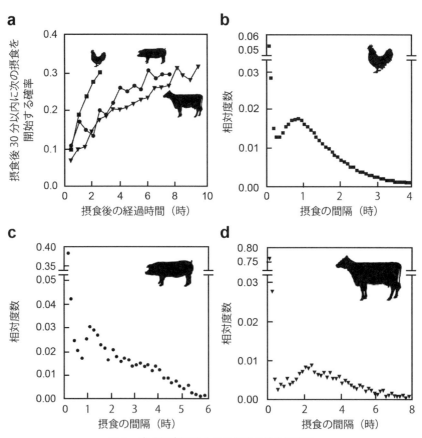

図4　自由摂食下における摂食行動の規則性

餌が常にある自由摂食下の動物において、摂食した30分後に摂食が観察される確率は、食べ終わってからの時間が経過するにつれて増加する（図のa）。このことは、肉用鶏（■）、豚（●）および乳牛（▼）のいずれの動物種でも同様であった。このことは、また、摂食から次の摂食までの間隔の分布が、様々な動物種で類似するという結果ももたらす（図b〜d）（Appleby et al. 2018）。

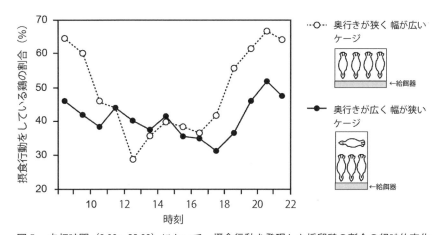

図5 点灯時間（8:00〜22:00）において、摂食行動を発現した採卵鶏の割合の経時的変化（%）。
2タイプのケージは、いずれも床面積は同じであったものの、一方は奥行きが狭いが幅が広く（○）、もう一方は奥行きが広いが幅が狭いケージ（●）であった。前者では、早朝と夕方付近に摂食行動のピークが認められる一方、後者では、それが失われる（Hughes & Black 1976, Appleby et al. 2004）。

つあり、一方はケージの幅が広く、4羽が同時に摂食できる面積の給餌器があるもので、この場合、摂食行動は早朝に多く発現し、その後、産卵行動のために低下し、再び夕方頃に多く発現するという1日の正常な概日リズムが見られる。一方、もう1つのケージの幅が狭く、4羽が同時に摂食できない場合は、概日リズムが失われる。別の例として、意図的に給餌を制限する場合もある。高品質な餌が常にある状況が継続すると、肥満が生じ、長期的には糖尿病などの疾患のリスクが高まることから、給餌を1日数回に制限することは少なくない。いずれの例においても、摂食行動の量が制限されることにより、正常なパターンが失われる一方で、栄養学的には満たされている場合は、生産性の低下や健康状態の悪化などは認められない場合がある。では、栄養学的に満たされていれば、福祉上も問題ないかと言うと、そういうわけではない。量的に摂食行動を制限した場合、満たされない摂食欲求の結果と考えられる行動変化として、口や舌を使った転嫁的な行動が増加する、

Column | 新村 毅

動物との会話を実現しうる Animal Computer Interaction

　ドクター・ドリトルを御存知だろうか？　動物と会話することのできる本の中の架空の人物である。空想ではなく、本当に動物と会話してみたい。そんな夢物語を実現できる科学技術の1つが Animal Computer Interaction（アニマルコンピューターインタラクション）であり、ここでは、ニワトリロボットを用いた私達の研究を紹介する。実は、母鶏がおらずとも、ニワトリのヒナは自力で餌を食べることができ成長することはできるため、ヒナを育てる現場に母鶏が導入されることはない。しかし、母鶏に育てられたヒナは、摂食行動も増加する他、攻撃的な行動も減少し、新奇な物にも驚かなくなる。つまり、良い子に育つということであり、このことから、母鶏には生産性を増加させ、なおかつ福祉も大きく改善する効果があることがわかっていた。では、それをロボットで再現できないか？　と考え、この研究は始まった。鳥類には、孵化した直後に見た動くものを母親だと思う「刷り込み」という現象があるため、この習性を利用すれば、ロボットに刷り込まれて母鶏だと思うのではないだろうか・・・という算段もあった。初号機は、ニワトリの剥製の首にモーターをつけて、なおかつスピーカーから Mother-call（Food-call）という母鶏特有の発声を提示させたものであった。驚いたことに、この母鶏模倣型ロボットをヒナに提示すると、実際の母鶏の効果が、ほぼ完全に再現できることがわかった。つまり、ロボットに育てられたヒナは、餌を見つけるまでの時間が極端に短く、新奇物にも驚かなくなったのだ。このような技術は、生産現場への応用も期待できるが、なにより行動を理解して制御する「動物との会話」を実現するものとして新しく、様々な動物への適用を進めている。

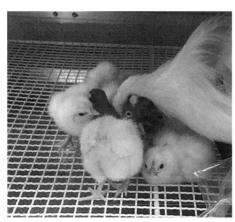

ヒナが母鶏模倣型ロボットに誘引され、ロボットの嘴の先にある給餌器に集まり、餌を食べている様子。

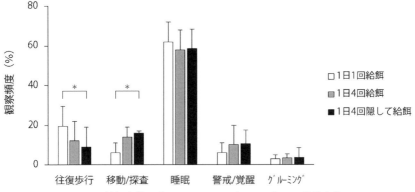

図 6　給餌方法の違いによるベンガルヤマネコの行動変化

この実験では、1日1回与える餌を、4等分して4回給餌する、あるいは4回の給餌を飼育舎内に隠して与える実験を行い、その場合の行動を比較した。この実験から、ベンガルヤマネコにおいては、摂食回数を増加させたり、それに関わる移動・探査行動を増加させたりすることで、往復歩行が減少することが示されている（*は統計的に有意な違いがあったことを示している；Sheperdosn et al. 1993, Hosey et al. 2008）。

あるいは運動に関わる常同的な行動量が増加するということが、様々な動物で報告されている（本節6項参照）。摂食行動のように強く動機づけされた行動が満たされない場合、行動欲求を満たすための対象を餌から他の物体や個体に向ける転嫁行動、例えばウシやブタが柵をかじる行動、ニワトリやヒツジが他個体の毛を引き抜く行動が見られ、これらの行動は餌の制限と共に増加することが報告されている。また、運動に関わる行動として、往復歩行（決まった経路を何度も連続して歩く行動）などの常同行動（異常行動）が、イヌやネコなどの伴侶動物やクマなどの動物園動物で報告されており、この行動も同様に摂食の量的制限により増加することがわかっている（図6）。したがって、摂食行動の量的な制限は、「空腹」や欲求不満のサインでもある葛藤行動や常同行動の増加をもたらし、福祉上の問題となることがわかる。

2.3　摂食行動の質的な制限

栄養成分があまり含まれていないような餌を給餌される場合を、摂食行動の質的制限と言う。この方法は、餌からエネルギーを得られないことから、

肥満をもたらしにくく、方法によっては効果的な方法とも言える。ウシなどの反芻動物の管理では、一般的に、栄養価が高く消化率も高い飼料（濃厚飼料）と共に、反芻胃の機能を維持するために、乾草などの栄養価が低く繊維成分が多い飼料（粗飼料）を給餌する。この方法により、反芻動物では、「空腹」に関連する明らかなストレスのサインは認められなくなる。すなわち、量的な制限により転嫁行動や常同行動が増加する一方で、摂食行動の質的な制限は、それらの飢えや欲求不満に関連する行動を大きく減少させる。したがって、反芻動物における粗飼料の給与は、反芻胃などの解剖学的な機能を向上するだけでなく、福祉上の利点も有していることになる。このような方法を応用して、伴侶動物などにおいても、食物繊維などにより高質の餌を薄めるような方法により、低エネルギーの代替的な餌を開発する試みが進められている。

2.4 空腹と渇きの生理学

空腹においても渇きにおいてもおおよそ恒常性維持は常に適応的な方向に進み、生体の状態を正常に保とうとする。基本的には資源消費の節約であり、空腹ではエネルギー代謝や熱産生の抑制、渇きでは水分排泄の抑制が起こる。空腹の場合、さらにグリコーゲンや脂肪として体に蓄積した栄養素をエネルギーに変換して利用することができる。

飢餓状態では、代謝を抑制し、エネルギーを体内から動員することで恒常性を維持する（図7）。神経性調節としては交感神経系の活動を抑制することで、熱産生が抑制される。一方で交感神経は副腎髄質からのアドレナリン分泌を促進し、これが肝臓に作用することでグリコーゲンが分解され（摂取された糖はグリコーゲンとして肝臓に貯蔵されている）、グルコースがエネルギーとして利用される。肝臓でのグルコース生成は、液性にもすい臓から分泌されるグルカゴンによって促進される。しかしこのグルコースのエネルギー利用はごく短期間で貯蔵が尽きてしまう（図7①）。長期的には脂肪細胞に貯蔵された脂肪が加水分解された脂肪酸が、エネルギーとして利用され

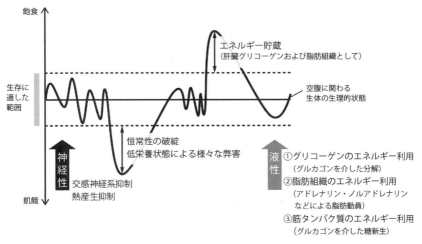

図7　飢餓状態での恒常性

神経性調節では交感神経系の活動抑制で、熱産生が抑制される。貯蔵されたエネルギーの利用は主に液性調節によって次の順で行われる。①肝臓に蓄えられているグリコーゲンはすい臓から分泌されるグルカゴンや副腎髄質からのアドレナリンによってグルコースとして利用される。②アドレナリンやノルアドレナリンなどのカテコールアミンによって脂肪細胞に貯蔵されている脂肪が加水分解されてできる脂肪酸がエネルギーとして利用される。③さらに飢餓が進むと、グルカゴンによって筋肉の加水分解で生じるアミノ酸を原料として肝臓でグルコースが合成され（糖新生）利用される。

る（脂肪動員）。脂肪は直接摂取されるほか、過剰に摂取したエネルギーを利用して主として炭水化物から体内で新たに合成され脂肪細胞に貯蔵されている。アドレナリンやノルアドレナリンなどのカテコールアミンとよばれるホルモンが脂肪細胞表面の受容体に結合することが脂肪動員の引き金となる（図7②）。さらに飢餓が進むと、筋肉の加水分解で生じるアミノ酸を原料として肝臓でグルコースを合成する糖新生が主としてグルカゴンによって促進される（図7③）。脂肪細胞の減少、筋肉量の減少と続く中で生体は削そうしていく。低栄養の状態が続くことで削そうだけではなく免疫機能の低下なども起こる。

　渇きに対しては生体内の浸透圧を保つべく、下垂体後葉から分泌されるペプチドホルモンのバソプレッシンや副腎皮質から分泌されるステロイドホルモンのアルドステロンが腎臓の尿細管での水分の再吸収を促進する。水分の

経口摂取が不十分な状態になり、恒常性が保てなくなると高張性（水欠乏性）脱水症となり、軽度では皮膚粘膜の乾燥や尿量の減少、重度では発熱、全身衰弱、痙攣や昏睡などの神経症状が現れ、死亡する場合がある。

3. 不快の科学

3.1 不快な環境温度と行動・空間分布

　動物は、自身の肉体の保護や生理的恒常性の維持のために、外的な刺激に対応して、直接的で全身的な行動変化を示す。その代表的な例として、酷暑や厳寒などに対する体温調節行動が挙げられる。動物には、体温調節にエネルギーを多く費やす必要のない熱的中性圏（Thermoneutral zone）という温度域が存在し、熱的中性圏に類似し、最小限の恒常性の維持機能のみにより体温維持が可能な生産適温域（Optimum thermal zone）がある。哺乳類や鳥類などの恒温動物では、幼齢個体は体温調節機能が未発達なため、適温域が狭く、成長と機能の発達に伴って温度域は拡大する（図8）。

　外気温が、適温域を上回る暑熱環境や下回る寒冷環境になると、体温調節に関わる行動や空間分布などの変化が観察されるようになる。例えば、比較的環境を選択することのできる放牧（舎外飼育）では、自らの移動による適応的な行動が見られ、暑熱環境では木陰などで滞在する時間が多くなる一方（庇陰行動：図9）、寒冷環境では日当たりの良い場所を選択して積極的に日光浴するようになる。放牧されたブタでは、暑熱環境では、体温を下げるための水浴びや泥浴びが見られ、強風・寒冷環境におけるウマでは、風に当たる体表面積を最小限にして、気流により増加する放熱を抑えるために、風向きに対して平行に立つような行動変化も見られる。このように、舎外飼育では、主に外的な環境の変化により、動物の行動や空間分布の変化が生じる。

　舎内飼育では、舎外飼育と比較すれば、外的環境の変化による影響は少ないものの、日本は高温多湿のアジアモンスーン気候であるため、適温域を上回る場合は少なくない。舎外飼育のように自ら環境を選択できない場合にお

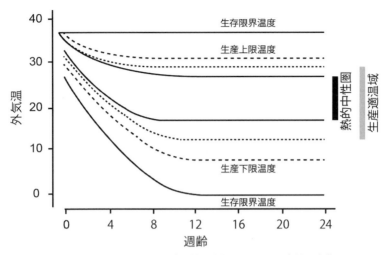

図8 ニワトリの週齢に伴う熱的中性圏などの温度域の変化

孵化直後は、体温調節機能が未熟であるため、熱的中性圏や適温域は著しく狭いが、成長とともに拡大することがわかる。この適温域を上回ったり下回ったりした場合に、体温調節行動などの変化が増加しうる。生産上限・下限温度を超えると生産性の著しい低下が生じ、生存限界温度を超えると死に至るリスクが大きく高まる（Esnay 1978, Appleby et al. 2004）。

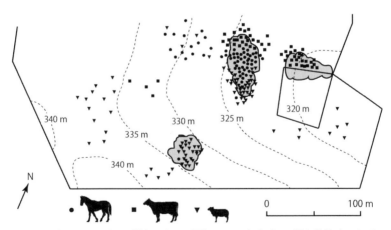

図9 夏季におけるウマ（●）・ウシ（■）・ヒツジ（▼）の混合放牧時における休息場所の空間分布

背景が灰色の物体は木を、四角形の物体は建物を示している。この図から、木の下の日陰を好んで休息していること、比較的標高が高く風通しの良い場所を好んで休息していることが読み取れるほか、同種ごとに固まる傾向にあることなどもわかる（Arnold & Dudzinski 1978, 三村 2000）。

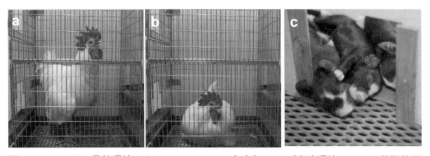

図10 ニワトリの暑熱環境におけるパンティング（a）および寒冷環境における伏臥位姿勢（b）とブタの寒冷環境における群がり（c）
aでは、パンティングと共に、翼を少し開放する姿勢の変化も認められる。子ブタは、寒冷時に、互いに体を寄せ合うことで寒さを防ぐ社会的な体温調節行動を見せる（c）（写真a・b：新村毅；写真c：伊藤秀一）。

いても、暑熱環境や寒冷環境に対する行動変化や空間分布は認められる。一般に、多くの動物は、ヒトと比較して発汗能力に乏しく、ニワトリに至っては汗腺がなく、発汗により体内から熱を逃がすという機能が存在しない。そのため、暑熱環境では、パンティング（熱性多呼吸）と呼ばれる行動が増加する。パンティングとは、舌を前に突き出して露出させ、鼻呼吸から口呼吸に切り替え、呼吸数を増加させることで、気管表面からの水分蒸発を増加させるための行動である。また、姿勢の変化や空間分布の変化も認められる。個体では、暑熱環境では体表面から放熱できるように開放的な姿勢をとり、一方、寒冷環境では放熱面積を少なくするために収縮姿勢をとる。また、複数で管理されている場合では、社会的な体温調節行動が認められ、暑熱時には個体間の距離を開けることで放熱を促し、寒冷時には体を接触させるように集まり（群がり行動）、群れ全体として放熱する面積を少なくする。例えば、ニワトリでは、暑熱時にはパンティングと共に、立位が増加し、さらに翼を少し広げ、翼の裏側の羽で覆われていない部分を露出することで、気流による放熱を促す姿勢の変化も認められる（図10a）。一方、寒冷時には、毛を立て断熱性を増し、放熱を防ぐと共に、脚部や頭部を羽毛内にうずめることにより放熱を防ぐ（図10b）。また、子ブタでは、寒冷時に、典型的な

群がり行動が観察され、これにより放熱面積を30％近く減少させることができる（図10ｃ）。

　これらの行動変化は適応的である一方、適温域からの過度の、あるいは長期的な逸脱は、後述するように、他の正常行動を抑制し、その結果として生産性や健康状態の悪化が認められる。したがって、著しく多いパンティングや過度に集中した動物の空間分布などは、「不快」が生じている指標になりうる。

3.2　不快の生理学

　不快な環境の影響を最小限にする方向に生体は反応する。ここではわかりやすい例として温度環境について説明する。環境温度が高いときにも低いときにも、恒常性維持が常に適応的な方向に進み、生存に適した体温を保とうとする。

　外気温の上昇、下降に応じて体温も変動するが、生存に適した範囲に体温を維持するために様々な調節反応が起きている（図11）。環境温度が高いときには神経性調節として熱放散反応が起こる。これには蒸散性と非蒸散性の２種類が存在する。適温域近辺では非蒸散性熱放散のみで体温を維持することが可能である。この温度域を温熱的中性域（熱的中性圏）と呼んでいる。自律神経系の交感神経の活動が低下することで皮膚の血管平滑筋が弛緩し皮膚血管が拡張することで皮膚の血流量が増加する。これにより皮膚から環境中への体熱放散が促進される。一方、蒸散性熱放散は温熱的中性域を超えた環境において非蒸散性放熱だけでは体温の上昇を防げない場合に起こる。蒸散性放散は体表面の水分が蒸発する際に気化熱として体熱が奪われることで行われる。最も知られているのは汗腺からの汗の放出とその蒸発による熱放散である。これも自律神経系の交感神経によって制御される。馬や霊長類では汗腺が多く汗が熱放散に大きな役目を果たしているが、家畜では牛、羊、豚の順に汗腺が少なくなり、鶏には汗腺がない。そのため、口腔内や気道表面の水分の蒸発を促すために浅く速い呼吸であるあえぎ呼吸（パンティン

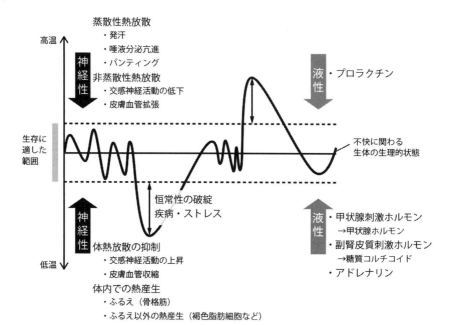

図11 体温を維持する恒常性

環境温度が高いときには神経性調節として蒸散性と非蒸散性の2種類の熱放散反応が起こる。適温域近辺では非蒸散性熱放散のみで体温を維持することが可能である。交感神経活動の低下によって皮膚血管が拡張し皮膚の血流量が増加することで皮膚から環境中への体熱放散が促進される。非蒸散性放熱だけでは体温の上昇を防げない場合、体表面の水分が蒸発する際に気化熱として体熱が奪われることによる蒸散性熱放散が起こる。汗腺からの汗の放出とその蒸発、浅く速い呼吸のあえぎ呼吸（パンティング）による口腔内や気道表面の水分の蒸発などがある。液性調節としては下垂体後葉からのプロラクチンの分泌が亢進する。

環境温度が低いとき、適温域近辺では交感神経活動の上昇によって皮膚の血管平滑筋が収縮し皮膚血管が収縮することで皮膚の血流量が低下し、体熱放散が抑制される。さらに外気温が低下するとふるえなどの体内での熱産生により体温の低下を防ぐ。液性調節としては下垂体前葉からの甲状腺刺激ホルモンと副腎皮質刺激ホルモンの分泌が亢進し、甲状腺からの甲状腺ホルモンの分泌、副腎皮質からの糖質コルチコイドの分泌促進を介して代謝を促進し産熱する。

グ；熱性多呼吸）を行い熱放散を増やす。齧歯類では唾液の分泌量が増え、それを体表面に塗布することで熱放散を図っている。液性調節としては下垂体後葉からのプロラクチンの分泌が亢進する。詳細なメカニズムについてはまだ明らかになっていない部分もあるが、熱放散の促進、代謝の抑制、"夏毛"の増加などを介して体温下降に貢献している可能性が示されている。

環境温度が低いとき、温熱的中性域では交感神経活動の上昇によって皮膚の血管平滑筋が収縮し皮膚血管が収縮することで皮膚の血流量が低下する。これにより皮膚から環境中への体熱放散が抑制される。一方、温熱的中性域よりも外気温が低下すると体内での熱生産により体温の低下を防ぐ。ふるえは体性運動神経を介して骨格筋のふるえによって産熱を行う。それ以外に交感神経を介して代謝の亢進を促す産熱もある。交感神経を介した褐色脂肪細胞による産熱がよく知られているが冬眠動物や人での知見がほとんどである。液性調節としては下垂体前葉からの甲状腺刺激ホルモンと副腎皮質刺激ホルモンの分泌が亢進する。甲状腺刺激ホルモンは甲状腺から甲状腺ホルモンの分泌、副腎皮質刺激ホルモンは副腎皮質からの糖質コルチコイドの分泌を促進し、これらが骨格筋や肝臓などに作用し、代謝を促進し産熱する。また副腎髄質に投射する交感神経を介してアドレナリンを分泌し、心臓の拍動を促進する。

4. 痛み・損傷・疾病の科学

4.1 痛みに対する行動反応

　動物の痛みは、動物福祉における重要なテーマであり、外科的手術、疾患の経過、飼育場所や方法の結果など、様々な状況で発生する。ここでは、まず痛みに対する行動的な反応について説明する。

　動物の痛みとして良く知られる例としては、産業動物に施される外科的処置が挙げられる。例えば、乳牛や山羊などの角のある動物では、動物同士あるいは管理者の怪我を防止するために角芽の周囲を焼絡する摘芽（Disbudding）や角を切断し焼絡で止血する除角（Dehorning）を実施し、雄豚では、雄フェロモンなどに起因する豚肉の不快臭を低減させるために切開して精巣を除去する去勢手術を実施し、また、採卵鶏でも、ニワトリ同士の羽毛つつきや共喰い（カニバリズム）を防止するために嘴を焼き切るビークトリミングを実施するのが一般的である（第2章参照）。鎮静薬や麻酔薬の投与下での処置、

あるいは施す処置を、生後の早い日齢で実施することなどが推奨されている一方で、麻酔処理などを行わずに実施する場合も多い。

　これらの痛みに対する動物の反応は、多様であるが、最もわかりやすい例としては、痛みからの逃避行動や暴れるなどの回避反応が挙げられる。例えば、子山羊において、動かないように保定され、焼きごてを用いて除角された場合の暴れる量は、保定のみされた対照区と比較して、2倍以上暴れることが示されている。

　また、痛みに対する逃避行動などのように、痛みに対する明確な回避反応ではない場合もある。その代表的な例として、発声が挙げられる。哺乳類や鳥類では、音声コミュニケーションが発達しており、例えば、母鶏特有のFood-call という発声が聞こえると、ヒナが母鶏の下に集まって地面の餌をついばみ始めるように、動物は音声を用いた意思表示や意図共有を行っている。このように、音声コミュニケーションが発達している動物の多くは、痛みに反応して発声することがわかっている。例えば、局所麻酔薬投与下で去勢された子豚と比較して、麻酔されずに去勢手術が施された子豚の発声回数は、著しく増加することが報告されている。また、屠殺時に気絶処理（スタニング）が失敗した場合、やはり発声回数が増加することもわかっている。

　また、痛みに対する回避反応がさらに明確でない例として、歩行や摂食などの活動レベルの低下がある。偽手術を施された対照区の子豚と比較して、去勢手術を施された子豚は、その手術後も痛みが持続するため、歩行時間が減少する。同様に、ビークトリミングを施されたヒナの活動的な行動は減少し、また、ビークトリミングを実施する日齢が遅ければ遅いほど、その活動量の減少は大きくなることが示されている。

　以上のように、痛みに対する反応は多様であるものの、痛みの大きさに比例して、それに対する行動や反応の大きさも大きくなる。したがって、これらの行動変化を定量することで、「痛み」の大きさを定量することができる。

4.2 痛み・損傷・疾病の生理学

　外傷によって生じる炎症によって痛みが生じ、外傷が恒常性の機構によって修復しないと痛みが持続する。皮膚の角質層は病原体などの異物が侵入するのを防御しているが、外傷により防御が崩れることで病原体などの異物が侵入する。また、皮膚以外に外界と接している口や鼻、肺、消化器官などの粘膜からも異物が侵入しやすい。これに対して好中球、リンパ球、マクロファージなどの白血球が病原体などの異物を排除する仕組み、即ち免疫を使って炎症の悪化や疾病の発症を防ぐことで恒常性を維持し、生体の状態を正常に保とうとする。

　痛みは生体組織を損傷するような刺激によって起こる。体性痛と内臓痛がある。体性痛は皮膚の表面痛と筋肉や関節などの深部痛に区別される。痛みそのものは生体に対して危険な刺激が加えられたことに対する警告を出すものであり、刺激から遠ざかるなどの防御反応を起こす。恒常性の観点からは、痛みの原因となっている外傷（組織損傷）の再生・修復について説明する（図12）。組織損傷が起こると痛み、発赤、熱感、腫脹を特徴とする炎症が起きる。痛みの役割は防御のための行動（安静や痛みの原因からの回避）を起こすことが主である。発赤は損傷箇所の血流量を増やすことで損傷部位の異物の除去や必要な物質の輸送に役立っている。損傷局所または体全体の発熱は再生・修復を担う細胞の運動性を高める働きがある。腫脹は損傷部位の血管透過性が増すことにより血管から浸出した組織液による腫れであり、再生・修復や感染防御の場となる。病原体や損傷して壊死した細胞の処理にはまず白血球のうち好中球が炎症箇所に集まり、それらを捕食する（貪食）。その後現れるマクロファージが病原体や壊死した細胞を貪食するとともにリンパ球が好中球が処理しきれなかった病原体を免疫反応で排除することで感染防御が行われる。同時に線維芽細胞が分泌するコラーゲン繊維（膠原繊維）によって損傷箇所が埋められる修復（瘢痕化）が起こる。組織損傷部位の汚れ等が原因で感染防御が不完全な場合、化膿性の炎症に発展し、組織損傷の再生・修復を著しく妨げることになる。

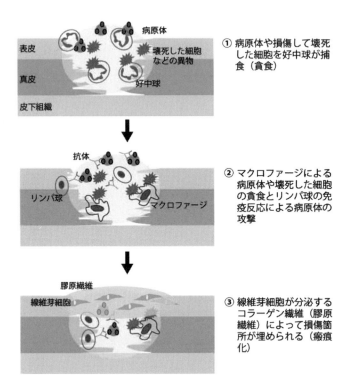

図12 外傷(組織損傷)における感染防御と組織の再生・修復
損傷部位の血管透過性が増すことにより血管から浸出した組織液内が再生・修復や感染防御の場となる。①まず白血球のうち好中球が炎症箇所に集まり、病原体や壊死した組織を捕食する(貪食)。②その後現れるマクロファージが病原体や壊死した細胞を貪食するとともにリンパ球が好中球が処理しきれなかった病原体を免疫反応で排除する。③同時に線維芽細胞が分泌するコラーゲン繊維(膠原繊維)によって損傷箇所が埋められる修復(瘢痕化)が起こる。

　体内に侵入してきた異物を死滅させ、除去する働きが免疫である(図13)。ウイルス、細菌など体内に入ることで抗体を産生させたり細胞性免役を発動させる物質を抗原という。抗原が体内に入るとマクロファージが抗原を細胞内に取り込み分解する(貪食作用)。このとき、抗原の情報をT細胞に伝達する。T細胞は活性化し活性因子を放出しB細胞に伝え、B細胞が抗体を生成し、抗体が抗原を死滅・除去する。これを体液性免疫という。同じ

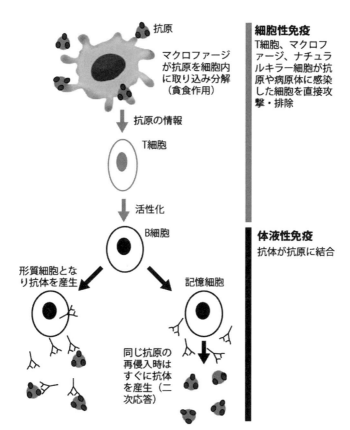

図13　細胞性免疫と体液性免疫によって体内に侵入してきた異物を死滅させ、除去する恒常性

ウイルス、細菌など体内に入ることで抗体を産生させたり細胞性免役を発動させる物質（抗原）が体内に入るとマクロファージが抗原を細胞内に取り込み分解し（貪食作用）、抗原の情報をT細胞に伝達する。T細胞は活性化し活性因子を放出し、形質細胞となったB細胞が抗体を生成し、抗体が抗原を死滅・除去する（体液性免疫）。B細胞の一部は記憶細胞となり、同じ抗原の再侵入の際にはすみやかに抗体が産生される（二次応答）。また、T細胞やマクロファージ等が直接抗原を攻撃することを細胞性免疫という。

抗原が再び侵入した際にはすみやかに抗体が産生される。これはＢ細胞の一部が記憶細胞となり、抗原情報を残すためであり二次応答と呼ばれる。また、Ｔ細胞やマクロファージが直接抗原を攻撃することを細胞性免疫とい

う。破綻することで、細菌、ウイルスの増殖を招き、疾病が発症する。

5. 恐怖と苦悩の科学

5.1 情動とは何か？

怒り、恐れ、喜び、悲しみといった情動（Emotion）を科学的に定義することは、様々な意見や議論があり容易ではないが、心理学的には「比較的急速に引き起こされる一時的で急激な感情の動きのこと」と理解されている。また、この情動は、脳神経科学的には、動物が受けた刺激・出来事に対して、脳内で生じる情動体験（感情：何を感じているか）と、生理反応（体がどう反応するか）や行動反応（動物が他個体に見せるもの）などのような情動表出（情動反応）との2つの要素からなると理解されている（図14）。

また、情動を大別すると、喜びに代表される快（報酬系）の情動（Positive

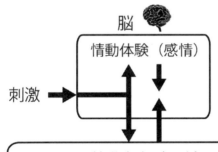

図14 情動における中枢（脳）と末梢の相互作用
外界からの刺激が脳に伝達されると、情報処理により末梢の反応を生じさせると共に、情動体験を生じる。中枢の情動体験と末梢の情動反応は、情報が戻され、さらに情動体験と情動反応を修飾する。なお、情動表出は、自律神経系、免疫系、内分泌系の反応などの生理反応と、接近、回避、攻撃、表情、姿勢などの行動反応の2要素からなる。

表1 ヒトが受ける刺激の種類と、その刺激に対してヒトに生じた変化の結果として誘起される情動の分類

刺激の種類	基本情動				社会的感情		
	不快			快	不快		快
	恐怖	怒り	退屈	喜び	恥じらい	嫌悪	自尊心
突然性	高	低	非常に低	低	低	—	—
熟知性	低	—	高	—	—	低	—
予測可能性	低	中間	非常に高	中間	—	低	—
快感	低	—	—	高	—	非常に低	—
期待との一致	低	—	高	高	—	—	—
制御性	否	高	中間	—	—	—	—
社会規範	—	低	—	—	高	—	高

快は快の情動（Positive emotion）を、不快は不快の情動（Negative emotion）を示す（Sander et al. 2005, Appleby et al. 2018）。

emotion）と、悲しみ、怒り、恐怖といった不快（嫌悪系）の情動（Negative emotion）の2つに分類される。また、表1はヒトの例であるが、ヒトが受ける刺激の種類や、その刺激に対してヒトに生じた変化の結果によって、情動を細分化している。例えば、快の情動の1つである「喜び」という情動は、少しだけ突然で、予測は可能で、非常に心地よく、期待と一致していると評価される出来事によって生じることがわかる。また、不快の情動の1つである「恐怖」という情動は、突然で、馴染みがなく、予測不能で、期待と一致しない、望ましくない出来事によってさらされることによって生じる。さらに別の分類では、喜び、恐怖、不安、不快は、多くの動物に共通した基本情動（Basic emotion）に分類され、自尊心、嫉妬、嫌悪などは霊長類などが有する高次の社会的感情（Social emotion）に分類される。重要なことは、程度の差こそあれ、我々ヒトと同様に、多くの動物は基本情動を持ち合わせた意識ある生き物であるということであり、アムステルダム条約で動物を「意識ある存在」（Sentient beings）としている条文からも（1章1節参照）、その重要性を理解することができる。これらのことから、動物の情動を理解すると共に、快の情動を最大限にし、不快の情動を最小限にすることが、動物福祉を

保証する上で重要であるということが言える。

5.2 恐怖とは何か？
一般に、恐怖は、現実に起きている危険の認識に対する情動反応であると定義することができる。一方、恐怖と類似したものとして「不安」があるが、これは潜在的な（実際にはまだ発生していない）脅威に対する反応であり、恐怖と区別することができる。また、恐怖とは、前述した通り、不快の情動（Negative emotion）の代表的なものであり、広く動物に共通する基本情動（Basic emotion）であることから、この情動を定量すると共に、それを最小限にすることが、動物福祉上、重要であると言える。

5.3 恐怖と急性的反応
動物が恐怖を感じ、逃避反応を示すことは既に述べた通りであるが、興味深いことに、ほとんどの産業動物は、何世紀にもわたって人の手によって家畜化されてきたにもかかわらず、祖先種と同様の情動反応を示す。例えば、祖先種である赤色野鶏と同様に、家畜化された現在のニワトリは、上空の動く物体や見知らぬ新奇な物体に対して、恐怖を感じ、逃避反応を示す。これは、適応的な行動であると言える一方で、ケージなどの今の家畜管理システムでは、多くの場合、そのような刺激から十分に逃避することができない状況にあるため、福祉上の問題を抱えやすい。

恐怖を生じさせる刺激は、表1で示した通り、突然で、馴染みがなく、予測不能であるなどの性質を持ったものが恐怖刺激となりうる。図15は、予測可能な刺激と予測不可能な刺激をヒツジに提示したときに、ヒツジが感じる恐怖を、行動反応（驚愕反応）と生理反応（心拍数）を基に評価したものである。この実験では、ヒツジの給餌中に、白と青のパネルを背後から突然提示する場合（予測不可能な刺激）と、光の点灯後にパネルが現れるということを学習しているヒツジに、光点灯後、背後からパネルを提示する場合（予測可能な刺激）とを比較している。この実験結果から、動物が刺激の発生を

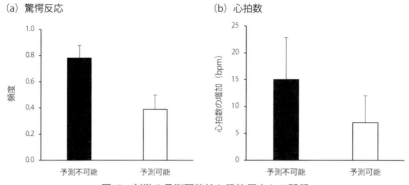

図15　刺激の予測可能性と恐怖反応との関係

ヒツジの給餌中に、白と青のパネルを背後から突然提示する場合（予測不可能な刺激）と、光の点灯後にパネルが現れるということを学習しているヒツジに、光点灯後、背後からパネルを提示する場合（予測可能な刺激）とで、ヒツジの驚愕反応（a）と心拍数の増加（b）を基に、ヒツジの刺激に対する恐怖の程度を評価している（値は、1分間の平均心拍数±標準誤差）。恐怖刺激に対する情動反応は、その刺激が予測可能であった場合に、有意に減少した（Greiveldinger et al. 2007, Appleby et al. 2018）。

予測できる場合には、その刺激に対する驚愕反応と心拍数の増加が抑制されるということがわかる。

　しかしながら、その一方で、動物の管理においては、恐怖刺激が生じる場面は多く、例えば、馴染みのない管理者と対面したとき、新しい環境に移されたとき、あるいは新しい餌を与えられたときなどが挙げられる。中でも、管理者であるヒトも恐怖刺激になりうることは留意すべきことであり、例えば、ヒトと接したことがないニワトリは、ヒトとの接触を警戒するだけではなく、ヒトを親切な管理者としてよりも捕食者として認識していることが報告されている。産業動物の管理においては、除角、拘束、治療、ビークトリミングのように、ヒトが恐怖刺激になりうる場面が少なくなく、また、それらの処置などを通じて恐怖刺激が増強されうる。急激な恐怖刺激が生じると、パニックなどの著しい恐怖反応が生じ、その結果として、怪我や圧死事故が生じる可能性が高くなる。したがって、恐怖という情動を最小限にするため、恐怖刺激を最小限にすることが、動物福祉の上でも動物管理の上でも重要となる。

Column | 新村 毅

わが子を気遣う母鶏

　「3歩歩いたら忘れる」。そんなレッテルを貼られているニワトリであるが、実際には、高度な知能を持っていることが明らかにされている。ブリストル大学（イギリス）のエドガー博士らの実験では、ヒナに空気を吹きかけること（エアパフ）で羽毛が乱されている様子を、母鶏に見せた。ヒナは、このエアパフに恐怖を感じ、ストレス性の発声（Distress-call）、心拍数の増加や眼球温度の低下といった典型的なストレス反応を示す。興味深いことに、母鶏も、このヒナの様子を見ると、落ち着かずに右往左往するような不安様行動を示し、母鶏特有の「コッコッ」というMother-call（Food-call）を発してヒナを落ち着かせようとする。つまり、自分自身はエアパフを受けていないにも関わらず、その様子を見るだけでストレスを感じるということである。この研究結果は、ニワトリが他の個体の視点に立ち、恐怖や不快といった感情を共有することができる「共感」の能力があるということを示している。この性質は、ヒトやサルなどの霊長類や、カラスなどの一部の動物にのみ報告されていたものである。したがって、これまで知能が高いとされていた鳥類と同様に、ニワトリもまた高度な知能を有していることを示唆している。また、このような研究は、情動や共感という性質を有する動物に対して、福祉的な環境の提示や取り扱いが必要ではないか？　という問いかけを社会に投げかけてもいる。

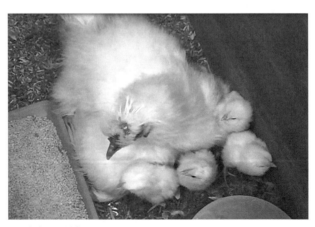

ヒナを育てる母鶏。

5.4　恐怖の長期的影響

　刺激が予測不可能なもので、動物がその刺激から逃げられないといった制御不可能なものであり、なおかつ繰り返しあるいは長期的なものである場合、ヒトやその他の動物は慢性的で有害な影響を受け、恐怖などのネガティブな情動が強まる。そのような刺激は、またネガティブな認知バイアスを起こし、どちらにでも取れるような中立的な出来事を全てネガティブな状況と捉えるようになる。また、認知バイアスのみならず、病的な不安感、うつ状態、ノイローゼを生み出す。例えば、ブザー音や点灯の直後に、ラットが好む甘いスクロースを与えるような条件付けをしておくと、ラットは音や点灯があっただけでも、興奮的な行動を示すようになる。しかし、このような条件付けをしたラットに、社会的ストレス（例えば社会的に優位な個体との同居など）を与えネガティブな情動を継続させると、音や点灯があっても興奮的行動をあまり示さなくなることがわかっている。また、同様に、動きを制限されたブタは、無気力状態になったり、常同行動をするようになったりする。このような長期的な影響は、短時間で急激なネガティブな情動が繰り返し誘起されることによってもたらされることが明らかになっている。したがって、そのような情動を誘起させる恐怖刺激を最小限にし、なおかつ継続させないことが、動物福祉を向上させる上で重要と考えることができる。

5.5　恐怖と苦悩の生理学

　恐怖や苦悩を引き起こす刺激に慣れるという過程はある意味で恒常性の維持であるが、闘争など刺激に対して積極的に関わるか消極的に回避・逃避をするかといった行動学的な適応が中心となる。しかし、恐怖や不安を引き起こす刺激に対する生体内部の自己防衛反応は刺激に慣れるか刺激が無くなるまで続くため、防衛反応そのものが生体にとって有害となる点で前述した3つの自由とは異なる観点から見ていく必要がある。

　環境の変化や外界からの刺激が生体にとって脅威をもたらすようなものであった場合、脳の扁桃体で過去の経験・記憶との照合を経て恐怖や苦悩が発

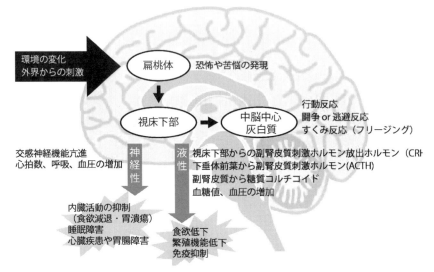

図16　恐怖・苦悩の発現に対する自己防衛反応

環境の変化や外界からの刺激が生体にとって脅威をもたらすようなものであった場合、脳の扁桃体で過去の経験・記憶との照合を経て恐怖や苦悩が発現する。行動反応としては中脳中心灰白質を介して闘争・逃避反応やすくみ反応（フリージング）が起こる。神経性には視床下部を介する交感神経活動亢進によって心拍数、血圧が増加する。液性には視床下部からの副腎皮質刺激ホルモン放出ホルモン（CRH）の刺激で下垂体前葉から副腎皮質刺激ホルモン（ACTH）が末梢血中に分泌されることで副腎皮質からの糖質コルチコイド分泌が促され、血圧や血糖値を上昇させる。しかし、これらの生理学的反応の継続は生体にとって有害となる。例えば、交感神経活動の亢進は、内臓活動を抑制するため、食欲減退、胃潰瘍などにつながる。交感神経の緊張状態が夜間も続くことで睡眠障害も起きる。また、CRHを介した食欲の低下、繁殖機能の抑制、糖質コルチコイドによる免疫機能抑制などにもつながる。

現する。生体はすぐさまその刺激に反応できるよう体を準備する（自己防衛反応、図16）。一般的には闘争・逃避反応として知られており、刺激に対して積極的に関わるか消極的に回避・逃避するかの選択をするとされているが、すくみ反応（フリージング）という何もしないでじっとしている反応も選択肢である。これらの行動反応は中脳中心灰白質を介する。一方、神経性には視床下部を介して交感神経活動が亢進し、副腎髄質からのノルアドレナリンの放出刺激を介するとともに直接心臓に作用し心拍数、呼吸血圧を増加させる。液性には視床下部からの副腎皮質刺激ホルモン放出ホルモン（CRH）

の刺激で下垂体前葉から副腎皮質刺激ホルモン（ACTH）が末梢血中に分泌されることで副腎皮質からの糖質コルチコイド分泌が促され、血圧や血糖値を上昇させる。これらの生理学的反応は、刺激に対してすぐさま反応できるように体を準備するものである。しかし、恐怖や不安を引き起こす刺激が無くなるか、逃避や回避によって離れるか、生体が慣れるかという過程に達しない場合、継続するこれらの生理学的反応は生体にとって有害となる。例えば、交感神経活動の亢進は、行動反応にとって不必要な内臓活動を抑制するが、食欲減退、消化不良、胃潰瘍につながる。また、交感神経の緊張状態が夜間も続くことで睡眠障害も起きる。交感神経と副交感神経のバランスが崩れることは、心臓の疾患や胃腸等の障害の原因ともなる。液性には、CRHを介した食欲の低下、繁殖機能の抑制、糖質コルチコイドによるリンパ組織の免疫機能（炎症反応）抑制などが引き起こされる。

6. 正常行動発現の科学

6.1 行動の完全性

　正常行動の発現は、近年、大きな関心を呼んでおり、その制限は、我々人間の経験としてもネガティブなものである。例えば、やんちゃな子供を部屋に戻す行為や、囚人を独房に閉じ込める行為のように、人間社会においても、行動の制限が処罰という形で一定の役割を担っていることもある。飼育動物においても、十分に餌が供給され身体的に健康であることが、良好な福祉であるとは必ずしもならず、刺激が少なく退屈で、狭い空間では、動物は正常な行動を発現することができない。このことは、本書で扱っている産業動物、伴侶動物、動物園動物、実験動物といったあらゆる動物に当てはまるものである。したがって、行動の制限は、動物福祉において極めて重要なテーマとなる。

　動物行動学的には、「外界からの刺激や体内の指示により、動物が体のある部分で何らかの変化を起こすこと」を反応と定義し、その反応の中でも、

一定の目的（機能）があるものを行動（アメリカ英語：Behavior；イギリス英語：Behaviour）としている。行動は、その目的によって分類することが可能であり、大きくは、個体維持行動、社会行動、生殖行動、葛藤行動、異常行動の5つに分類し、それらの分類群の中に多数の個別の行動レパートリーが含まれる。表2では、豚を例にとって示しているが、実に87個の行動レパートリーが存在することがわかっている。当然のことながら、これらの行動レパートリーは、動物種ごとに異なることは留意すべき点であるものの、多くの動物は、表2の豚と同様に数十個の行動レパートリーを有していることが明らかになっている。また、表2のような行動目録のことを、エソグラム（Ethogram）と呼び、一般に各動物のエソグラムは、自然に近い粗放的な環境下で行動を観察し、作成することができる（1章4節参照）。

　では、飼育動物も、行動の完全性（Behavioural integrity）を確保する、すなわち表2に列挙したような全ての行動を発現させるべきなのだろうか？　そのために、自然に近い粗放的な環境で動物を飼育することが必要なのだろうか？　一部の定義下を除き、行動の完全性を確保することは、高い動物福祉を確保することにはならない。なぜなら、野生で見られる多くの行動は困難に対する応答でもあり、そのような自然の中で、動物は餌や繁殖相手といった資源のために積極的に闘争し、好ましい餌が入手できない故に好ましくない餌を摂取し、そのような資源を入手することすら困難な場合は広い行動圏を防衛し、水を見つけるために長距離を移動し、時には自身の子を食べ、捕食者から隠れ、逃避し、捕まれば悲鳴を上げるといった行動を見せる。これらの行動は全て正常なものであるが、飼育下では、このような行動が見られなくても動物福祉上の問題は生じない。飼育下では、このような行動が生じる刺激や生理状態にならないような安全で栄養が満たされる環境が、確保されているからである。

　このような理由から、行動の完全性や自然性を、高福祉の判断基準とすることは、厳しく批判されてきた。また、動物福祉研究の中でも、各動物のエソグラムを作成し、その1つ1つを飼育下で確実に発現させることは重要視

表2　ブタの行動レパートリー

行動カテゴリー（行動分類群）		行動レパートリー
個体維持行動	摂取行動	摂食、飲水
	休息行動	立位休息、伏臥位休息、横臥位休息、犬座位休息、睡眠
	排泄行動	排糞、排尿
	護身行動	パンティング、庇陰、日光浴、泥浴、群がり
	身繕い行動	身震い、舐める、噛む、掻く、擦りつけ、伸び、砂浴び
	探査行動	聴く・視る、嗅ぐ、触れる、舐める、噛む、ルーティング
	個体遊戯行動	物を動かす、跳ね回る
社会行動	社会空間行動	社会距離保持、先導、追従、発声
	社会的探査行動	聴く・視る、嗅ぐ、触れる、舐める
	敵対行動	泡ふき（誇示）、頭振り（威嚇）、牙振り（攻撃）、頭突き押し（攻撃）、咬む（攻撃）、闘争、追従、逃避、回避
	親和行動	接触、擦りつけ、舐める、噛む
	社会的遊戯行動	模擬闘争、追いかけあい、模擬乗駕
生殖行動	性行動	尿散布（誇示）、陰部嗅ぎ（性的探査）、陰部舐め（求愛）、泡吹き、発声（求愛）、対頭姿勢（求愛）、軽く押す（求愛）、後躯突き上げ（求愛）、不動姿勢、乗駕、交尾
	母子行動	分娩場所選択、巣づくり、娩出、胎盤摂取、授乳・吸乳、母性的攻撃
葛藤行動	転位行動	摂食、休息、噛む・舐める
	転嫁行動	耳かじり、尾かじり、仲間しゃぶり、柵かじり、攻撃
	真空行動	偽咀嚼、自慰
異常行動	常同行動	柵かじり、偽咀嚼
	変則行動	—
	異常反応	無関心、食糞、多飲多食
	異常生殖行動	子殺し、授乳拒否
	その他の異常行動	—

動物の行動は、機能（維持・生殖）および構造（個体完結型・仲間との関係）という点からまとめることができ、維持・個体完結型は個体維持行動、維持・仲間との関係は社会行動、生殖・仲間との関係は生殖行動という大きなカテゴリーに分類される（生殖の機能は個体完結型の構造をもたない）。各動物の行動レパートリーについては、参考文献に示した動物行動図説が詳しく、行動の分類・定義と共に、産業動物・伴侶動物・動物園動物の各動物の行動が写真付きで説明されているので、参照されたい。

されていない。それよりも重要なことは、エソグラムの中で、どの行動がその動物に強く動機づけされているのか？　ということである。飼育下で、そ

の強く動機づけされた行動が満たされる（発現できる）環境を提示することは、その動物の快の情動（Positive emotion）を生じさせる。一方で、それが満たされない環境では、欲求不満が生じる。例えば、採卵鶏は、暗く囲われた巣箱で産卵するという一連の行動が強く動機づけされており、巣箱がない状況では、産卵前になると、往復歩行や不快の発声（Gakel-call）などの明確な欲求不満を示す（第2章第4節参照）。欲求不満は不快の情動（Negative emotion）であることから、すなわち、強く動機づけされた行動が満たされず、欲求不満になることは、動物福祉を損なうということとなる。続いて、以下に、動機づけとは何か？　また、それが満たされない場合の変化について説明していく。

6.2 動機づけ

動機づけとは、英語でモチベーション（Motivation）であり、行動発現の原動力と理解されていたり、動物行動学的には「ある行動パターンの出現や強度を決定し、またその行動を行うために動物が払う努力を決定する脳内部の状態」と定義されていたりする。

また、動機づけられた行動には、4つの特徴があることがわかっている。図17は、ヒューズとダンカン（Huges & Duncan）が提唱した動機づけと行動出現のメカニズムのモデル図であるが、この図を基に、その4つの特徴について説明していく。1つ目の特徴は、動機づけの程度は、外的要因と内的要因の組み合わせに

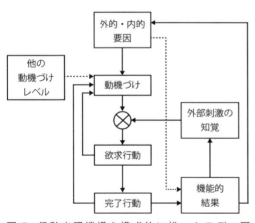

図17　行動出現機構を模式的に描いたモデル図（Huges & Duncan 1988）。

よって決定されるということである。また、2つ目の特徴は、動機づけられた行動は、探索を中心とした欲求行動と、目的と直結した完了行動という連動的な2つの行動がセットで出現するということである。また、完了行動により生じる機能的結果によって、動機づけが低減する。3つ目の特徴は、これらの2つの行動の実行は、内的要因に関わらず、しばしば動機づけが低減するということである。さらに、4つ目の特徴は、モデル図には表現されていないことであるが、その動機づけの調節に情動が直接的に関わっているということである。わかりやすい例として摂食を例に取ると、空腹で血糖値が低いという生理学的な内的要因や餌の匂いといった外的要因によって、摂食の動機づけは高くなる（特徴1）。食べられるものがない状況では、欲求行動として餌を探す探査行動が出現し、実際に餌にありつけた場合に、完了行動として摂食行動が出現する（特徴2）。また、摂食したという機能的結果は、血糖値などの内的要因を変化させ、餌を探索する動機を低減する（特徴2）。さらに、餌の摂取行動自体が、しばしば空腹を満たすことに役立つ、すなわち動機づけを直接的に低減する（特徴3）。このように、強い動機づけを満たす適切な餌があれば、快の情動が生じ、逆に餌が長期的になく動機が満たされないままの状況は、不快の情動を誘起することになる（特徴4）。このように、強く動機づけられた行動を満たす環境が提示されていれば、「正常行動発現の自由」の評価は高くなり、動物福祉を確保することにつながる。一方で、飼育環境が、各動物に特有の動機を満たす適切な刺激や資源がない場合、あるいは飼育されている空間が狭くて物理的な制約が大きく、完了行動ができない場合などは、不快の情動が生じ、動物福祉を阻害することとなる。

6.3 葛藤行動

　動物は、強く動機づけされた行動が満たされないと、欲求不満や葛藤状態となり、それは葛藤行動という形で現れる。したがって、葛藤行動の出現や増加は、動物がストレスを感じたり、不快の情動が生じたりしている指標と

なる。

　欲求不満とは、1つの動機による行動発現が抑制されている場合、例えば、空腹時に窓越しに餌を見せられる状態などをいう。また、葛藤とは、2つ以上の動機が同時に存在する場合、例えば、空腹時に見知らぬ給餌器に餌があり、近づこうか避けようか決めかねているような状態を言う。これらの葛藤・欲求不満時には、通常の行動パターンに加えて、特殊な行動パターンも出現し、それらはまとめて葛藤行動と総称される（51頁表2）。動物が進化の中で獲得してきた適応的行動が、予測していない環境（刺激）のもとで心理的に撹乱していることの表れである。したがって、後述する異常行動の一種とも言えるが、適応的な側面がより明確である点が特徴的である。

　葛藤行動は、転嫁行動・転位行動・真空行動の3つに分類することができる（51頁表2）。このうち、転嫁行動は、葛藤・欲求不満状態になった行動の1つが出現するものの、向けられる対象が異なる場合をいう。例えば、社会的順位の高い個体から攻撃された場合に、その個体に攻撃し返すのではなく、物や順位の低い個体に攻撃したりする行動である。類似した状況で、ヒトが壁を殴るのも転嫁行動の1つと言えよう。このような転嫁行動は、その行動を行う個体にとっては鎮痛効果があったとしても、それを受けた個体にとっては有害であることから、その行動発現は、やはり福祉上の問題が生じている指標になりうる。動物の転嫁行動の例としては、早期離乳された哺乳動物で広く見られる吸引（Sucking）が代表的なものであるため、ウシを例にして説明する。通常、乳牛の子牛は、出生後すぐに母牛から離され、その後は、ミルクや代用乳をバケツから与えられる。子牛は、母牛の乳房を突いて乳首を吸引する行動欲求が満たされず、転嫁的に、飼育環境にある突起物や他の子牛の耳や包皮を吸引する（図18）。実験的に、ミルクの入ったバケツとミルクの出ない人工乳頭（ニップル）を同時に提示した実験から、ミルク摂取後にニップルの吸引行動が生じること、また、ミルクの摂取量が十分な場合、すなわち栄養学的には満足できる状態でも、吸引行動の継続時間には、ほとんど影響がなかった。また、別の実験では、バケツで哺乳された子

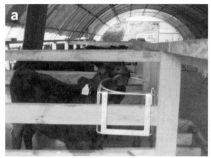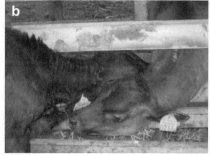

図18　転嫁的な吸引行動
ミルクや代用乳をバケツから与えられた子牛は、転嫁的に、飼育環境にある突起物（a）や他の子牛の耳（b）や包皮を吸引する（写真：小針大助）。

牛と比較して、人工乳頭からミルクを吸引できる子牛は、心拍数が減少して落ち着いた状態となり、また、柵や他個体への転嫁的な吸引行動が低減することが示されている。これらの実験結果から、子牛の吸引行動は強い行動欲求があり、その発現自体が動物福祉を高めるということがわかる。また、人工乳頭のように、その行動欲求を満たす環境を提示すること（環境エンリッチメント）は、転嫁行動の制御に有効であるということも言えよう。

　また、葛藤行動の1つである転位行動は、その場の状況に適応するための行動とは、ほとんど関係ない行動が出現することを言う。例えば、ネコが他個体と敵対したり、ヒトに叱られたり、何かしようとしたのを止められたときなどに、突然体を短時間舐めたり、後肢で頭部や頚部を掻いたりする行動である。ヒトが、照れたり恥ずかしかったりしたときに、頭を手で掻いたりするのも転位行動と言えよう。転位という名称は、拮抗する2つの動機が互いにその出現を抑えあい、それらの行動発現を支配する神経エネルギーがほかにはけ口を見つけて流れていくという仮説などに由来する。ネコの例のように、転位行動の多くは、掻く、噛む、舐めるなどの身繕い行動や睡眠として現われ、これらの行動は覚醒を沈める効果があり、葛藤・欲求不満による興奮を沈める効果を有するとも言われている。

　真空行動も、また葛藤行動の1つであるが、この行動は、欲求不満状態

で、対象もなしに行動だけが出現することを言う。例えば、ニワトリは、砂のないケージで砂浴びのような行動をしたり（砂浴び様行動）、ニワトリやブタはわらがないのに巣づくり様行動をしたりする。巣づくり行動は、整える必要のない完成された巣などを与えても、抑えることはできない。したがって、真空行動として出現することは、その動物に内的に強く動機づけられていることを意味し、転嫁行動と同様に、その行動欲求を満たすために、砂やわらといった環境エンリッチメントを提示することが重要と言える。

6.4 異常行動

　正常の範囲を規定することは難しいものの、様式、頻度あるいは強度という観点において正常から逸脱した行動のことを異常行動と言う。一般に、飼育環境の不自然さなど、欲求不満や葛藤状態が持続すると、それに伴って特殊化した異常行動が出現する。その異常行動の発達の過程では、行動が繰り返し行われるようになったり、行動パターンや向けられる対象に融通が効かなくなったりする。そのような行動は、その繰り返される性質から常同行動（Stereotyped/Stereotypic behaviour）と呼ばれる。飼育下の動物において見られる異常行動の多くは常同的な性質を持ち、また、動物福祉の研究においても常同行動を対象とした研究が多くなされてきたため、ここでは異常行動の中でも常同行動に焦点を置き、説明を進めていく。

　常同行動とは、定義としては、様式が一定し、規則的に繰り返される行動のうちで、普通に見られず、目的・機能がはっきりしない行動と定義される。例えば、飼育下のクマが、体と頭部を連続的に左右に揺らす行動（熊癖）、決まった経路を何度も連続して歩く行動（往復歩行：図19）、ウシの舌遊び（図20a）、ブタの転嫁行動としての柵かじりが常同化したもの（図20b）などが、その代表的なものである。この常同行動が生じる原因とメカニズムについては、大きく3つの理由があるとされ、1つ目は、ブタの柵かじりのように、動物に強く動機づけられている行動欲求が満たされず、持続的な誘発刺激（ブタの例の場合は柵）が存在し、なおかつ、その環境が変化するこ

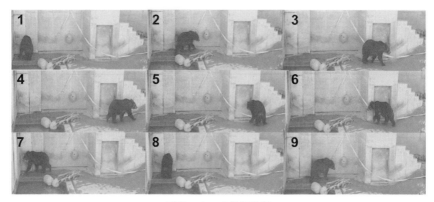

図19　クマの往復歩行

写真1〜9のように、決まった経路を何度も連続して歩く（写真：小針大助）。行動圏が広い食肉目では、特に多く観察される行動である。

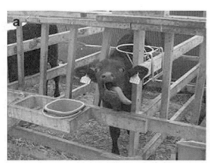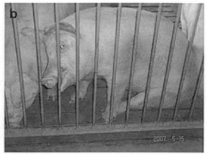

図20　ウシの舌遊び（a）とブタの柵かじり（b）

ウシの舌遊びは、バケツなどによる人工哺乳経験牛や繋留牛などで見られる行動で、舌を口の外に長く出したり、舌を左右に動かしたり、舌先を丸めたりする動作を持続的に行う行動のことを言う（写真：小針大助）。

とがない場合や十分習慣化するくらい繰り返された場合、常同行動が生じる。このことは、ブタの例のみならず、実験用マウスの常同的な柵かじりが、外部からの刺激がケージ内に入ってくる場所やケージから外に出ることが可能な場所で、脱出を試みる行動を繰り返すことから発達すること、また、ケージ飼育のスナネズミの穴掘り行動が、未完成の巣穴の入り口に似ているケージの角で生じ、繰り返されることで常同行動に発達するという報告

からも支持される。2つ目と3つ目の理由は、「正常行動発現の生理学」の項で後述する報酬としての強化および行動制御の機能不全である。前者は、意図によって行動を変化させる大脳皮質と大脳基底核の神経ループが失われ、意図と目的を執拗に繰り返し達成する固執や行動の硬直化、すなわち常同行動が生じるというものである。後者は、葛藤行動の発現により、モルヒネと同様の鎮痛効果があるオピオイドが分泌し、それが報酬となり、その行動が強化され常同行動に発達するというものである。以上のことから、持続的に存在する誘発刺激により行動が習慣化し、神経基盤が病的に変化して固執する行動へと向い、なおかつ、それらが報酬として強化されることで、常同行動が生じると説明することができる。なお、図23で後述するように、3つ目の理由として挙げたオピオイドの分泌は、報酬になるものの、それが飼育環境の悪化による動物福祉の低下を補うわけではないことは留意すべき点である。

次に、常同行動と動物福祉との関連性について述べる。これまでの多くの研究は、常同行動が動物にとって望ましくないと言える環境で頻繁に発現することを示している。その環境とは、身体的な拘束（例えば鎖でつながれたゾウの熊癖）、重要な資源の不足（例えば巣穴がない環境におけるスナネズミの穴掘り行動）、刺激の不足（例えば狭く何もない空間で展示されずに飼育されているヒョウの往復歩行）、社会的隔離（例えば霊長類における自傷行為）、恐怖（例えば捕食者の近くで飼育されているベンガルヤマネコの往復歩行）、欲求不満（例えば餌が制限されたブタの口を使った常同行動）などが例として挙げられる。このような研究を報告している196の論文を用いて、常同行動と動物福祉の関係性をメタ分析すると、図21のようになる。この分析結果は一貫した傾向を示し、常同行動と動物福祉には統計学的に負の関係性がある、すなわち、常同行動を多く示す個体は、動物福祉が低下していることが示された。また、異常行動と福祉の関係性が、より明確な例として、葛藤行動の項でも示した転嫁行動が挙げられる。ブタの尾かじり・耳かじりやニワトリの羽毛つつきは、しばしば常同化して常同行動に発展する。ニワトリの羽毛つつきと

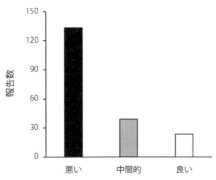

図21　常同行動と福祉との関係性

他の福祉指標(死亡率、逃避行動、警戒の発声など)と常同行動が同時に報告されている196の論文データを用いて、異なる環境間(異なる実験場や異なる給餌方法など)をメタ分析により比較したところ、常同行動が多く見られる環境は、福祉が低下している(図中の「悪い」)環境の場合が多かった(Mason & Latham 2004)。

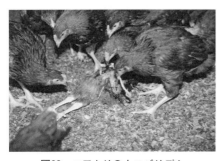

図22　ニワトリのカニバリズム

ニワトリの羽毛つつきは、他個体の羽毛を探査的につついたりする行動が発展したもので、羽毛を引き抜いて食べたり、皮膚を出血するまでつついたり、時にはカニバリズム(共喰い)に発展することもある(写真:佐藤衆介)。放し飼いなどの飼育システムでは、1つの広い空間に多くのニワトリが管理されているため、他個体に伝播し、集団内に広まることもある。詳しいメカニズムは不明なところも多く、今後の研究が待たれる。

は、他個体の羽毛を探査的につついたり引き抜いて食べたりする行動であり、常同化しやすく、出血するまでつついたり、時にはカニバリズム(共喰い)に発展することもある(図22)。このような常同行動は、行動を実行している個体の情動に関わらず、受けた側の肉体的な損傷が伴うため、動物福祉の指標となり、またそれは、動物福祉が低下していることを示すものである。以上のことから、常同行動は、動物福祉が悪化している指標として非常に重要であることは、ほとんど疑いの余地がない。

6.5　正常行動抑制の生理学

　正常行動が発現する引き金となる環境そのものが欠落することで正常行動が発現しなくなることが問題とされている。正常行動発現が妨げられることによって葛藤行動や異常行動が生起する。もちろんこれらの行動は飼育環境が適切ではないことを示す指標となり得るが、一方で異常行動、特に無目的で定型的な行動の繰り返しであ

Column　新村　毅

動物の家畜化

　家畜化（Domestication）とは、肉や卵といった有益なものを得やすくなるように、人が動物を飼育し繁殖し、その中で動物に様々な変化が生じることを言う。イヌはオオカミから（3章のコラム参照）、ブタはイノシシから家畜化されたものである。ニワトリの場合は、赤色野鶏という今なお現存している野生の鶏から家畜化された。では、その家畜化の過程で、どのような変化が生じたのであろうか？　スウェーデン・ウプサラ大学のアンダーソン博士らは、この問いに、分子（遺伝子）のレベルで答えることに成功した。この研究は、赤色野鶏と家畜化されたニワトリという2つの集団の全ゲノムを集団遺伝学により比較解析したものであるが、その2つの集団でTSHR（甲状腺刺激ホルモン受容体）遺伝子の配列が大きく異なっていることがわかった。実は、TSHRは季節を感知する遺伝子であることが明らかにされており、すなわち、赤色野鶏ではTSHRが正常に働くことで、春に卵を産み冬は産まないといった季節繁殖を示す一方、家畜化されたニワトリではTSHRが正常に働かなくなることによって、年中卵を産むような周年繁殖を示すようになったことが示唆された。実際、現在のニワトリは毎日のように産卵し、年間300個程度の卵を産卵するが、このように変化したきっかけの1つがTSHR遺伝子の配列の変化であることは興味深い。このように、家畜化の過程で、生産や生殖に関わる体内の生理機能は著しく変化した一方で、赤色野鶏と家畜化されたニワトリの行動を比較すると、驚くほど類似していることも、また興味深く、多くの行動学的研究がそのことを示している。したがって、動物福祉という観点からは、赤色野鶏から色濃く残っている行動パターンや欲求を満たすような環境は必要であるということも言えるだろう。

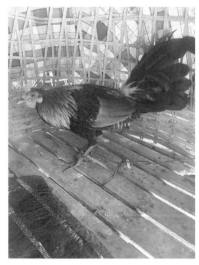

東南アジアに現存する赤色野鶏

る常同行動の発現によって正常行動を発現し得ない不適切な環境に生体が適応しているとも考えられている。常同行動発現の適応的意義や脳内メカニズムについてはまだ完全に明らかにはなっていないのが現状であるが、以下に単純化した図式で2つの説を説明する。

　大脳辺縁系は食べる、眠る、子孫を残すなど、個体保存・種族維持に関わる多くの行動を制御している。適切な環境下、適切な外部刺激があれば、大脳辺縁系を介して正常な行動発現が起こる（図23）。全てではないがこれらの行動の完了によって中脳辺縁系の報酬系と呼ばれるドーパミン系に対するGABAの抑制が視床下部からのオピオイドシステムによって解除され、ドーパミン系の活性化が起こり、快感・満足・喜びなどの快情動が発生する。し

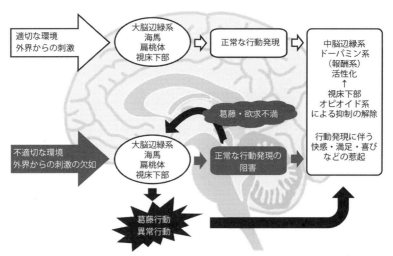

図23　正常行動発現が阻害されることによる葛藤行動・異常行動の発現と脳内機序
大脳辺縁系は個体保存・種族維持に関わる多くの行動を制御している。適切な環境下、適切な外部刺激があれば、白い矢印の流れのように大脳辺縁系を介して正常な行動発現が起こる。正常行動の完了によって中脳辺縁系の報酬系と呼ばれるドーパミン系に対するGABAの抑制が視床下部からのオピオイドシステムによって解除され、ドーパミン系の活性化が起こり、快感・満足・喜びなどの快情動が発生する。灰色の矢印の流れのように適切な環境、外部刺激が無いと正常行動の発現が阻害され、動物は葛藤・欲求不満状態に陥る。この状態が長期間続くと、黒矢印の流れで抑制された正常行動を代替するような定型的な行動で報酬系が活性化されるようになる。これが繰り返されることによって習慣化し常同行動に発展すると考えられている。

第3節　5つの自由（Five freedoms）の科学

かし、適切な環境、外部刺激が無いと大脳辺縁系を介した正常行動の発現が阻害されるため、動物は葛藤・欲求不満状態に陥る。この状態が長期間続くと、報酬系の感受性が鋭敏となり、正常行動を発現させる刺激が無いにもかかわらず多くの場合はその行動を代替するような定型的な行動で報酬系が活性化されるようになる。これが繰り返されることによって習慣化し常同行動に発展すると考えられている。

　もう1つは、慢性のストレスによる大脳皮質－大脳基底核ループによる行動制御機能の障害である（図24）。大脳皮質の広汎な領域からの情報は大脳基底核に入力し、処理された情報に基づいて基底核から視床への抑制性の投

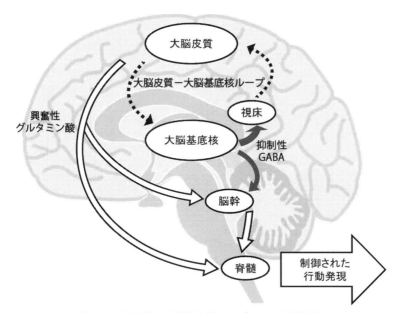

図24　大脳皮質－大脳基底核ループによる行動制御
大脳皮質からの情報は大脳基底核に入力し、処理された情報に基づいて基底核から視床への抑制性の投射（灰色矢印）の変化を介して大脳皮質に戻るループを構成する。このループによって外部環境の変化に対して必要とされる行動発現が制御されている。大脳皮質から脊髄への経路による随意的な運動と基底核から脳幹を経由する経路による無意識な運動の調節がある。脳幹に対しては基底核は抑制性に、皮質は興奮性（白色矢印）に制御を行っている。これらの機能が慢性のストレス状態下でうまく働かなくなることで常同行動が発現するという考え方がある。

射の変化を介して大脳皮質に戻るループを構成し、大脳皮質の活動に影響を及ぼす。このループによって外部環境の変化に対して必要とされる運動を適切なタイミングで起こしたり、不必要な運動を抑制したりする行動制御を行っている。大脳皮質から脊髄への経路による随意的な運動と基底核から脳幹を経由する経路による無意識な運動の調節がある。脳幹に対しては基底核は抑制性に、皮質は興奮性に制御を行っている。飼育下の動物において不適切な飼育環境や慢性のストレスがどのようなメカニズムで大脳皮質－大脳基底核ループの機能不全を起こすのかについては未だ不明な点が多い。

7. 5つの自由（Five freedoms）が満たされないことによる健康状態への影響

　ここまで述べてきたように、動物福祉が阻害されることで、行動や生理の変化が生じる。動物福祉の低下が継続的なものである場合、その慢性的な影響が、長期的な過程を経て、常同行動などの形で現れる。また、その慢性的な影響は、生産性や体重の低下などといった生産性や健康状態の悪化という形でも現れる。したがって、生産性や健康状態の変化も、動物福祉の重要な指標となる。しかし、その変化は、様々な環境の複合的な影響であるため、体重の変化から原因を推測するのが難しいように、生産性や健康状態の変化から、飼育環境のどの部分に問題や原因があるのかを具体的に探索することは難しい場合も多い。ここでは、5つの自由それぞれにおいて、それが阻害されることにより生じる健康状態の変化などについて、事例を列挙する形で概説する。

　空腹と渇きからの自由については、栄養不足や水不足が継続すると、成長や繁殖成績などの健康状態の悪化が生じることは想像に容易く、極端な場合は、死に至るということも良く知られた事実である。これは、餌を摂取できず、栄養不足が生じると、動物が体内に蓄積していた脂肪やタンパク質などを生理機能の維持に費やすためである。例えば、授乳期間中の母牛の給餌を

制限すると、母牛が体内に蓄積していた栄養を乳生産に利用することがわかっている。エネルギーが不足して、母牛の体脂肪が大量に分解されると、生体内のケトン体が増加してケトーシスという病態が生じ、その結果として、摂食量の低下や母牛の体重の減少といった健康状態の悪化が生じる。また、餌が十分に摂取できる状況でも、その餌自体の栄養バランスが不適切な場合、やはり健康状態に影響を及ぼす。不適切な栄養バランスとは、1つあるいは複数の栄養素が不足していたり過多になっていたりする状態のことを言い、このような状態において、動物は不足した栄養素を摂取量の増加により満たそうとする。例えば、低タンパク質の飼料が給餌されたブタは、タンパク質不足を補うために摂取量を増加させることがわかっている。摂取量が必要以上に増加することは肥満につながり、また肥満は、様々な疾患や死亡のリスクを増加させることがわかっている。では、高栄養の餌を十分に給餌すれば良いのかというと、必ずしもそうではなく、その状況は脂質の形で貯蔵されている多量のエネルギーを摂取しているということである。それにより高エネルギーな状況が継続することは、あらゆる動物で肥満を引き起こすことが報告されており、また、肥満は糖尿病、心臓病、繁殖障害、がん、短命といった健康状態の悪化とも関連することがわかっている。

　不快からの自由および痛み・損傷・疾病からの自由については、空腹と渇きと密接に連動しながら健康状態に影響する。ここでは、特に不快と空腹との関係に着目して、不快が健康状態に及ぼす影響について説明する。高温環境は、動物の飼料摂取量を低下させ、その結果、栄養素の摂取量が低下する。生理機能や生産の維持のために必要な栄養素の絶対量は、温度に関わらず一定であることから、高温環境は生産量や体重の減少といった健康状態の悪化の結果となる。この高温環境と生産量の関係性は、様々な動物で報告されているが、ここでは採卵鶏の報告を例として挙げる。図25は、環境温度と卵生産量の関係を示しており、環境温度が30℃を越えると著しい卵生産量の低下が認められる。26.5〜35℃における環境温度（T℃）と代謝エネルギー摂取量（ME kJ／$kg^{0.75}$・日）との関係式を、ME = 1364 + 162.764T −

3.0375T² としている。この式によれば、26.5℃、30℃、35℃ における ME 摂取量は、それぞれ816.2 kJ、785.2 kJ、611.8 kJ／$kg^{0.75}$・日となり、高温環境下により代謝エネルギー摂取量が減少し、その結果として生産量が減少することが理解できる。温度が上がると摂取量が減少するのは、ヒートストレスというよりも維持エネルギー要求量が減少する意味合いもあるものの、ある温度以上になると必要なエネルギーに関係なく摂取量は下がり、上記の関係式が成り立つようになる。

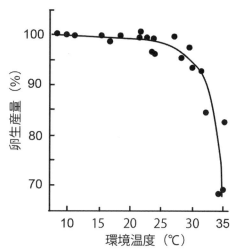

図25　採卵鶏における環境温度と卵生産量との関係（Wilson & Vohra 1980）。

　恐怖と苦悩からの自由については、不快の情動、中でも恐怖は、それが急性的なものであっても慢性的なものであっても、動物の健康状態に悪影響を及ぼすことは多く報告されている。これは、多くの家畜管理システムが、空間的に制限のある環境であり、恐怖刺激から適切に逃避することができないことが理由として挙げられる。例えば、図26は、ニワトリのヒナの飼育環境に管理者が手を入れた時のものであるが、手から逃げるように右奥の隅にヒナが逃避している様子が見てとれる。この反応は適応的な反応とも捉えることができるものの、空間に制限のある環境であるため、やはり十分に逃避して、恐怖刺激に適切に対応できない環境であるため、福祉上の問題が生じることになる。強い恐怖反応が生じた場合、構造物などへの衝突などにより、外傷や骨折の他、図26のように1ヵ所に集まり、積み重なる結果、下にいる個体が圧死することなども起こりうるし、その他にも、恐怖刺激は、産卵率の低下、飼料効率の低下、成長の遅延などのリスクを高めうる。また、この

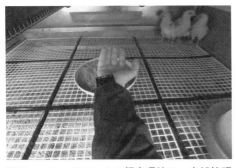

図26　ニワトリのヒナの飼育環境に、突然管理者が手を入れた時の様子

ヒナは逃避反応を示して、右奥隅に集まっているが、制限のある環境下では、十分に逃避することができない。

ニワトリのヒナの例は、他の産業動物でも同様のことが言え、産業動物がヒトに対して抱く恐怖と、乳・豚肉・鶏肉・鶏卵などの生産性との間には負の相関関係があることがわかっている。具体的には、ヒトに対する恐怖反応により、採卵鶏の産卵数は減少し、ブロイラーの飼料効率は低下し、豚の成長率・繁殖率は低下することが報告されている。また、神経質で恐怖反応がより強い豚では、ふけ肉（PSE肉：肉にしまりがなく、弾力がなく柔らかで、粘りがなく、水っぽい豚肉のこと）の発生率が高く、同様に驚愕反応が強い牛では、損傷を生じやすく、牛肉が硬くなることがわかっている。

　正常行動発現の自由については、異常行動の発現により生じる健康状態の悪化について記載する。異常行動の発現と健康状態との間に負の関係性があると明確にわかる例として、ニワトリの羽毛つつきやカニバリズム（59頁、図22）、他個体の尾をかじるブタの尾かじり、マウスの過剰な身繕い行動などが挙げられる。これらの異常行動は、異常行動を発現している個体というよりは、むしろ異常行動を受けている個体の羽毛が抜けたり、皮膚が損傷したり、出血することによって、受けている側の健康状態が悪化することがわかる。

（新村　毅、矢用健一）

●――参考文献

Animal Welfare 3rd Edition（Appleby et al. eds.）. CABI Publishing（2018）.
動物行動図説（佐藤衆介ら編）. 朝倉書店（2011）.
動物福祉の科学（佐藤衆介・加隈良枝監訳）. 緑書房（2017）.
家畜の管理（野附巌・山本禎紀編）. 文永堂出版（2002）.

家畜の行動学（三村耕 編）．養賢堂（2000）．
脳とホルモンの行動学（近藤保彦ら編）．西村書店（2010）．
Poultry Behaviour and Welfare（Appleby et al. eds.）．CABI Publishing（2004）．
Zoo animals: Behavior, Management, and Welfare（Hosey et al. eds.）．Oxford University Press（2009）．

第4節　評価技術

1. 動物福祉の評価方法

　第2節において、動物福祉を5つの側面（5つの自由）に切り分けて捉えることを紹介したが、第1節の図1で示したように、その5つの側面には多様な評価項目が含まれる。本節では、それらの評価項目、例えば正常行動や異常行動をどのように数値にしていくのかといった方法論について紹介する。なんとなくこう思うといった主観的なものではなく、動物の行動・生理・健康状態を、科学的な技術を用いて客観的に数値にして定量化することは、科学に基づいて動物の状態を評価していく動物福祉において決定的に重要なものである。本節では、第3節の流れに沿って、まず行動、生理、健康状態といったものをどのように数値にして比較するのかを説明し、最後に実践的に動物福祉を評価するための総合的な方法についても紹介する。また、本節は、あくまで技術論であり、動物の福祉を評価するためによく用いられている方法を紹介するものである。動物園動物では簡単に採血することができないように、研究する動物種によって用いることのできる手法は異なるものの、自分の研究の目的を達成するための手法はどれか？　適用可能な技術か？　などを考えながら読み進めていって頂くことを期待する。

2. 行動の定量化

2.1　行動観察の醍醐味と必要性

　動物に「元気ですか？」と聞いても、当然のことながら返答は得られな

い。しかし、言葉を喋らない彼らの心情を、理解する手段がある。行動学である。人間であっても、苦しそうな顔をしてお腹に手を当てていれば、お腹が痛そうだと想像できるように、動物もじっくりと行動を観察することで、彼らの心情を垣間見ることができる。例えば、35度の部屋でニワトリを飼うと、口を開けてハッハッとする行動（パンティングあるいは熱性多呼吸と呼ばれる行動）や熱を逃がすために脇の部分を少し空ける姿勢をとるが、25度で飼うと、このような行動や姿勢は見られなくなる。このように、ニワトリは一言も喋っていないが、彼らの行動を観察することにより、何度が快適なのか？　ということが動物の立場から理解することができるというわけである。このように、物言わぬ動物の行動から、彼らの心の中を垣間見ることができ、なおかつ彼らにフィードバックして環境を改善していく作業は、動物行動学や応用動物行動学の醍醐味でもある。しかしながら、本節の冒頭で述べた通り、「なんとなく多い」では科学的ではないため、科学的な信頼性が高い手法を用いて、彼らの行動を定量していく必要がある。

　最初に必要とされるのは、その動物がどのような行動を示すのか？　ということであろう。行動学的な研究報告が豊富な産業動物や伴侶動物などは、1章3節6項の表2に示したブタのように、エソグラム（行動目録）がわかっており、ブタの場合だと実に87個の行動レパートリーがあるとされている。そのような先行研究がない場合は、行動の完全性が確保されるような自然に近い粗放的な環境下で動物を飼育し、下記に示す連続観察などの方法を用いて行動観察することが必要となるだろう。また、エソグラムが明らかになった後、どの行動が正常行動か、異常行動かも見極める必要性があり、このことについては、1章3節（特に6項）を参照して頂きたい。さらに、1章3節6項で述べたように、それらの行動の中で強く動機づけされているものを明らかにすることも重要となる。そこで、まず本項では基本的な行動観察の手法について紹介し、次項で動機づけを定量するための手法について説明する。

表1　行動観察の手法の分類

1. 対象動物

(1) 個体追跡

ある1個体の行動を追跡調査する方法で、精密な観察が可能であるため、その動物がどのような行動目録（エソグラム）を持っているかなどを記録する方法としても適している。一方、1個体の観察であるため、データの反復信頼性や一般化には問題がある。

(2) 複数個体追跡

群行動の様相や個体間の反復性に疑問がある場合などに使われる。群規模によって、何個体を対象にするかを決める。観察対象個体が増えるほどデータの反復信頼度は高まり、逆に行動観察の精度は落ちる。

(3) 不特定個体追跡

上記の2つの方法とは異なり、観察前に対象個体を決めず、他の条件により個体をつくるためのデータ収集法などが、野生下の動物の行動観察を主に使われ、観察時に観察できた動物の観察に使われる。

2. 対象行動

(1) 単一の行動

観察対象を特定の1つの行動に限定し、その行動が発現するごとに、それに関するデータを記録する方法、例えば、社会行動のうち攻撃行動のみを記録したり、性行動のうち交尾行動のみを記録したりする。

(2) 選択された行動

観察対象が行う行動のうち、状況や行動の分類で特定された行動のみを観察する方法。例えば、摂取行動と社会行動に関する行動、もしくは社会評価に重要な行動などを選択して行う。

(3) 全ての行動

一定時間内に起こる全ての行動を記録する方法。行動目録（エソグラム）をつくるためのデータ収集法などが、この発現する行動などが、この観察の範疇に入る。

3. 観察間隔

(1) 連続観察

ある個体、グループもしくは群を絶え間なく連続して観察する方法。24時間をおおむね1単位とすることが多いが、期間の長さは検討が必要である。

(2) タイムサンプリング観察

a. 瞬間サンプリング：ある時点でのその瞬間の行動を記録する。
b. 時間帯観察：一定の時間間隔をおいて設定した時間帯内で観察できる行動を記録する。
c. 1-0サンプリング：時間帯内で行動が起こったかどうかを記録する。
d. ランダム観察：無作為な時間に発現する行動を観察する場合に用いられるものである。

複数個体を瞬間サンプリングにより記録する方法は、走査サンプリング（Scan sampling）と呼ばれる。

2.2　行動観察の方法

　表1は、行動観察を実施する際の手法を分類したものであるが、この表のように、まず対象とする動物、対象とする行動、観察間隔の3点を検討する必要がある。この表を見ると、理想的には、複数個体の全ての行動を連続観察で観察することができれば最良ではある。しかし、身近な動物を、そのような方法で観察しようと思うと、数秒単位で行動が変化し、それを複数個体、連続で全て記録し続けるのは、現実的ではないことがわかるだろう。実際、全ての行動を連続で記録する方法は、前述したように、その動物がどのような行動を示すのかがわかっておらず、その動物のエソグラム（行動目録）を記述する場合に有効であるものの、ある環境とある環境を比較したりする場合などには、あまり用いられない方法でもある。したがって、現実的には、観察対象とする個体数を減らしたり行動を減らしたりすることは多い。しかしながら、1人の行動を集中的に観察することは、行動観察の精度を高めるという長所がある一方、たった1人の行動を観察して「ヒトの行動はこうである」と主張することが難しいように、観察対象とする個体数を減らすことは、統計的な比較や一般化は難しくなるという短所もある。また、同様に、対象とする行動の数を減らすことは、どの行動が減り、どの行動が増加したのかといった連動的な行動変化を理解しづらくなるという短所もある（1章2節2項）。したがって、予備的に行動観察を行い、これらの長短所のバランスを含めて、どのような手法を取るべきかを検討することは重要な作業である。福祉評価の場合、例えば、その評価に重要な行動をいくつか選抜し、複数個体を適切な間隔で観察するのは有効な方法であろう（1章2節2項）。

　次に、観察間隔の選択方法についても述べておきたい。複数個体を連続観察で観察することが難しいことは、前述した通りである。したがって、実際には、複数個体のタイムサンプリング観察（走査サンプリング：Scan sampling）を選んだり、短い時間の連続観察を、個体を変えて連続的に行ったりする機会は多い（例えば30分の連続観察を個体1で、次の30分間は個体2などと連続的

に行う)。タイムサンプリングの場合、観察する行動に適した方法を選ぶことが重要となる。例えば、瞬間サンプリングは、10:00に観察してその時に動物がしていた行動を記録し、次は10:10に、その次は10:20といったように特定の間隔を空けて観察する方法であるが、牛のように動作がゆるやかな動物種は間隔が長くても良いかもしれないが、マウスのように動作が細かく早い動物種は、間隔を短くしないと、観察したい行動が観察できないということも生じうる。同様に、同じ動物種の中でも、持続時間が長い摂食行動もあれば、持続時間が短い敵対行動や慰安行動などもあるため、例えば、摂食行動に着目する場合は瞬間サンプリングを用いたり、敵対行動や慰安行動に焦点を置く場合は、連続観察を用いて、個体1は10:00-10:30、個体2は10:30-11:00といったように観察したりすることも有効であろう。このような具体的な方法を決めるにあたっては、その動物種の行動研究の報告例がある場合は、その論文などを参照にしておおよその間隔を決めることもできるが、報告例が少ない動物種などは、予備観察を行い決定していくことが必要となる。図1は、その例を説明したものである。まず、図1の行動Aについて見てみよう。行動Aは、摂食行動や休息行動などといった比較的持続時間が長い行動(長く続く行動)で、その頻度を明らかにすることを想像する。このような行動の場合、瞬間サンプリングから算出される行動Aの頻度は、連続観察の頻度と類似していることから、連続観察で少しの個体しか観察できないよりも、瞬間サンプリングを用いて多くの個体を観察する方が効率的であることが示唆される。一方、行動Bは、敵対行動や慰安行動といった比較的持続時間が短い行動(すぐに終わる行動)の回数を想像し、この場合、瞬間サンプリングでは観察することができないため、連続観察で個体を変えていく方法がより適切であることがわかる。また、瞬間サンプリングの間隔を決める場合、連続観察を真の値として、瞬間サンプリングの間隔を長くしていき、乖離が大きくなるポイントを見定める。図2は、その一例を示したものであるが、この場合、5分と10分間隔では連続観察の値とほとんど違いがないが、20分間隔にすると大きく乖離するため、5分または10分、効率を考え

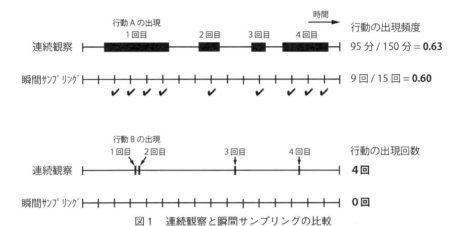

図1　連続観察と瞬間サンプリングの比較

行動Aの場合、1～4回目の持続時間は、それぞれ39分、16分、12分、28分の計95分で、150分の観察時間のうち63%（=95/150×100）の出現頻度であった。瞬間サンプリング法でも、15回の観察ポイントのうち9回（✔が付いているところ）で行動Aが観察され、60%（9/15×100）の出現頻度であったことから、行動Aの出現頻度を近似できている。しかし、行動Bについては、4回の行動Bの出現のうち、瞬間サンプリングで観察された回数は0回であり、過小推定になっている。

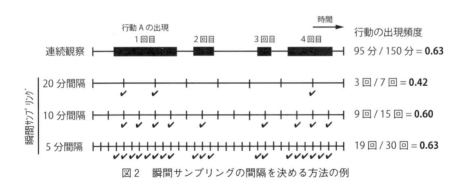

図2　瞬間サンプリングの間隔を決める方法の例

ると10分間隔の瞬間サンプリングが良いことが示唆される。いずれにしても、図1・2はあくまで例であり、観察する動物種や行動によって大きく異なるため、予備観察を行い、研究の目的を達成するための最適な観察方法を選択することが重要である。

　また、実際の行動学的な研究では、研究の計画において、様々な要因を検討することが必要となる。例えば、比較する場合の対照区は適切な対照区であるか、観察者による偏りが生じていないかなどの他、行動観察する時間や動物のそれまでの経験などによっても、得られるデータが大きく異なってくる。適切な研究計画を立てる上での注意点などは、本書では詳しくは扱わないので、他の専門書を参考にして頂きたい（例えば P. マーティンと P. ベイトソンの行動研究入門）。また、行動データの統計解析も本書では扱わないため、他の専門書を参考にして頂きたい（例えば粕谷と藤田の動物行動学のための統計学、多田と新村の応用動物行動学における統計解析の進展）。

2.3　行動観察の道具

　行動観察する道具についても、簡単に触れておこう。最も簡易的で安価な方法は、動物が見える位置で紙とペンを用いて記録していく肉眼観察であり、自ら動けるためカメラのような死角も少ないという利点がある。実際、今でもこの方法により観察を行なっている研究者は多く、紙とペンだけを用いて、科学的なデータを得たり、自分の目で新たな発見をすることができたりするというのも、行動学の醍醐味の1つとも言えよう。もちろん、直接パソコンに打ち込んだり、携帯電話のアプリやスプレッドシートに打ち込んで記録したりする方法も効率的であろう。直接観察の場合は、この他に、放牧など広範囲での観察には双眼鏡を用いたり、カメラを使って動画で記録したりもする。カメラは、概日リズムなど1日中観察する場合、精密な行動解析をする場合、また動物園動物や出産前後の動物のように警戒心が強い場合には、特に有効な方法である。間接観察の場合は、音声レコーダーで記録したデータを波形解析してストレス性の発声をカウントしたりする方法、放牧す

る動物にGPSを装着して位置情報を記録したりする方法などがあり、最近では、動物に装着した加速度センサーから自動的に行動を定量したりする方法なども開発されている（コラム参照）。

2.4　行動の定量と比較

本項の最後に、具体的な研究例をいくつか紹介しておきたい。適切な実験計画の中で、最適な観察方法を選択して得られたデータからは実に様々な示唆が得られ、データの解釈に思いを巡らす時間は、研究の楽しさを実感できる時でもある。1章3節2項の図6は、福祉評価に重要な選択された行動について、複数個体を瞬間サンプリング法（走査サンプリング法）により観察したものである。この実験では、1日1回与える餌を、4等分して4回給餌する、あるいは4回の給餌を飼育舎内に隠して与える実験を行い、その場合の行動を比較した。この実験から、ベンガルヤマネコにおいては、摂食回数を増加させたり、それに関わる移動・探査行動を増加させたりすることで、往復歩行が減少することが示されている。この例のように、常同行動（異常行動）を減少させるために、移動や探索などの行動の発現を誘導する必要性があることなども示唆されるため、単一の行動ではなく複数の行動を観察することは有効な手段であることがわかる。

図3も、瞬間サンプリングを用いて観察を行なっている。この実験では、動物園で飼育されている食肉目の22の動物種の常同行動を記録しており、常同行動の頻度を縦軸にとり、また報告されている行動圏の大きさを

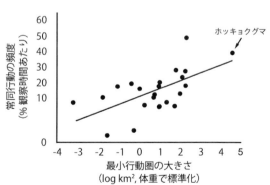

図3　食肉目の常同行動の頻度と行動圏の関係性
行動圏は、体重が重い動物種ほど行動圏が大きくなるため、体重で標準化している（Clubb と Masson 2003）。

Column　　新村 毅

動物の行動理解のデジタル化

　近年、人間社会におけるデジタル化のスピードは著しく、全てのものがインターネットでつながるIoT（Internet of Things）によるデジタル社会が実現されようとしている。この基盤を支えているのが、情報工学などの工学系の技術であるが、このような先端技術を様々な分野に応用する研究の展開も見られる。動物行動学や畜産学分野においても、工学技術を取り入れた新しい研究展開や技術開発が行なわれており、その代表的なものは、加速度センサーを用いたものである。加速度センサーとは、万歩計のように、何時何分何秒にどれだけ動いたかを記録するものであり、3軸加速度センサーはさらにX・Y・Z軸にどれだけ動いたかを記録できる。このように動作を精密に記録し、このXYZの動きなら摂食をしている、このXYZの動きなら歩行しているというラベルを付けた後、動物に加速度センサーを装着させておけば、後で回収して、何時何分に何をしていたのかを可視化することができるというわけである。例えば、ペンギンなどの野生動物に装着させれば、南極のいつどこでどのような行動をしたりしているのかという未知だった彼らの生き様を垣間見ることができる。畜産分野では、ウシの首に装着させて、発情を感知したり予知したりして、その情報を管理者のスマートフォンに送信することで、的確な発情のタイミングで人工授精を行なうことができるようになる。以前は、管理者が様子の変化や触れた様子などから職人技的に発情のタイミングを見出していたが、この方法の導入により、効率的かつ省力的に発情のタイミングを明らかにできる。このようなIoT技術を畜産分野に適用した事例は畜産IoTとも言われ、AIなども取り入れられて、大きな革新を遂げようとしている。

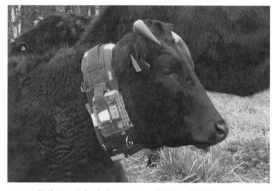

ウシに装着させた加速度センサー（写真：竹田謙一）。もちろん、苦しくなく、痛みもないような配慮を行い装着している。

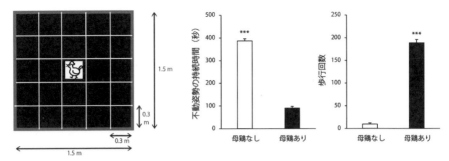

図4　オープンフィールドテストの概略図（左図）と、得られた結果（右の2つの棒グラフ）
母鶏に育てられたヒナは、オープンフィールドテストにおける不動姿勢の持続時間が短く、歩行回数が多かった（***は統計的に有意な違い（$P < 0.001$）があったことを示している：Shimmura et al. 2010）。

体重で標準化して横軸にとって、散布図をとっている。この図を見ると、明らかに行動圏の大きさと常同行動の頻度は正の相関関係があることがわかり、つまり行動圏が大きいほど常同行動を発現しやすいことがわかる。確かに、動物園動物の中でも、ホッキョクグマは常同行動を発現していることが多く、その理由は、行動圏の大きさにあることが示されている。このように、動物が示す行動の背後にある法則性や理由なども行動観察データから発見することができ、このことはまた、どのように環境を改善していくかを検討する際に重要な科学的知見となる。

　最後の例は、行動テストである。遊具などを提示する場合としない場合で、動物の情動や気質にどのような違いが生じるかを明らかにするために、行動テストはよく用いられる。図4は、代表的な行動テストであるオープンフィールドテストであり、元々はマウスなどの実験動物を対象として開発されたものであり、マウスを何もない囲い（オープンフィールド）の中に入れることにより行われる。マウスは、ヒゲが触れられて安心感を得られる壁沿いで時間を費やすという習性があり、これを利用して、壁から離れたエリアに滞在する時間が長ければ、新奇な環境への順応性が高い（驚愕反応性が高い）といった評価をすることができる。このような行動テストは、家畜など他の動物にも適用可能なものが多く、図4はニワトリのヒナで適用し、オー

プンフィールドに入れた後の行動を連続観察で15分間記録したときのものである。ニワトリは母鶏がおらずとも自ら餌を探し成長していくことができるが、母鶏に育てられたヒナは、オープンフィールドテストにおいて驚愕してフリーズしてしまう不動姿勢の時間が極端に短く、見知らぬ環境でも積極的に歩き回っていることがわかる。このことから、母鶏の育雛によりヒナの情動が大きく変化していることがわかり、また、このことは養鶏場で多く見られる圧死事故（驚いた拍子に一箇所の隅にニワトリが集まり積み重なって死亡してしまう事故）が母子行動により解決できうる可能性も示唆している。このようなオープンフィールドテスト以外にも、動物の様々な情動や運動能力を定量するための多様な行動テストが開発されている。多くは、実験動物用に開発されたものであり、大型動物には適用が難しい場合もあるものの、適用可能かを検討する価値はあるだろう。

3. 選好性と動機の評価

　動物が複数の選択肢の中から好みに応じてあるものを選ぶことを選好と言う。動物の選好性に関する研究は、動物自らが自分にとって利益のある選択を行う実験であり、それによって明らかになる選好性に応じて動物が好むものを提示することは、動物福祉を高いレベルで保障する上で重要である。1970年代頃から行われた初期の選好性試験は、例えばＴ字の迷路を作り、ニワトリが右に行けばケージに滞在でき、左に行けば野外運動場に滞在できるといった選択をさせ、その滞在時間から動物の選好性を判断するというものであった。しかしながら、これらの初期の選好性試験からは疑念が多いデータが示されることもあり、その後、実験計画の修正などが行われた。特に、動物に提示する課題が、単純すぎることが問題であった。このことについて、図5に示した研究例の中で見てみよう。この実験では、ブタに2つのペン（部屋）を自由に行き来できるようにし、一方は敷料のないコンクリート床で、もう一方にはわらを敷き、ブタが滞在する時間割合によって、どちら

を好むかということを判断しようとした。ブタは、鼻先で土を掘り返すルーティングという探査行動の欲求が強く（図5写真の左側の子豚が行なっている行動）、わらのペンを好んで滞在することが容易に想像がつき、この実験も一見合理的に思える。確かに、活動的にルーティングするときは、わらを敷いたペンを好む傾向があり、このことはわらがブタの自然な探査行動を効果的に刺激する資源であることを示している。また、部屋が寒い時（20℃）は明らかにわらの上で休息することを選択したが、興味深いことに、暑い時（26℃）はコンクリート床の上で休息することを選択した。これは、わらの断熱効果が選好性に影響したものと考えられるが、いずれにしても、この実験が示していることは、ブタの好みは様々な要因による影響を受け、時にはわらを好むこともあるが、わらを避ける状況もあるということであろう。この実験が示しているように、動物の選好性試験は、その動物が好むものを明確にする上で有効である一方、その試験の実施にあたっては、十分な実験期間を設けること、反応の変動性、個体の経験など十分な検討が必要である。

次に動機の強さの評価についても紹介したい。上述した選好性試験において動物が示す好みには、さくらんぼよりもブドウを好むといった弱いものや、地下牢よりも家を好むといった強いものまであるだろう。したがって、

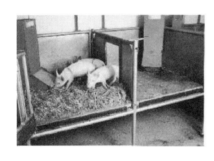
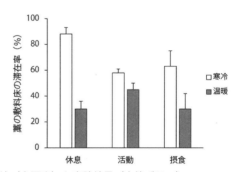

図5　ブタの選好性試験の実験環境（左写真）と実験結果（右棒グラフ）
実験環境は2つのペン（部屋）に分けられており、それぞれの部屋には給餌器・給水器が設置されており、休息・活動・摂食時においてどちらの部屋に滞在したかが定量された。例えば、休息時においては、寒い場合はわらのペンに約90％程度滞在した一方、暑い場合はわらのペンには約30％しか滞在せず、つまり暑い場合は大部分をコンクリート床で休息していることがわかる（Fraser 1985, 2008）。

Column | 新村 毅

バーチャル動物を用いた動物の心理の探索

　動物の選好性などを調べるユニークな手法として、バーチャル動物を用いた研究を紹介する。メダカの例では、どのような体色を好むのか？　という選好性を明らかにする上で、体色の異なるメダカを泳がせて、どちらを好むのかを定量すれば良さそうであるが、泳がせるメダカの行動の違いが結果に影響するということもありうる。そこで、モニター上にあたかもメダカが泳いでいるようなバーチャルメダカをPC上で作製した。これを用いれば、泳ぎは完全に一緒であるが体色や形を自在に変えることができ、体色の好みを純粋に検出できるということになる。モニターの前に水槽を置き、モニターの付近をメダカが泳いでいた時間を定量することで選好性を定量することが可能で、この例の場合、白黒のメダカ（繁殖していない冬のメダカの体色）よりも、オレンジ色をしたメダカ（繁殖している夏のメダカの体色）を好むことが明らかになった。マッコリー大学（オーストラリア）のエバンズ博士らの研究は、さらにユニークで、ニワトリの周囲にモニターをずらりと並べてバーチャル空間を作っている。そこでは、あるときは頭上を飛ぶワシが見え、またあるときは横から走ってくるキツネが、あるいは鳴いている仲間の雄鶏が見える。この実験から、ニワトリの発声や行動は特定の意味を伝えており、例えば空から襲ってくる捕食者から逃れる際、ニワトリは自分で確認せずとも、仲間のニワトリが発した警戒の声のみで、そのことが理解できる。これは、ヒトが用いる単語と同様に、発声から特定の対象物が頭に浮かぶという「機能的参照性」をニワトリも有していることを示している。

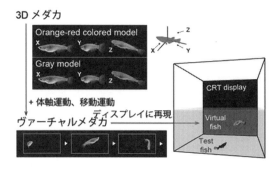

動物の好みを特定することに加えて、動物の選好性の強さ、すなわち好みの選択に対する動機の強さを評価することは重要であり、その動機が強いものを提示することは、やはり動物福祉の向上につながる。動機の強さの評価は、また、1章3節

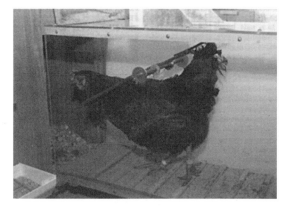

図6　オペラント反応を利用して、ニワトリの動機づけの強さを定量する装置（Nicol 2015）。

6項で示したように、動物の行動目録（エソグラム）から強く動機づけられた行動を明らかにする上でも重要なものとなる。このような動機の強さを定量する方法として、オペラント反応（オペラント行動）を利用するものがある。オペラント条件付けとは、例えば動物がレバーを押した直後に餌が出てくるような操作を繰り返すことで、動物が自発的にレバーを押すようになるといった実験手続きのことであり、この時のレバーを押すという行動をオペラント反応という。ここでは、これを利用したユニークな研究の例として、ニワトリの止まり木への動機の強さを明らかにしたものを紹介したい（図6）。この実験では、通路の片側にニワトリを置き、もう片側に物（餌や止まり木）を置き、通路の真ん中に透明のペット用のドアのようなものを置いた装置が使われた。ニワトリは、ドアの向こう側に置かれているものがほしいという欲求があれば、歩いて行き、自らドアを押し上げて、そのほしいものを手にすることができる。そのドアを、徐々に重くして開けにくくすれば、その欲求がどのくらい強いのかを点数にすることができる。例えば、ドアの向こう側に何もなければ、ニワトリはドアを押し上げないので0点となる。一方、24時間絶食したニワトリを用いて、ドアの向こう側に餌を置いた場合、ニワトリはかなり重いドアでも押し上げるようになり、これを100点と

している。止まり木の実験は、夕方の消灯前に行われた。ニワトリを置き、ドアの向こう側に止まり木を置いたところ、ニワトリはドアを押し上げて止まり木に止まるという行動を見せ、点数としては75点であった。この結果から、ニワトリが夜間に止まり木に止まりたいという行動欲求は高いということがわかる。ニワトリは、元々食べられる側の動物、つまり被食者でもあり、陸上の捕食者から逃れるために、夜になると木の枝に飛び上がって夜を過ごすように進化し、適応した。家畜化の過程で、産卵数など様々なものが変化したものの、祖先種である赤色野鶏の行動パターンは、現代の採卵鶏に色濃く残されていることが示唆される。このような科学的な動機づけの研究に基づき、強く動機づけされた止まり木を設置することはニワトリの福祉の向上に重要であり、WOAHの国際基準でも止まり木の設置が提案されている。以上のようなオペラント条件付けを利用する方法以外にも、トレードオフ（例えば餌AあるいはBを提示したときのレバー押しの回数を比較する）を利用するものなどがある。本書では、選好性試験や動機づけのより具体的な方法や注意点などは詳説しないため、他の専門書を参考にして頂きたい（例えばAppleby らのAnimal Welfare）。

4. 生理

4.1 はじめに

動物福祉のレベルが低い場合、動物は苦しみを感じることとなり、その苦しみを評価することは動物福祉の評価へとつながる。苦しみを感じるということは、何らかの刺激（ストレッサー）によるものであり、これらのストレッサーに対する反応をストレス反応（応答）という。このストレス反応を生理学的指標（バイオマーカー）によって評価することは、客観的なストレス評価法として適切に動物福祉を評価する上で、非常に重要なものである。そのため、本項ではストレス応答とその評価について以下に概説する。

4.2 ストレス応答

ストレスとは、ハンス・セリエ（Hans Selye）が示したストレス学説（1936）によると、「外部環境からの刺激によって起こる歪みに対する非特異的な生理反応」とされている。また、ストレスの原因となるものを「ストレッサー」と呼んだ。ストレッサーは、物理的ストレッサー（騒音、放射線など）や化学的ストレッサー（酸素、薬物な

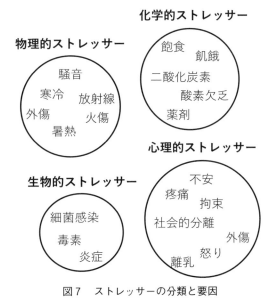

図7　ストレッサーの分類と要因

ど）、生物的ストレッサー（炎症、感染など）、心理的ストレッサー（怒り、不安など）などに分類される（図7）が、現在ではストレスとストレッサーは厳密に区別されずにあわせてストレスと呼ばれる場合も多い。

ウォルター・キャノン（Walter Bradford Cannon）は身体的撹乱と心理的撹乱の両者が、同一の生理学的反応を起こすことを明らかにし、その生理学的反応には交感神経―副腎系が必要であることを実証した（1914）。これがストレス応答における1つの経路である自律神経系を介した反応である。ストレッサーによる刺激は情動を司る大脳辺縁系や末梢の様々な受容器を介して視床下部へと入力される。視床下部は本能行動の中枢であり、体温や血糖、体液量（浸透圧）を調節する中枢が存在し、それら多数の器官、多様なメカニズムが関わる反応について自律神経を介して調整している。例えば、キャノンが実証した研究において、檻の中にいるネコにイヌを近づけると、ネコは毛を逆立てて興奮する。この時、自律神経における交感神経の働きにより、①呼吸数・心拍数の増大や血圧の上昇、②瞳孔の拡大、③脳や筋肉にお

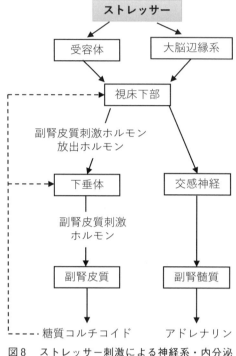

図8　ストレッサー刺激による神経系・内分泌反応

ける血管の拡張と、皮膚や内臓における血管の収縮、④消化管運動の低下、⑤足の裏からの発汗などの反応が起こる。また、このようなストレス刺激に対する交感神経活動の亢進による効果器の反応において、副腎髄質も大きな役割を果たしている。副腎髄質を構成するクロム親和性細胞は特殊に分化した交感神経節後ニューロンであり、交感神経刺激に応じてカテコールアミン（主としてアドレナリン）を血中に分泌する。通常時において血中のカテコールアミンは代謝性のホルモンとして作用しているが、ストレス刺激により副腎髄質から大量に放出されると、心臓や気管支など各組織にあるアドレナリン受容体に作用して交感神経活動を増強する（図8）。

　キャノンが交感神経の反応に着目したのに対して、セリエは内分泌系の反応に着目し、不適切な状況にある動物において副腎皮質の肥大を伴う糖質コルチコイドの分泌について明らかにした。ストレッサーによる刺激は視床下部へ伝えられ、視床下部から副腎皮質刺激ホルモン放出ホルモン（CRH）が分泌され、下垂体を刺激する。すると、下垂体前葉からは副腎皮質刺激ホルモン（ACTH）が末梢血中に分泌され、副腎皮質を刺激する。それによって副腎皮質から糖質コルチコイド（グルココルチコイド）が分泌される。この視床下部から下垂体、副腎皮質までの一連の流れを HPA 軸（Hypothalamus-Pituitary gland-Adrenal cortex）という。糖質コルチコイドの主な作用は組織か

らアミノ酸を動員して肝臓での糖新生を促進することで、ウサギやげっ歯類以外の哺乳動物ではコルチゾールが主として作用し、ウサギやげっ歯類、鳥類、両生類、爬虫類などではコルチコステロンが主として作用している。様々なストレッサーからの刺激によって血中コルチゾール分泌は増加するが、これは効率の良いエネルギー源であるグルコースを大量に供給することになり、ストレスからの回復を図る意義があると考えられる。副腎皮質から分泌されたコルチゾールは最終的な生理作用を発揮するとともに、血流を介して下垂体あるいは視床下部に達し、CRH や ACTH の分泌を抑制する負のフィードバック機構を有しており、血糖値の恒常性を維持している。しかし、過度のストレス負荷によってこの機構が崩れてしまうこともある。

4.3　生理学的評価指標

　上述したように、ストレッサーの刺激に対して生体は視床下部を起点として交感神経と下垂体を介した2系統の反応が複合的に起こる。そのため、ストレス応答を生理学的に評価するには視床下部―交感神経―副腎髄質系および HPA 軸の活性化によって起こる変化を捉えることが必要となる。また、ストレス応答と情動を司る大脳辺縁系は密接に関係しているため、中枢神経系における神経伝達物質であるセロトニンやドーパミンなどは指標として利用することは可能であるが、侵襲性が高いため一般的ではない。

　視床下部―交感神経―副腎髄質系の活性化は、神経末端から放出されるノルアドレナリンや副腎髄質から放出されるアドレナリンの血中濃度を測定することで評価することができる。また、これらカテコールアミンは循環器系や呼吸器系に対して即座に影響を及ぼすため、心拍数や血圧、呼吸数なども視床下部―交感神経―副腎髄質系の活性化として利用することができる。さらに、これらの反応は交感神経の興奮によって起こるため、神経を伝導・伝達している活動電位も評価指標となり得るが、あまり一般的ではない。カテコールアミンや心拍数、血圧、呼吸数といった指標はストレス刺激に対する自律神経を介した反応として有効であるが、単に活動性の増加によっても交

感神経は活性化し、これらの指標は変化する。そのため、その変化の要因を区別して解析する必要がある。

　HPA軸の活性化はそれぞれ視床下部からCRHが分泌され、下垂体からACTHが分泌されて最終的に副腎皮質から糖質コルチコイドが分泌されることで起こる。そのため、CRHやACTH、コルチゾールやコルチコステロンなどの糖質コルチコイドは活性化の指標として利用することが可能である。これらのホルモンはストレッサーの刺激に対して即座に反応して血中に放出され、刺激の消失により元の値にもどることから、ストレス応答の評価として非常に有効な指標である。しかし、その刺激が慢性的な刺激となると、フィードバック機構により分泌が抑制されるため、ストレス状態をうまく評価することが出来なくなることがある。また、糖質コルチコイドは血糖値の恒常性を維持するために分泌が調節されているため、採食や栄養状態によっては糖質コルチコイドの基礎分泌が変化することも考慮する必要がある。さらに、動物種によってHPA軸は日内変動を有するため、採血を行う時間も考慮する必要がある。

　アドレナリンやコルチゾールといった視床下部—交感神経—副腎髄質系およびHPA軸の活性化に伴う変化を指標とする評価法は、様々なストレッサーの刺激に対して鋭敏に反応するため、いわゆるストレスに対しての評価として一般的に広く用いられている。ただ、これら交感神経系やHPA軸における応答は恐怖や不安に対する反応という側面もあるため、動物福祉の評価としては5つの自由における「恐怖と苦悩からの自由」についての配慮が低下しているという形で利用することができる。5つの自由の他の項目についても生理学的な評価を実施することが可能で、例えば、空腹と渇きにおいて恒常性を維持できなくなった場合、飢餓状態では血中の遊離脂肪酸（NEFA）やケトン体の濃度が増加し、脱水状態では血漿浸透圧が増加するため、これらは飢えや渇きの指標として用いることができる。また、不快な環境という面で、環境温度の変化において恒常性を維持できなくなった場合、深部体温が暑熱では増加し、寒冷では減少するため、指標として用いること

ができる。さらに、痛みや傷害、疾病において、サブスタンス P やプロスタグランジン、ブラジキニンなどは痛みという限局した評価に用いることができ、血球成分やインターロイキン、インターフェロン、腫瘍壊死因子、増殖因子、ケモカインなどのサイトカインは免疫系の指標として用いることができる。その他にも、生産性に関わる評価として、グルコース、NEFA、尿素などの代謝産物やインスリン、グルカゴン、成長ホルモン（GH）などの代謝性ホルモンなども指標として利用される。

4.4　評価指標の測定

多種多様な生理学的指標の中で、コルチゾールは一般的なストレス評価の指標として広く利用されている。コルチゾールの測定において、以前はラジオイムノアッセイ（Radioimmunoassay：RIA）という手法を用いて主に測定されていた。RIA による測定は特異性や検出感度が高く、長らく利用されていたが、放射性物質を使用するために測定には細心の注意が必要であり、測定は整備された施設内で実施する必要があり、測定後は放射性廃棄物の処理も必要となるなど費用もかかる。そのため、現在では同様の測定原理であるエライザ（Enzyme-Linked ImmunoSorbent Assay：ELISA）と呼ばれる手法が広く用いられている。ELISA は特異性の高い抗原抗体反応を利用した測定法であるため、コルチゾールやアドレナリン、インスリン、グルカゴンなどのホルモンはもちろん、プロスタグランジン、インターロイキンなどの多種多様なタンパク質の測定に用いることのできる測定法である。ELISA には直接法、サンドイッチ法、競合法などいくつかの測定法がある（図9）。

直接法とはマイクロプレートに目的のタンパク質を含む試料溶液を固相化（疎水的相互作用あるいは共有結合による吸着）させて酵素標識した抗体を反応させ、洗浄後プレートに残る酵素活性を検出する手法である。簡便であるが、試料中に目的とするタンパク質以外のタンパク質が多量に存在する場合はそれらの影響を受けてしまう。

サンドイッチ法では、マイクロプレートに目的のタンパク質に対する抗体

Column 　林　英明

新たな生理学的ストレス評価法

　生理学的ストレス評価の指標としてよく使用されているのは血中グルココルチコイド（コルチゾール）であるが、採血は侵襲的であり、それ自体がコルチゾール値の上昇につながる可能性を考慮する必要がある。そんな中で近年、様々な動物種において血中のコルチゾールが糞便や尿、唾液、乳汁、被毛などに移行することが明らかとなっており、痛みや苦痛を伴わずに採取できる生体試料中のコルチゾールまたはその代謝産物を利用したストレス評価への検討が注目されている。これらのサンプルは、血中コルチゾールを反映する期間や侵襲性、安定性などが異なっているため、どのように評価するかによって利用する試料を選択する必要がある（表1）。唾液のコルチゾールは血中から5〜10分で移行し、両者間は高い正の相関を示すため、血中コルチゾールの代用として使用することが可能である。一般的に血中コルチゾール濃度から慢性ストレスを捉えることは難しいとされるが、糞便や尿中、乳汁中におけるコルチゾールの排泄は数時間〜数日にわたって蓄積されるため、1日単位での評価に使用できるとされている。さらに、被毛では産生される数か月間にもおよぶ長期間のコルチゾールが蓄積されるため、長期にわたるストレスの判定あるいは慢性的ストレス評価にも使用できるとされている。このように、現在では非侵襲的かつ簡便な採取によって、短期的〜長期的・慢性的と、様々な視点から生理学的な評価を行うことが可能となっている。ただし、血中コルチゾールは加齢、性別、季節など様々な要因によって変動することがあるため、血中から移行する糞便、尿、被毛などのコルチゾールもそれらの影響を受けることになることから、測定・分析する際には考慮する必要がある。

表1．各種サンプルにおけるコルチゾールの特徴

	期間	侵襲性	安定性	概日リズム
血清／血漿	採材時	適度に	低い	あり
唾液	数分	ほぼなし	中程度	あり
尿	数時間	無し	中程度	中程度
糞便	数日	無し	中程度	低い
被毛	数カ月	ほぼなし	高い	無し

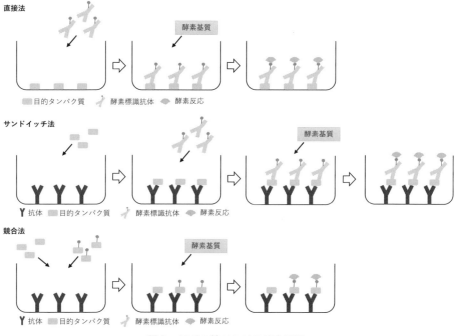

図9　ELISA法における測定原理

を固相化し、試料溶液中の目的タンパク質を反応させる。続いて酵素標識した別の抗体を反応させ、洗浄後プレートに残る酵素活性を検出する手法である。この手法では目的とするタンパク質に対して抗原認識部位（エピトープ）の異なる2種の抗体を用意する必要があるが、2種の抗体で挟み込んで検出するということから反応の特異性は直接法よりも高く、高い検出精度が求められる場合に有効な手法である。

競合法では、マイクロプレートに目的のタンパク質に対する抗体を固相化し、試料溶液中の目的タンパク質および濃度があらかじめ分かっている酵素標識した目的タンパク質を同じプレートに入れて反応させ、洗浄後プレートに残る酵素活性を検出する手法である。試料溶液中に含まれる目的タンパク質が多い場合は抗体と結合できる酵素標識した目的タンパク質が減少し、試料溶液中の目的タンパク質が少ない場合は抗体と結合できる酵素標識した目

的タンパク質が増加するという、抗体に結合する目的タンパク質を競合させることから競合法と呼ばれる。目的のタンパク質が小さい場合、サンドイッチ法ではうまく2つの抗体で挟み込むことができないことがあるため、低分子タンパク質を測定する場合に有効な手法である。

　ホルモンを含めたタンパク質の測定はELISAを用いることが多いが、高速液体クロマトグラフィー（HPLC）によって測定することも可能である。HPLCとは混合している複数の物質を分離測定する方法であり、液体をポンプにより加圧してカラムを通過させ、目的の物質をカラム内の充填剤との相互作用により高性能に分離して検出する。HPLCでは液体状態で安定している物質すべてが分析対象となるため、ホルモンなどのタンパク質のみならず、アミノ酸や脂肪酸などの有機物や無機物質なども測定することができる。このように、サンプルを液体のまま分析するものがHPLCであるのに対し、サンプルが気体あるいは液体を気体にして分析するものをガスクロマトグラフィー（GC）という。GCは気体となっているサンプルを充填剤の入ったカラムを通すことで分離して検出する。HPLCと比較して分解能が高く検出感度も高いことが特徴であるが、分析時に高温にさらされるため、不揮発性の物質や熱に弱い物質は分析することができない。脂肪酸などの代謝産物はGCで測定されることが多い。

　心拍数やその変動は古くから交感神経系を含む自律神経機能の指標として利用されてきており、現在ではホルター心電図を使用することにより長時間の連続した記録を簡便に測定することが可能となっている。心電図の記録から単純に心拍数を指標として利用することも可能であるが、心拍変動を解析することにより交感神経・副交感神経（自律神経）のバランスを評価することも可能である。心拍変動の解析は心電図におけるRR間隔の標準偏差などを用いる時間領域解析とRR間隔の変動を複数の周波数に分離してスペクトル分析を行う周波数領域解析がある。周波数領域は超低周波領域（Very Low Frequency:VLF）、低周波領域（Low Frequency:LF）および高周波領域（High Frequency:HF）に分類することができ、VLFは血管運動やレニン・アンジオ

テンシン系の変動が反映され、LF は圧受容体の変動、HF は呼吸運動の変動が反映される。そのため、HF 成分は副交感神経機能の指標として、LF/HF の比は交感神経と副交感神経のバランス、つまり自律神経機能の指標として利用することができる。

4.5　生理学的評価の課題と展望

上述したように、動物福祉をストレス評価として評価する上で様々な指標があるため、どのような動物のどのような項目について評価したいのかを考え、適切な指標を選択する必要がある。ただし、選択する指標によってはサンプルの採取に侵襲性を伴うことがあり、それ自体がストレス刺激となることがある。また、ストレスによる反応がさらにストレス刺激となることがあり、ストレッサーの刺激に対する反応を区別できないことや、それぞれの指標が他の指標に影響をおよぼすこともある。さらに、それぞれの指標は動物種、年齢、成長、性別、季節など様々な要因によって影響されることがあり、正常な範囲を規定できないものも多い。そのため、評価を行うにあたっては複数の指標を用いることで、より的確な評価を行うことができると考えられる。また、生理学的評価と行動学的評価を組み合わせて評価することも有効な評価法である。

5.　健康状態の評価

1 章 3 節 7 項では、5 つの自由（Five freedoms）が満たされないことによる健康状態への影響について述べた。健康状態の変化から動物の福祉を阻害している原因などを具体的に探索することは難しい一方で、健康状態の変化は観察が容易で、定期的に、あるいは簡易的に福祉の状態を評価できるという利点も有している。1 章 3 節 7 項でも紹介した健康状態の変化は、概ね体重や外貌の変化に集約される。したがって、ここでは、そのような動物の外観の変化を定量する方法について概説したい。

BCS 1	BCS 2	BCS 3	BCS 4	BCS 5
痩せ	やや痩せ	理想体重	やや肥満	肥満
肋骨、腰椎、骨盤が外から容易に見える。触っても脂肪がわからない。腰のくびれと腹部の吊り上がりが顕著。	肋骨が容易に触れる。上から見て腰のくびれは顕著で、腹部の吊り上がりも明瞭。	過剰な脂肪の沈着なしに、肋骨が触れる。上から見て肋骨の後ろに腰のくびれが見られる。横から見て腹部の吊り上がりが見られる。	脂肪の沈着はやや多いが、肋骨は触れる。上から見て腰のくびれは見られるが、顕著ではない。腹部の吊り上がりはやや見られる。	厚い脂肪に覆われて肋骨が容易に触れない。腰椎や尾根部にも脂肪が沈着。腰のくびれはないか、ほとんど見られない。腹部の吊り上がりは見られないか、むしろ垂れ下がっている。

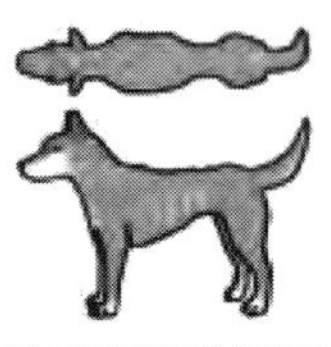

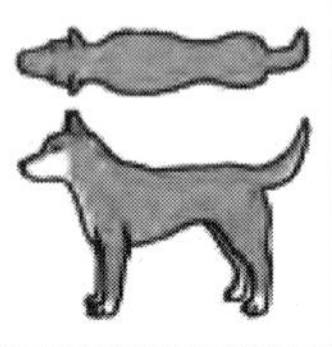

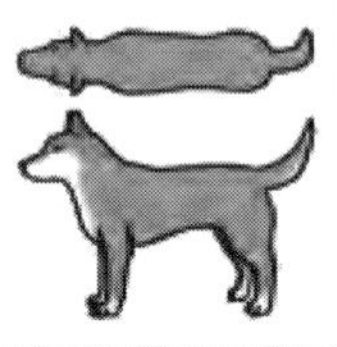

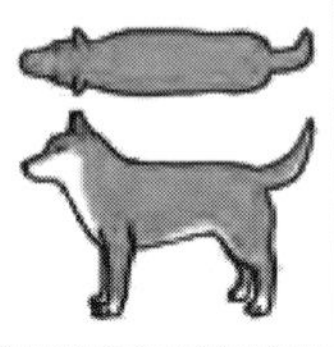

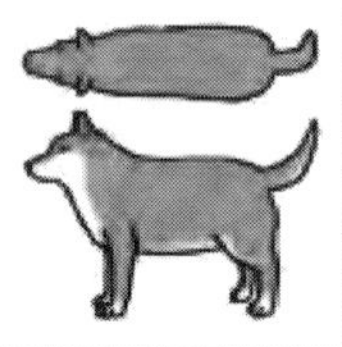

図10 イヌのボディコンディションスコア（BCS）と体型（環境省ガイドラインより引用）
この表では、3の時の体重を理想体重としている。

　体重については、もちろん体重計により測定できるが、大型動物では難しく、また測定の際の捕獲によってもストレスが生じる場面もある。そのような場合、ボディコンディションスコア（Body Condition Score: BCS）により体型を点数化する方法は有効な手段の1つである。これは、図10のように、伴侶動物や産業動物において用いられている方法であるが、いずれの動物種においても、腹部や腰部などの骨の浮き出る様子や脂肪の蓄積の状況などを基に、痩せている、正常、肥満などをスコアにして点数化している。したがって、その動物の各スコアを独自に定義づけすることで、様々な動物で適用することができる。その場合、動物種ごとでもだが、動物種の中でも品種や成長のステージ（例えば幼若時、成熟時、あるいは出産前後など）ごとに最適化する必要性は生じる。

　また、体重と同様に、体毛や傷をスコア化することにより、動物福祉を評価することも有効な場合がある。図11は、外貌から健康状態を評価する方法の例として、ニワトリの羽毛、とさか、足の状態をスコア化する方法を示し

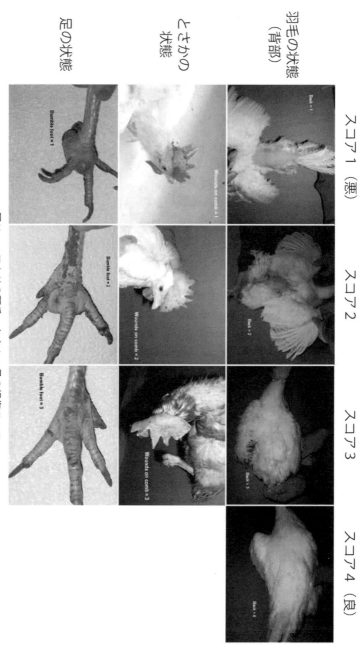

図11 ニワトリの羽毛・とさか・足の損傷スコア

項目ごとスコアごとに定義づけがされており、スコアが高ければ高いほど福祉的であると言える。羽毛スコアについては背部を含めて計6ヶ所の測定部位がある（首・胸・尻・背・翼・尾）。LayWelプロジェクトHPから引用（https://www.laywel.eu/）。

ている。羽毛スコアの場合、羽毛がはげた部分がその部位の50％以上ならスコア1（低福祉）、はげた部分が50％未満ならスコア2、抜けた羽毛が5本までならスコア3、ほぼ無傷の状態ならスコア4（高福祉）といったように定義づけられており、とさかや足についても傷や炎症の度合いによってスコア化される。ニワトリは、時に、他個体の羽毛を引き抜いて食べる羽毛つつきという異常行動を発現するが、羽毛つつきを受ければ受けるほど羽毛スコアは悪化するため、羽毛スコアから羽毛つつきの頻度を推測することができ、同様に、順位付けのためのとさかをつつく攻撃行動は、とさかの傷から、また、足と接触する床の状態や止まり木の形状（角ばっている等）は足の損傷スコアから推測することができる。このように、ニワトリの健康状態のスコア化は、生じている福祉上の問題が蓄積した結果として評価することが可能である。したがって、動物の行動特性や飼育環境に応じて測定項目を変えたり定義づけを変えたりしてスコア化する方法は、その動物や飼育環境の福祉的な状態を簡易的に評価するための重要なツールにもなりうる。しかしながら、1～4のように数個の段階に分けるため、秒や％という細かい数字で示される行動の定量などと比較すると、大まかな比較となってしまうことは留意しておく必要があるだろう。

6. 動物福祉評価法

6.1 総合的な動物福祉評価法の開発

動物福祉の評価は、1つの指標で行うことは難しく、科学的な信憑性にも乏しいことは、これまで述べてきた通りであり、第1節の図1で示したように、動物福祉の評価は、多様な評価項目により定量されるべきものでもある。したがって、そのような総合的で網羅的な評価方法の開発は、重要な課題であると言えよう。本項では、まず、その必要性を説明し、続いて評価法に組み入れる項目の選定について、最後に具体的な例について紹介することとする。

総合的な動物福祉評価法の開発は、発展途上であるものの、関心が高まっているトピックであり、実際に、産業動物、伴侶動物、動物園動物、実験動物など、あらゆる動物カテゴリーにおいて様々な評価法が開発されている。例えば、産業動物の場合、EU では Welfare Quality Project（WQ プロジェクト）のもの、日本では畜産技術協会が提示している「アニマルウェルフェアの考え方に対応した飼養管理指針チェックリスト」があったり、動物園動物の場合、東南アジア動物園水族館協会（SEAZA）や日本の京都市動物園が提示しているチェックリストがあったりする。このような評価法を開発している理由として、動物福祉の法律やガイドラインを制定する場合、一般的には、それを順守しているかを監査するための福祉評価法が必要となるということがある。その他にも、畜産物を1つ星、3つ星のように差異化するために、農場を50点、90点のように評価して点数化するための福祉評価法は必要であろうし、動物実験においても、自然死を待つのではなく安楽死を決断するための人道的エンドポイントを決定する上でも必要であろうし、動物の健康状態の継続的なモニタリングはあらゆる動物種において必要であろう。また、何より福祉評価法が重要になる場面として、福祉評価法を用いて、動物を実際に扱っている現場の方々が、自らの動物管理施設や取り扱いの方法を評価することが挙げられる。すなわち、動物福祉という観点において何が足りていないかを把握することは、施設や方法の改善につながり、また、それは管理されている動物の福祉が向上することにつながる。

6.2　項目の選択

　動物福祉の総合評価法の開発にあたっては、それに組み入れる評価項目の選定が重要なことは論を待たない。では、どのような評価項目を組み入れるべきであろうか？　前述したような代表的な評価法は、いずれも十数個から数十個の評価項目からなっているが、評価項目の選定という観点からすると、いくつかの重要な共通点がある。

　1つ目は、評価の観点である。動物福祉が動物の状態を示すという定義か

らすると、その評価法も動物の状態から判断するということは理解に容易い。実際に、動物の状態の評価のみにより農場の認証などを行っていくことは可能であろう。しかし、点数が低かった場合に、何が問題でどのように改善していくべきか？　というところは理解しにくいという欠点もある。例えば、表2の評価法において、餌・水の評価を、ボディコンディションスコア（5項の図10）という動物の状態から評価することは可能であるが、これと合わせて、施設あるいは管理の観点から、飼槽の寸法、飼槽の清潔さなどを評価することにより、ボディコンディションスコアが悪かった場合に、飼槽の大きさが原因だったのか（例えば小さいと社会的順位が低い個体が摂食できなくなるなど）、飼槽の清潔さが原因だったのか（例えば施設の悪化により凹凸があると飼料が腐敗して摂食量が低下する）など、その原因や改善点を明瞭化することができるようになる。したがって、代表的な評価法においては、動物の状態という観点を優先しつつも、それのみではなく、原因を分析するための施設や管理という観点が含まれていることは注視すべき点であろう。

　2つ目は、表2に示したような1つ1つの評価項目が満たすべき性質である。その性質とは、①実践性、②妥当性、③再現性、④頑健性の4つである。①の実践性は、その項目を評価するための時間や費用が過度にかからないか、②の妥当性は、ある特定の福祉をその項目によって評価できているのか、あるいは評価するのに妥当なのかという点が重要になる。また、③の再現性は、評価する人が異なっても同じような点数になるか、④の頑健性は、評価する日の天候や季節、時間によって変化しにくいかという点が重要になってくる。これら①～④のバランスを整えるのは実際には難しい作業であり、特に①と②は表裏一体で、妥当な評価をしようとすると、評価項目が多く評価時間が長くなって実践性が失われるため、簡易的で、かつ最小で（重複がなく）最適な項目を選定していく必要がある。あくまで一例であるが、表2中で、餌・水の項目は、動物の摂食行動を観察するのではなく、ボディコンディションスコアにより評価しているが、この評価項目は、①～④をある程度バランス良く満たすものであるだろう。

表2　乳牛の動物福祉総合評価法の評価項目

	a. 空腹と渇き	b. 不快 （物理環境）	c. 痛み・損傷・疾病	d. 恐怖と苦悩	e. 正常行動
A. 動物	BCS（ボディコンディションスコア）	起立行動 牛体の清潔さ 飛節の状態	尾の折れ 蹄の状態 外傷 皮膚病 病傷事故頭数被害率 死廃事故頭数被害率	逃避反応	葛藤行動・異常行動
B. 施設	飼槽寸法 1頭あたりの飼槽スペース 水槽の寸法・給水能力	暑熱対策 牛舎内照度 騒音 空気の質 休息エリア寸法 繋留方法 カウトレーナー 通路幅 横断通路 通路の状態	人間用踏込み槽 分娩房	袋小路	1頭あたりの牛床数 野外エリア 牛体ブラシ
C. 管理	飼槽の清潔さ 水槽の清潔さ 迷走電流 哺乳子牛への初乳給与 哺乳子牛への給水 離乳時期 哺乳子牛への粗飼料給与	牛床の軟らかさ 牛床の滑りやすさ 牛床の清潔さ 設備の不良	断角 除角 副乳頭 削蹄回数 ダウナーカウへの対応 装着器具 哺乳道具の洗浄	取扱い	哺乳子牛へのミルク給与 哺乳子牛の社会行動 哺乳子牛の群飼 哺乳子牛の繋留

牛群の大きさにもよるが、2～3時間で全項目の評価が完了するとされている。

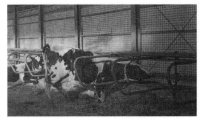

スコア	定義
1	滑らかで流れるような動作、正常な動作の連続
2	前膝における短い（およそ2秒以内）休止、正常な動作の連続
3	前膝における長い（およそ2秒より長い）休止、正常な動作の連続
4	前膝における長い（およそ2秒より長い）休止、起立中に障害がある：ぎこちなく頭や首をひねる、その他の点では正常な動作
5	異常な起立、正常な動作の連続ではない：先に臀部に体重をのせ起立する（前肢から立ち上がる）

図12　起立行動の評価のための起立スコア

全ての飼育方式において、快適な起立動作（起き上がる）や座り込み動作が、支障なくスムーズにできるような環境を整える必要がある。ヘッドスペース（突き出しスペース）が十分でないと、左写真のように起立動作が困難になる（写真：瀬尾哲也）。

6.3 実践的評価法

前述したように、現在、動物種や使用目的に応じて福祉評価法が作成され、代表的なものも存在する。ここでは、実際の例として、日本において産業動物用に作成された総合福祉評価法を取り上げて説明する。この評価法は、前項で述べた項目の選択に関する重要事項を踏まえ、5つの自由×3つの評価の観点（動物・施設・管理）からなるマトリックス構造から動物福祉を捉えようとするものであり、家畜種ごとに評価法が作成されている。表2に示す乳牛の場合、計54個の評価項目からなるが、全ての項目において、なぜその項目が福祉評価で重要かが科学的根拠と共に記載されており、具体的にどのように評価を実施し、どの基準を越えれば良いかも記載されている。例えば、表2の起立行動（A-b）の項目では、図12に示す起立スコアを用いて、調査時間中に起立動作を行った牛を全てスコア付けし、その平均スコアが3未満であることを基準としている。この評価法では、このように各項目に1つの基準を設けて、シンプルに○か×か（基準を満たすか満たさないか）で評価を実施し、農家は、その評価によって自ら修正点を理解することができ、またそれは経営判断にも有益なものとなる。また、このような総合評価により、動物福祉のレベルが100点満点中、何点であったかを算出することも可能になるし（例えば27項目が○なら27／54×100＝50点など）、その点数によって福祉的農場の認証を行ったり、1つ星や3つ星のような差異化を行ったりする可能性も見えてくる。実際に、この総合福祉評価法は、農家自身が改善点を発掘することを目的とした「アニマルウェルフェアの考え方に対応した飼養管理指針チェックリスト」の基盤にもなり、再現性や頑健性（前項の③・④）の研究を経て、畜産物認証のための福祉評価法の開発の基盤にもなった（2章1項）。しかし、現在開発されている手法は各項目が並列（全ての項目の重要度が同じ）であるものの、本来は、ある項目は別の項目よりも何倍重要であるといった項目の重み付けが必要になる。今後は、項目や基準の洗練はもちろんだが、そのような項目の重み付けの手法を合わせて開発することにより、点数化や加算が容易になり、信憑性の高い合計点を導くこと

も可能になるだろう。 （新村　毅、林　英明）

●——参考文献

Animal Welfare 3rd Edition (Appleby et al. eds.). CABI (2018).
動物行動学のための統計学（粕谷英一，藤田和幸）．東海大学出版会（1984）．
動物行動図説（佐藤衆介ら編）．朝倉書店（2011）．
動物福祉の現在（上野吉一・武田庄平編）．農林統計出版（2015）．
飼い主のためのペットフード・ガイドライン．環境省（2018）．
行動研究入門（P. マーティン，P. ベイトソン）．東海大学出版会（1990）．
最新農業技術　畜産〈vol. 5〉アニマルウェルフェア．農山漁村文化協会（2012）．
多田慎吾，新村毅．応用動物行動学における統計解析の進展（前編および後編）．応用動物行動学会誌 53（2017）．
The Behavioural Biology of Chickens (Nicol eds.). CABI (2015).
Understanding Animal Welfare: The Science in its Cultural Context (Fraser eds.). Wiley-Blackwell (2008).

第 2 章

産業動物の福祉

新村毅・深澤充・竹田謙一・伊藤秀一・二宮茂

　家畜とは、広い意味では、その繁殖が人間の管理の下で行われ、人間の利用目的にかなった形質および能力を付与された動物と定義される。この意味では、本章で扱うウシ・ブタ・ニワトリなどの産業動物の他、イヌ・ネコなどの伴侶動物（3章）、ラット・マウスなどの実験動物（5章）は、全て家畜に含まれる。一方、狭い意味としては、家畜とは、肉・乳・卵などの生産物や農耕補助などの労働力を目的に家畜化された産業動物のみを指す。一般的には家畜は産業動物を指すことが多いことから、本章においても産業動物を家畜と記すこととする（家畜化についてはコラム参照）。
　家畜（産業動物）は、元々が食用を目的として人間が改良を重ねてきた動物であるため、歴史的には、動物福祉は度外視され、肉・乳・卵の生産物がより多く得られるような遺伝的改良と環境管理が開発され、発展してきた。そのため、家畜の福祉は、本書で網羅している動物種の中でも、特に福祉的な問題を抱えやすい動物と言える。以下に、その歴史と現状について説明し、続いて家畜福祉と生産性についても説明する。

第1節 歴史的背景

1. 家畜福祉の歴史と現状

　家畜福祉が、大きな潮流となっていることは疑いの余地はない。しかしながら、その一方で、世界を俯瞰して見てみると、全世界的に生産性を度外視して、家畜福祉に焦点をおいた家畜生産に進んでいるかというと、必ずしもそうとは言い切れない。国際的な動物保護団体である World Animal Protection は、Animal Protection Index というものを公表しており、各国の動物福祉への取り組みをA（最高ランク）からG（最低ランク）までの7段階でランク付けして評価している。しかも、イヌ・ネコといった伴侶動物、野生動物、実験動物などの動物カテゴリーごとにランク付けがなされている。その中に、図1に示したウシ・ブタ・ニワトリといった家畜福祉に限定したランク付けもあり、つまり、図1は、家畜福祉の世界地図だと言える。

　ランク付けは、かなり辛口の評価であり、最高評価のAランクの国はなく、Bランクはスウェーデンとオーストリアのみ、Cランクはデンマーク、ポーランド、スイス、ニュージーランドの4国のみとなっている。7段階評価の中では中間の位置であるDランクには、その他のヨーロッパの国々に加え、カナダ、メキシコ、ブラジル、タンザニア、アジアでは韓国が唯一ランクインしており、これは家畜福祉の法的な基準があることが一定の評価を得ている一因と考えられる。続くEランクにはアメリカやオーストラリア、アジアではインドやフィリピンが、Fランクにはアルゼンチン、アジアではタイ、マレーシア、インドネシアが含まれている。最低評価のGランクにはアフリカや南米の国々、日本や中国を含むアジアの多くの国々、ロシアがラン

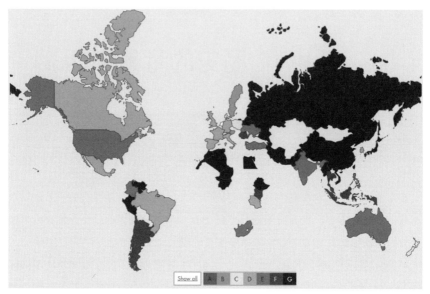

図1 World Animal Protection が公表している Animal Protection Index (https://api.worldanimalprotection.org/)
家畜版の全ランクを表示させたもの。

クインしているが、アフリカにはランク付けができていない国がかなりの数存在している。この世界地図は、多様な解釈ができ、ヨーロッパは動物福祉の先進国であり、それにアメリカやオーストラリアが追従しており、日本や中国は発展途上国という捉え方もできる。一方で、俯瞰して見ると、全世界的に家畜福祉が十分に満たされているということでは決してなく、生産性に注力した集約的飼育が主体である国々、さらに集約的飼育にも到達できていない国々も多くあることが理解でき、むしろ動物福祉という観点からは、世界が2つ以上に分化される印象すら受ける。同様のことは、図2からも見て取れる。図2は、採卵鶏のケージ飼育と放し飼い（ケージフリー）の割合を国別に示したものであるが（2章4節）、ヨーロッパではケージフリーの導入割合が高い一方で、アジアや南米では大部分がケージ飼育であることがわかる。さらに、図3は、縦軸にケージ飼育の割合（図2）をとり、横軸に各

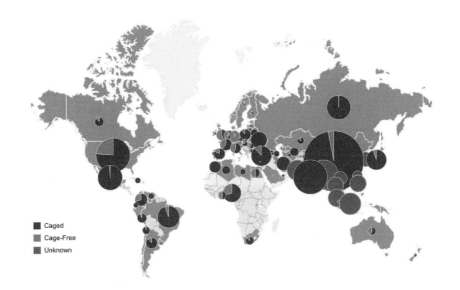

図2 採卵鶏のケージ飼育と放し飼い（ケージフリー）の割合を国別に円グラフで示したもの（https://www.hen-welfare.org/map.html）
円グラフの濃い灰色がケージ飼育の割合、薄い灰色がケージフリーの割合、その間の濃淡の灰色は不明であることを示している。ヨーロッパの多くの国ではケージフリーが主体である一方、アジアの多くの国ではケージが主体であり、日本でも、95％がケージ、5％がケージフリーとなっている。また、不明の国で、南アジアの多くの国では、飼育システムの導入割合が、現段階では不明となっているところが多い。

国の鶏卵生産量をとったものである。なお、1年間の鶏卵生産量の世界ランクは、1位の中国（2500万トン）に、アメリカ（595万トン）、インド（578万トン）、ブラジル（294万トン）、メキシコ（285万トン）、ロシア（269万トン）と続き、7位が日本（264万トン）となっている。さて、図3のプロットされている点の配置からも明らかであるが、グレーで描いた近似曲線は左上に凸の曲線を描いている。この散布図からも、上述してきたケージかケージフリーかの二極化の様相は見てとることができるし、興味深いことに、卵の生産量が多いほどケージの割合が高く、実際に上述した生産量世界ランキング上位国はアメリカを除いた全ての国でバタリーケージの割合が90％を越えていることがわかる。したがって、ケージの割合が高い理由の1つとして、鶏

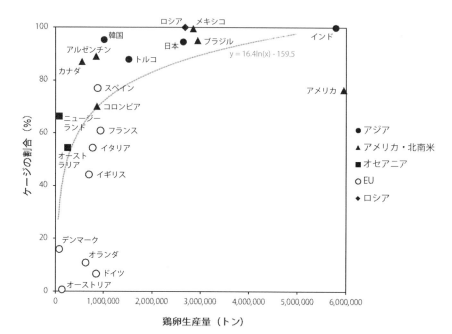

図3　各国の鶏卵生産量とケージ割合の関係性

値が離れすぎていたため図に記載していない中国の値（97％がケージ飼育）を含め、なおかつ縦軸をバタリーケージにすると○で示してあるEUの国は全てがケージ飼育0％となるため（図で示しているのは全てエンリッチドケージの割合）、この近似曲線は、より顕著に左上に凸の曲線になる。

卵の生産量が関わっており、自国で消費される卵の需要を十分に満たすためには、生産性の高いケージ飼育を選択する必要性が高いことが示唆される。一方で、この近似曲線から大きく外れているアメリカは、その中でも高度なアニマルウェルフェアを達成するための取り組みを積極的に進めていると捉えることもできるだろう。以上の図1～3を粗く小括すると、大きくは、①ケージの最適化により最低限満たすべきアニマルウェルフェアを確保しつつも生産性を重視する方法、②ケージフリーの導入により生産性が多少低下しても高度にアニマルウェルフェアを確保する方法とに大別することができ、特に卵の生産量や消費量が多いアジアや南米では①のケージ飼育が主流である一方で、EU、アメリカ、オセアニアのように②のケージフリーへの移行

を国家レベルで推進している国も多く、全体としては二重構造となっている様相が浮かび上がる。したがって、偏りの少ない客観的な情報や世界的な現状をより広く理解し、さらにそれらの情報を基に、各国の家畜福祉の未来を議論することが期待される。下記では、より具体的な各国の歴史と現状について説明していく。国際機関が制定している国際基準は、世界的な影響力があるため、まずは国際基準の説明から入り、続いて動物福祉の先進的な存在であるEUにおける家畜福祉の歴史と現状を説明する。その後、アメリカ、アジア、そして最後に日本の歴史と現状を説明する。また、具体的な例としては、世界的に大きな動きを見せている採卵鶏の福祉を中心に紹介するため、必要に応じて本章4節の鶏の福祉を参考にしていただきたい。

1.1 国際機関の動向

日本のスーパーで陳列されている食品が、国産であったり外国産であったりするように、畜産物は様々な国との貿易があり、輸出入がある。したがって、家畜福祉の問題は、貿易上の問題にも発展する。貿易のような国際的な活動は、やはりルール作りが重要となり、それを制定する国際機関があり、その国際機関に加盟している国々は制定されたルールに基づき貿易を行うこととなる。

WTO（World Trade Organization：世界貿易機関）は、貿易に関する様々な国際的なルールを制定している機関である。WTOが制定している協定の中で、動物や畜産物に関するルールが記載されているものとして、SPS協定がある。SPS協定は、Sanitary and PhytoSanitary Measuresの頭文字をとったもので、正式には「衛生植物検疫措置の適用に関する協定」と訳されるものである。WTOは、SPS協定の中で、動植物や動植物由来の製品が病原体や有害物質に汚染されていないかという、いわゆる検疫や食品安全などの動物衛生に関わるルールを制定しており、また動物の健康なども対象とすると謳っている。動物衛生のルールについて、WTOは、後述するWOAHと共同で取り組むこととしており、WOAHが制定した基準を使用することを明言し

ている。事実、WTOの加盟国は、動物衛生上のルール違反があった場合、WOAHの基準を基にして、措置（SPS措置）を取ることが可能であり、したがって、WTOが定める基準は大きな国際的拘束力を有していると言える。では、WTOのSPS協定で謳われている動物の健康についてはというと、その扱いは不明であり、動物福祉はSPS協定の対象外とされている。しかしながら、いち早く動物福祉の法律を制定したEUは、動物福祉が世界的な貿易上の問題となることを懸念し、WTOに「動物福祉と農業貿易」という提案書を既に提出しており、動物福祉の世界基準の制定を提案している。今後、拘束力の強いWTOのSPS協定の中で、動物福祉がどのように扱われるのか、動物福祉についてもやはりWOAH基準が適用されるのか否かは注目すべき動向である。

　WOAHと称される世界動物保健機構（World Organisation for Animal Health；旧名はOIE: Office des Internationale Epizooties（国際獣疫事務局））は、現在は動物衛生と動物福祉を2つの主なミッションとしている国際機関であり、動物福祉の国際基準作りや動物福祉の推進事業を行っており、動物福祉においては、最も影響力のある国際機関と言える。2020年5月25日時点で、世界の約93％にあたる182もの国と地域が加盟しており、加盟国はWOAH基準に準拠することが求められるため、世界的な注目が集まっている。WOAHは、動物の健康を保証するものとして動物福祉が重要であるという認識のもと、2001年からWOAH戦略の優先事項に動物福祉を掲げ、その後、2002年に動物福祉のWOAH基準を制定していく作業部会を発足し、推奨事項と基準作りを順次制定していくこととなった。2005年には、家畜の輸送に関するWOAH基準が採択・公表され、その後、畜種ごとにWOAHの福祉基準が策定されており、既にブロイラー（2013年）、肉牛（2013年）、乳牛（2015年）、使役馬（2016年）、豚（2018年）、採卵鶏は不採択となったため正式な世界基準としてはまだ認められていないが公表されている。採卵鶏のWOAH基準の場合、24の福祉評価項目と、それを受けて推奨事項が1つ1つ説明されている。中身はというと、ケージかケージフリーかといった択一的なものでは

なく、いずれの飼育システムも認めており、その中で新鮮な餌・水の供給や空気の質の確保といったアニマルウェルフェアを確保するために最低限必要な項目をリスト化し、優れた科学的根拠に基づいて何をどのようにすべきか？　ということが説明されている。つまり、多くの国々が加盟している国際機関として、最低限満たすべきアニマルウェルフェアを規定していると捉えることができる。その一方で、注目すべきは、特に正常行動発現の自由（第3章）に関する項目が多く、かつ具体的に記載されている点である。例えば、評価項目の1つとして、巣作り行動が挙げられており、巣作り行動は採卵鶏に強く動機づけされた行動であることが科学的根拠と共に記されており、それを受けて推奨事項として、巣箱へアクセスできることが望ましいと記載され、巣箱の設置を推奨している。これと同様に、止まり木や砂浴び場の設置が、24の評価項目に含まれている。重要なことは、WOAH基準は国際基準ということであり、WOAHが採卵鶏の管理では、巣箱・止まり木・砂浴び場を設置するということが望ましいと推奨していれば、日本を含めWOAHに加盟している182の国と地域は、必然的にこの基準への何らかの対応が求められていくこととなる。特に、日本は採卵鶏を含めて全ての世界基準に賛成の立場を表明しており、積極的に遵守する意思を示している。しかしながら、既に述べたように、現状ではWOAHの福祉基準はWTOのSPS協定には含まれないため、あくまで「推奨」であるというのは、留意すべき点である。

1.2　欧州連合（EU）の動向

　上述したAnimal Protection Indexが示す通り、EUの動物福祉への取り組みの評価は高く、家畜福祉に限っても歴史が長く、先進的な取り組みがなされてきた。特筆すべきは、市民や消費者の活動がきっかけとなり、EUでは家畜福祉が法律となっている点であり、しかも採卵鶏のバタリーケージが法的に禁止とされるなど厳格な点である。法律であるため、罰則などの拘束力が非常に強く、EUでは家畜の飼育方法の大きな転換が生じることとなった。

以下に、その歴史と現状について説明したい。

　歴史を紐解いていくと、その大きな契機となった要素の1つは、家畜の集約的な飼育に対する消費者や保護団体からの批判にあったと言える。イギリスの家畜福祉の活動家であったルース・ハリソンは、1964年に出版された「アニマル・マシーン」という自著の中で、集約的な家畜飼育の虐待性を痛烈に批判した。この批判は、動物の解放運動の他、集約的な飼育を行っている農家や肉屋の焼き討ちなどの過激な運動を生み出し、大きな社会問題となった。そのため、イギリス議会は、同年に、ノースウェールズ大学のロジャー・ブランベル教授を委員長とする委員会を設置し、その中で、この家畜福祉の検討を行った。1965年、通称ブランベル・レポート（正式には、集約的飼育システムにおける家畜の福祉に関する調査専門委員会報告書）が提出され、その中で、集約畜産には虐待性が潜む可能性が指摘され、それを防止するための基本原則として Five freedoms（5つの自由）の原型が明示された（詳しくは1章2節を参照）。驚くべきことに、50年以上も前に、動物福祉を Five freedoms から捉えるということが具体的に提案されていたということになる。

　その後、輸送や屠畜に関する協約が制定されていったものの、決定的な法規制が制定されたのは、欧州連合（EU: European Union）が成立した際のことであった。1992年に発足したEUは、1997年にオランダ・アムステルダムにおいてEUの基本条約であるアムステルダム条約に調印した（1999年発効）。13の議定書から成るアムステルダム条約の中では、統一的なEUを実現するため、権利、雇用問題、司法政策など実に様々な事項に関わる条文が認められるが、この中で、なんと動物福祉に配慮することが謳われている。すなわち、動物の保護および福祉に関する議定書において、意識ある存在として動物を保護し、動物福祉に配慮するという、これまで倫理でしかなかった動物福祉というものを法律へと具現化しており、そのことにEU各国が合意したということになる。この議定書は、概論的なものであったが、その後、各論的に各家畜の法的規制が制定されていった。欧州理事会は、EU首脳会議と

も称される加盟国の元首・首脳などから成る委員会であり、EU全体の政治指針と優先課題を決定するものであるが、ここから出される理事会指令は、加盟国を法的に拘束することができ、加盟国は指令内容を達成することが義務付けられる。家畜福祉については、牛・豚・鶏などの各家畜の理事会指令が制定されていったが、驚きを禁じえないのは、その内容で、牛については子牛の単飼を2007年から禁止し（8週齢以降の子牛に適用：2章2節）、豚についてはストールによる妊娠豚の飼育を2013年から禁止し（受胎後4週齢以降から分娩予定1週間前までの期間に適用：2章3節）、採卵鶏については従来型のバタリーケージによる飼育を2012年から禁止するとしている（2章4節）。この理事会指令が発令された時点でも、EUの大部分の採卵鶏はバタリーケージで管理されており、それを法的に禁止するとしたことになる。さらに、例えば採卵鶏の場合、代替的な飼育方法として、止まり木・巣箱・砂浴び場を設置することなどが示されており、それらの資源も、科学的根拠を基に、止まり木は1羽あたり15cm以上とするということなどが、事細かに記載されているのである。

　これらの理事会指令により、採卵鶏のバタリーケージなどは10年程度の猶予期間を経て廃止されることとなったが、各期日までに廃止できなかったいくつかの加盟国は、欧州裁判所に訴えられるような経過を辿り、その後、実際にバタリーケージなどはEUから姿を消すこととなった。生産者らは、それに替わる代替的な方法で家畜を管理することとなり、採卵鶏の場合、国ごとの違いはあるものの、2012時点では、EU全体ではエンリッチドケージとケージフリーが、それぞれ約50％となっている（2章4節）。詳しくは後述するが、一般に、このような福祉的な飼育システムを新たに農場に導入するにも多額の費用が必要になり、また、福祉的飼育システムでの管理は生産性が低下して減収を招く。生産者としては、法的な規制により生産コストが増加し、収益が減少してしまうのならば、その補助金を要望したくなるものだが、EUでは実際に補助制度が確立されている。具体的には、共通農業政策（CAP: Common Agricultural Policy）である。CAP予算は、EU予算の約40％を

占めるほど大きなものであるが、CAPの1つの柱である所得支持政策の中で、福祉的飼育システムの導入に必要な費用や、導入により生じる減収を補助する直接支払い制度も定められており、年間1家畜単位あたり500ユーロ（約8万5千円）を上限として補助金を支払うこととしている。家畜単位とは、成牛を1とした場合の相対値で、豚は0.5、採卵鶏は0.014などと各家畜を共通に扱うことのできる単位である。この家畜単位あたりの補助額を、日本で飼養されている牛・豚・鶏の全頭羽に適用してみると、最大で約6千億円もの補助額を支払うこととなる。EUは、そのような巨額の補助金を家畜福祉に支出することを決めたのである。

　ここまでで、行政の家畜福祉に対する並々ならぬ決意と実装、それにより生産者の福祉的飼育システムの導入も加速したことを述べた。では、実際に畜産物を毎日のように購入しているEUの消費者は、この法的規制をどのように捉えているのだろうか？　感情的で消費者を無視した愚策だと思っているのだろうか？　実は、多くのEUの消費者はそう思っておらず、むしろ、家畜福祉を好意的に受け止め、より一層の改善を求めており、消費者が家畜福祉推進の大きな原動力になっている様子が、アンケート調査によって明らかにされている。その調査は、ユーロバロメーター（Eurobarometer）と呼ばれるEU版の世論調査として実施され、全体で約2万5千人もの市民の回答が基になっている。この調査の中でも、印象的な結果について列挙していく。EU市民の約7割は、家畜を飼っている農場を訪問した経験があり（4割は3回以上訪問している；調査資料のQ4）、約7割は自らの購買行動により家畜福祉が改善されると考えており（Q7）、約4割はケージフリーの卵を購入しており（Q9）、約6割は福祉的飼育システムで生産された卵に、割増価格を支払っても良いと考えており（Q10）、約6割は自国政府の農業政策において家畜福祉が十分に重視されていないと考えている（Q12）。このアンケート調査は、2005年に実施された少し古いものであるが、15年以上前ですら、このくらい消費者の意識が高く、家畜福祉を推進する主人公が消費者自身であることを自認しており、また割増価格を支払ってでも高福祉畜産物を購入

する意思がある消費者が多いことに驚かされる。また、同調査の中で、EU市民の約5割は、購入する際に、それが高福祉畜産物であるかどうか確認できないとしている。このことは、食品を購入する際に、家畜福祉への関心を削いでしまっている一因と捉えられ、現在では、全ての卵に、数字と番号を印字することが義務づけられ、それを見れば、飼養形態、生産国、生産者固有番号がわかるようになっている。飼養形態については、0—3の4段階となっており、0がオーガニック、1が放牧、2がエイビアリー、3がエンリッチドケージとなっている（図4）。実際に、どのEU加盟国のどのスーパーに行っても、必ず全ての卵にラベル付けがされており、消費者は、畜産物がどのような飼い方によって生産されたものかを確認しながら購入する畜産物を自ら選ぶことができるようになっている。このような消費者行動は家畜福祉の大きな推進力となり、それは法提案に結実する。ヨーロッパ市民イニシアチブ（European Citizens' Initiative：ECI）は、EUが権限を持つ政策分野において、加盟国7カ国から計100万人以上の署名を集めれば、EUの行政執行機関であり法令の立案を行っている欧州委員会に対して、立法を提案することができる制度である（2012年開始）。この制度を利用して、全てのケージやクレート飼育を終わらせようとする「End the Cage Age」運動が動物福祉団体を中心に2018年に発足し、僅か2年3カ月後の2020年には約140万人もの署名を集めた。その署名の提出を受けて、欧州委員会は、2027年までにニワトリやブタなどで用いられるケージやストールの全てを段階的に廃止するための立法案を提出した。これと同時に、上記のCAPと同様

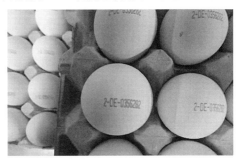

図4　EUで義務付けられている卵への印字
全ての卵に、飼養形態‐生産国‐生産者固有番号の順で番号が印字されている。例えば、2-DE-1234567となっている場合、飼養形態はエイビアリー、生産国はドイツ、農場番号が1234567となる。これらの数字が意味するものは、販売エリアで説明書きがされていたり、卵のパッケージなどに記載されていたりする（写真提供：一柳憲隆氏）。

に、ケージフリーへの移行に関わる生産者の財政支援を公約した。この ECI は、EU では 7 番目の成功事例となり、動物福祉では初めての ECI となった。したがって、2012年の段階では、エンリッチドケージとケージフリーが、それぞれ約50％となっていたものの、この法案によればエンリッチドケージも認められないため、今後、EU ではケージフリーへの急激な移行が予想される。

　以上のように、歴史を紐解くと、EU には家畜福祉に関する長い歴史が存在し、その中で、思想でしかなかった家畜福祉を法律へと具現化させたことがわかる。現在、EU は動物福祉先進国とも言える存在となり、実際に、理事会指令にあるストール飼育・バタリーケージからの脱却と、放し飼いシステムへの移行というものは、世界的にも家畜福祉の主要トピックになっている。また、動物福祉に関する教育に裏打ちされた消費者意識の高さが特徴的で、それを反映した生産や法律化がなされている部分もある。実際には、様々な問題を抱えてはいるものの、他国と比較すると、EU 全体としては、消費者、生産者、行政、研究者などのステークホルダーが、比較的良いバランスで動物福祉を推進しているように思われる。2020年現在の状況としては、家畜福祉のさらなる推進が図られており、採卵鶏では、ビークトリミングや雄雛淘汰などを禁止する動きもあり（2 章 4 節）、また、飼育システムについては、上述した End the Cage Age ECI などにより、エンリッチドケージが減少し、ケージフリーを採用する農場が急激に増加している。

1.3　アメリカの動向

　EU と対比をしながらアメリカの家畜福祉の歴史を捉えると、動物保護団体の批判が契機となっていること、バタリーケージなどの行動を制限する飼育システムが廃止の方向となっていることなどが共通点として浮かび上がる。しかしながら、その歴史的な変遷や内容は、EU と大きく異なっている。

　アメリカ合衆国は、50の州から成っているが、そのアメリカ全土の法律として連邦法が、各州の法律として州法が存在する。日本人の感覚からする

と、連邦法の方が上にあると思われがちだが、そうではなく、並列な関係にあり、連邦法も州法も独自のものとされ、この二元性がアメリカの法律の特徴となっている。日本の都道府県とは異なり、アメリカでは、各州が独立して機能できる強大な権限を有しており、それぞれの州法に基づき、州独自の統治をすることが可能な仕組みになっている。家畜の福祉に限定すると、連邦法として家畜福祉を規制したものは、現在ないと言える。より正確に言えば、家畜福祉が連邦法になりそうだったという歴史は存在する。

アメリカで、家畜福祉について先導的な対応を示していたのは、実は生産者団体であった。EUでは、1999年に発効されたアムステルダム条約の中で動物福祉に配慮することが法律として具現化され、その中で採卵鶏のバタリーケージを廃止するということを明記した。アメリカの鶏卵生産協会（UEP: United Egg Producers）は、このEUでの大きな動きが生産者にとって不利益になりかねないことを懸念し、同じく1999年に、動物福祉関係科学諮問委員会を組織し、2005年に採卵鶏の飼養管理ガイドラインを先導的に発表した。その中身は、段階的に広くするものの、バタリーケージなど従来の管理方法を容認するというものであり、戦略的な推奨基準を設けていることが伺えた。しかしながら、動物保護団体からのバタリーケージへの批判は根強く、2011年に、生産者団体と動物保護団体は歴史的な合意に達し、エッグビルと通称された連邦法を議会に提出した。この法案では、バタリーケージを廃止し、段階的にエンリッチドケージ（2章4節）を導入するというものであった。生産的で衛生的であるケージの利点を残し、止まり木・巣箱・砂浴び場をケージに設置することで行動の制限を緩和したエンリッチドケージは、まさに生産者団体と保護団体の妥協点と考えられた。しかしながら、その影響が波及することを懸念した牛および豚の生産者団体の強い反対により、連邦法「エッグビル」は成立には至らなかった。動物保護団体は、その後、バタリーケージの反対運動の矛先を各州および企業へと変え、それが後述するケージフリー化や「2025年問題」へとつながっていく。

まず、その後の各州の動きについて見ておきたい。既に述べたように、ア

第1節 歴史的背景　115

メリカの各州は独立した強い権限を有しており、日本における刑法や民法のような重要な法律でさえ、アメリカでは州ごとに州議会によって州法が制定されている。また、50州のうち21州では、市民が直接立法に関わることができる制度があり、そこでは、市民が一定の署名を集めることで、州議会での決議を経ることなく州法を制定するための住民投票を実施することができる。カリフォルニア州では、2008年に住民投票により、家畜福祉の州法が可決され、子牛の単飼や繁殖豚のストールを禁止すると共に、採卵鶏のバタリーケージも禁止となった。さらに、2018年に可決された同州の州法では、2021年末までにエンリッチドケージも含めて全てのケージを禁止し、ケージでの生産を禁止すると共に、カリフォルニア州以外の地域においてケージで生産された卵の販売も禁止することとなった。すなわち、カリフォルニア州では、放し飼いの環境（ケージフリー）で生産された卵（ケージフリー卵：Cage-free egg）の販売のみが許可されるということとなった。このようなケージを禁止する州法は、他の州でも相次いで成立しており、現在までにカリフォルニア・マサチューセッツ州（2021年末までにケージフリー化）、ワシントン・オレゴン・ネバダ州（2023年末まで）、コロラド・ミシガン・ユタ州（2024年末まで）、ロードアイランド州（2026年6月末まで）の計9つの州で州法が施行されている。念押しになるが、州の法律であるため、拘束力は非常に強いものであり、また、この9つの州の人口は、アメリカ全体の約25％を占めていることからも、ケージフリー化の動きの大きさが伺える。今後も、他の州において、同様の州法が成立されていくことが予想される。

次に、企業の動きについて見てみる。2015年頃から、アメリカでは、多くの流通・小売店、レストラン、ホテル等が、2020〜2025年までにケージで生産された卵の取扱いを止め、ケージフリー卵のみを取り扱うということを相次いで宣言した。驚くべきは、それらの企業のリストであり、図5に示すように、多くの大手グローバル企業が宣言をしていることがわかる。特に、マクドナルドの他、全米最大の25％のシェアを誇るスーパーWalmartが宣言していることは、注目すべきことである。この企業ニーズを満たすには、2015

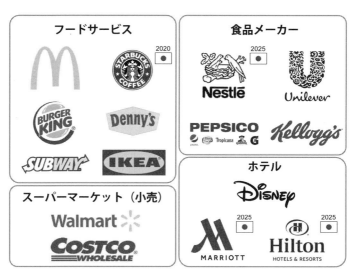

図5　アメリカにおいて、ケージフリー卵のみを取り扱うことを宣言した代表的な企業

フードサービスでは、マクドナルド、スターバックスコーヒー、バーガーキング、デニーズ、サブウェイ、イケア等が、食品メーカーでは、ネスレ、ユニリーバ、ペプシコ、ケロッグ等が、スーパーマーケットでは、ウォルマート、コストコ等が、ホテルでは、ディズニー、マリオット、ヒルトン等が宣言しており、現在、300社以上がケージフリー化の宣言をしている。この中では、全米で年間88億個を扱うウォルマート、同様に年間20億個を扱うマクドナルドが宣言したところが大きい。また、日本の支店においても、同様にケージフリー化をすると明確に宣言した企業を、その期限と共に日本の国旗で示しており、スターバックスコーヒーは2020年まで、ネスレ、マリオット、ヒルトンは2025年までにケージフリー卵のみを扱うとしている。

年に全米で6％程度であったケージフリーを、わずか10年間で50％に急増する必要があると試算され、実際、2015年からケージフリーで飼養される採卵鶏の割合は急増し、2019年には20％を超え、2024年にはついに40％を超えるまでになった。2019年の日本のケージフリーの割合が6％程度であることを考えると、驚くべき変化と言える。現在、これと同様の宣言をした企業は、300社以上に増加しているが、重要なことは、その多くが大手グローバル企業ということである（図5）。つまり、アメリカのみでなく各社が有している世界中の支店でも同様の取り組みを進めるということが予想できるという

ことであり、実際に、いくつかの企業では、日本を含めた世界中の全支店で2025年までにケージフリー卵に移行すると宣言している。これが、巷で、「2025年問題」と称されてもいる現象である。

　では、なぜ企業は、自社の不利益にもなりかねない動物福祉に積極的に取り組んでいるのだろうか？　この背景には、投資が関係していると考えられており、事実、総資産200兆円を越える18の機関投資家は、家畜福祉を投資指標の重要課題とするという投資家宣言を行っている。BBFAW（Business Benchmark on Farm Animal Welfare）は、食品企業の家畜福祉への取り組みを評価し、それらを投資家に示すため、2012年に設立された団体である。BBFAWは、設立以降、世界中の主要なグローバル企業を、動物福祉の観点から1（良）〜6（悪）で評価し、企業ごとのランクを全て公開している。2019年の調査レポートでは、150の企業が評価対象となっており、確かに、図5で示した企業の多くは、上位ランクに入っていることがわかる。この調査レポートによれば、約50％の企業が動物福祉を戦略的チャンスと捉えており、約70％が動物福祉の改善目標を公表しており、約80％がケージやストール等の問題に積極的に関わっているということである。いずれにしても、企業が、様々な環境問題に取り組むことでより多くの投資を受けているように、動物福祉についても投資する上での重要な評価項目となっているということは、注目すべき点である。

　以上のように、アメリカでは、動物保護団体や投資家による推進を背景として、州法により具現化し、また企業の主導によりマーケット依存的に家畜福祉が進んでいる。採卵鶏については、間にエンリッチドケージを挟むことなく、バタリーケージからケージフリーへと一気に、かつ急激に移行している。その一方で、EUとは異なり、補助金などは認められず生産者への負担が増加することが懸念されており、また消費者も割増価格を支払う意向が十分にあるとは言えない状況にある。急激な変化であるが故の混乱の最中にあるとも言えるアメリカにおいて、今後、どのようにステークホルダーが折り合いを見せていくのかは、今後も追跡調査が欠かせない部分である。

1.4　日本の動向

　家畜福祉は、EUでは成熟期、アメリカでは転換期だとすれば、アジアは、転換期とも、その前の黎明期とも言える状況かもしれない。ただ、アジアの中でも、明らかな転換期を迎えているようにも見える国も存在する。本章の冒頭で、家畜福祉は畜産物の輸出入の障壁にもなると述べたが、実際に、EUに輸出をしている国では、EU基準を満たす必要が出てきている。タイでは、動物福祉の包括法が1991年に制定されており、食肉輸出の約80%を占める鶏肉は、EU基準を満たした上で、EUに輸出している。また、韓国では、輸出入とは無関係ながら、大統領令として畜産法を2018年に施行しており、バタリーケージは維持しながらも、1羽が利用できるケージ床面積を現状の約2倍に広めるという法律を制定しており、また、全ての卵に、飼育方式を印字することを義務付けている。では、日本は、どのような状況だろうか？　その現状について、見て行きたい（動物福祉全体の歴史は1章1節を参照）。

　日本における動物福祉の法律としては、環境省が管轄している動物の愛護及び管理に関する法律があるものの、家畜に関する基準は記載されていない。家畜福祉の基準については、行政機関である農林水産省が管轄している「アニマルウェルフェアに関する飼養管理指針」が最も認知度が高く、影響力が大きい。法律ではなく、ガイドラインであり推奨であるため、拘束力は強くはないものの、日本の家畜福祉を考える上では、非常に重要なものと言える。この指針は、公益社団法人・畜産技術協会が長年検討・修正を進めてきたものに基づき、農林水産省が修正を加えて2023年に公表されたばかりのものである。畜種（肉牛・乳牛・豚・採卵鶏・ブロイラー・馬）ごとに分科会が設置され、畜種ごとの指針が作成されている。一般原則では、5つの自由（第1章参照）が明記されており、管理方法についても、畜種ごとに具体的な推奨事項が多岐にわたって記載されている。基本的には、WOAHの世界基準がそうであるように、基本的には今の飼育方法を容認しており、ケージ飼育を否定するものではない。しかし、WOAHの世界基準では正常行動を発

現させるための巣箱や止まり木の設置が推奨されていることが重要な修正点であることを上述したが、WOAHの加盟国である日本の指針においても、それらの資源の設置が「将来的な実施が推奨される事項」として明記されている。このことから、日本の家畜福祉の指針は、世界基準を遵守したものであると言えよう。また、付録として、この指針で推奨されている事項がリスト化されており、生産者は、このチェックリストを基に自身の農場を確認することで、どの項目が満たされておらず、改善が必要なのかが確認できるようになっている。農林水産省は、このような指針を出すのみに留まらず、家畜福祉の普及推進事業、多様なステークホルダーから構成される家畜福祉に関する意見交換会、家畜福祉研究への研究費の支出など、家畜福祉に関する積極的な取り組みが近年いくつも進められている。これらは、全て農林水産省あるいは畜産技術協会ホームページで公開されているので、詳しい内容は参考にされたい。

　日本の生産者については、どうだろうか？　現在のところ、福祉的な飼育システムは多く導入されてはおらず、採卵鶏の場合、バタリーケージが約94％で、最近10年間で大きな変化はないというのが実際である。しかしながら、生産者の家畜福祉への意識は強い。畜種によって認知度は異なるものの、2019年に実施された全国の採卵鶏の生産者アンケートでは（回答数321件）、約70％の生産者が上記の家畜福祉の指針を知っており、日常の飼養管理に指針を活用しているとしていることから、家畜福祉の認知度や興味は、高いことが見て取れる。同アンケートでは、ほぼ全ての生産者が、健康状態の観察を1日1回以上しており、餌・水の十分な供給、最適な温度や新鮮な空気環境の確保などを実施しているなど、飼育システムは、ケージであるものの、家畜の快適性に関わる項目を最適化していることが読み取れる。

　次に、消費者について見てみたい。畜産技術協会が2006年に実施した消費者アンケートによれば、日常で肉・卵を購入している時に重視していることは、鮮度、消費期限、価格、安全安心の順であり、家畜の飼い方を重視している人は、わずか2％に留まった。また、環境省が2011年に実施したアン

ケート調査では、アニマルウェルフェアを知らないと回答した消費者は82.1％にも上り、内容は知らないが名前は聞いたことがあるが12.5％となった。いずれも、やや古い調査報告であるものの、これらのアンケート調査から、日本の消費者の家畜福祉の認知度は低いことがわかる。

　EUとアメリカの動向を経て、日本の消費者の現状を見ると、大きなギャップが存在することが理解できることと思う。しかしながら、経済学的な視点から考えると、日本の消費者のケージフリー卵の需要は数％であり、生産者のケージフリー卵の供給も数％という現状は、日本の需要と供給のバランスが取れていると捉えることもできる。では、この割合が維持されていくのかというと、必ずしもそうとは言えない。今後、この割合を変化させうる要因について、短期的なものと中長期的なものに分類して紹介することとする。

　短期的に見た場合、重要な要因となりうるものとして、認証制度と2025年問題が挙げられる。東京オリンピックでは、Food Visionというものを提案し、動物福祉・安全・環境保全・労働安全の4つの観点から認証された食品を、オリンピック出場選手が滞在する選手村などで提供することとしている。認証は、各協会が行っているJGAP（ジェイギャップ）やGLOBAL G.A.Pなどにより行われるが（GAPはGood Agricultural Practiceで適正な農業の実践の意）、家畜福祉の基準については、前述した農林水産省のガイドラインでもある「アニマルウェルフェアの考え方に対応した飼養管理指針」の付録にあるチェックリストを確認することで行われる。この認証制度は、東京オリンピックが1つの目標となっているものの、その先のことについても検討されており、2018年の自由民主党の提言によれば、東京オリンピック終了後から2030年までに、GAPの認証基準を国際水準にすることが明記されている。すなわち、国際基準であるWOAH基準を満たすように農林水産省の指針を改訂し、その基準により認証を行っていくこととなる。また、これにより、畜産物の輸出入で障壁となりうる家畜福祉の課題を解決し、日本の畜産物を輸出していく狙いが見て取れる。認証制度については、GAPの他に、家畜福祉を基準として認証を行っているものとして、鶏ではJAS（JAS0013：持続

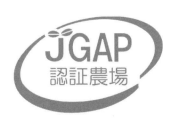
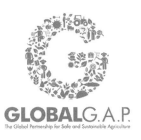
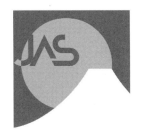
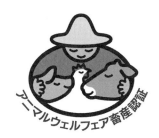

図6　主な認証制度の認証マーク
一般財団法人日本GAP協会のJGAP認証マーク（左上）、GLOBAL G.A.P協議会の認証マーク（右上）、各団体が認証を行う特色JAS（左下）、アニマルウェルフェア畜産協会の認証マーク（右下）。

可能性に配慮した鶏卵・鶏肉）、牛ではアニマルウェルフェア畜産協会などがある（図6）。このような認証制度が発展することで、輸出のみならず、消費者がスーパーなどで目にする機会が増加することが期待されている。

　次に、2025年問題について言及する。アメリカの動向の部分で、2025年問題は、投資戦略を背景として、企業主導でマーケット依存的に進んでいることを紹介した。その多くは、グローバル企業であるため、日本を含め世界中の支店でケージフリー卵に移行することを宣言している企業もある（図5）。BBFAWの投資家向けの評価書の中で、実は、日本の大手企業5社も評価されているが、いずれも6段階評価の最低点となっている。しかしながら、そのうちの1社であるイオンでは、イオンブランドとしてケージフリー卵の販売を開始しており、2022年までに全国の全店舗で販売を行うとしている。イオン以外にも、ケージフリー卵を扱うスーパーは増加しており、その割合

は、2015年は22％であったのに対し、2019年には51％に増加しているという調査報告もある。このように、認証と並んで、マーケット依存的な動きは、日本においても、今後さらに進むことが予想される。

　中長期的な要因として、教育と後述するSDGs（エスディージーズ）を挙げておきたい。EUの動向の中で、EUでは動物福祉の歴史が長いということを述べた。その中で、EUは動物福祉の教育にも力を注いできた歴史もあり、その中長期的な結果が、高い消費者意識へとつながっている。一方、日本では、大学で動物福祉と名の付く講義を開講している大学は少なくないものの、小学校・中学校・高等学校で動物福祉を教育する場面は限定的である。その一方で、日本では、エシカル消費（倫理的消費）という言葉を用いて、消費者教育が行われてきた歴史も存在する。エシカル消費とは、人・社会・地球環境・地域・動物のことを配慮して作られた物を購入したり消費したりすることであり、動物への配慮は家畜福祉のことを具体的に指している。また、エシカル消費は、持続可能な消費によりSDGsを達成しうるものであるとも言える。このような持続可能性の教育は、2017年に文部科学省が公示した小学校・中学校・高等学校の全ての学習指導要領に取り入れられ、持続可能な消費について学習すること、高等学校ではより具体的にエシカル消費についての文言も記載されている。教育の効果は、中長期的な視点が必要であるため、今後の日本における家畜福祉に関する教育の実践や効果を、継続的に把握する必要もあるだろう。

　以上のように、日本の現状と将来について説明した。日本においては、家畜福祉の問題への対応は、不可避であることは異論がないことと思われ、したがって、日本では、現在、黎明期から過度期に突入しているとも言える。一方で、上述したように、それを推進する要因が多くあるのと同様に、阻害要因も少なくない。例えば、消費者の家畜福祉に対する意識は希薄であり、また温暖湿潤で感染症が発生しやすい日本において、衛生面では問題を抱えるケージフリーが適用可能なのかは検討の余地がある。同様に、生卵を食べる食文化がある日本において、サルモネラ食中毒は問題にならないかなど、

調査・研究すべき課題は多い。重要なことは、今後も劇的に変わりうるであろう家畜福祉の世界的な情勢を捉え、なおかつ日本の状況、特に需要と供給のバランスを把握した上で、日本においては、どのような対応が必要なのか？ という点について、生産者・消費者・行政・研究者など様々なステークホルダーとで広く深く議論し、方向性を定め、そして実行していくことであると思われる。

2. 家畜福祉と生産性

　家畜は、元来、肉や卵などの生産のために育種改良が重ねられてきた産業動物であり、生産性を完全に度外視して管理し、畜産業を維持していくことは難しい。その一方で、後述するように、家畜の福祉の向上は、生産性の低下につながりがちである。そのため、家畜の福祉を議論する上で、避けて通れないのが生産性との関係である。

　図7は、経済学的に家畜福祉と生産性（畜産物の価格・価値）との関係性を示したものである。本書では、主に2つの段階について言及したい。1つ目の段階は、点Aから点Bに向かう段階で、家畜福祉と生産性の両方が向上するというものである。畜産業界隈では、「家畜福祉の導入＝生産性の低下」という考えになりがちだが、これは必ずしも正しい理解ではない。例えば、採卵鶏のバタリーケージは、生産期間に家畜の快適な温域を維持したり、あまりに過密な状況を避けたりすることができれば、家畜の福祉レベルは向上し、なおかつ産卵率などの生産性も向上することができるかもしれない。すなわち、既存システムの最適化や精密管理により、家畜福祉と生産性の両方を向上させることのできる段階が存在し、それが点Aから点Bの段階と言える。2つ目の段階は、点Bから点Cに向かう段階で、家畜福祉が向上するものの、生産性は低下し、畜産物の価格（価値）が高くなるというものである。これは、採卵鶏のバタリーケージからエンリッチドケージやケージフリーへの移行を想像すると理解が進むかもしれない。それらの飼育システ

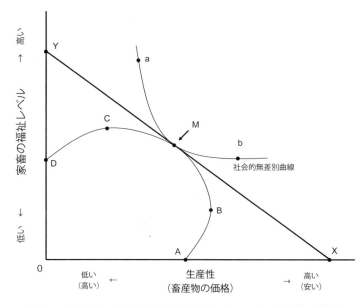

図7　家畜福祉と畜産物の価格の関係性。Bennette（1995）に追記

ムのように、採卵鶏の行動欲求を満たす環境として止まり木や巣箱などを導入することにより、福祉レベルは向上するが、それらの資源の導入コストの他、活動量の増加による飼料効率の低下、単位面積あたりに収容できる羽数（飼育密度）の低下などにより、全体として生産性が低下することは避けられない。適切に管理されたエイビアリーや放牧などのケージフリーが点Cだとすると、その先にある点Dは不適切な管理下のケージフリーと考えることができ、例えば、著しく不衛生、あるいは問題行動が多発しているようなケージフリーでは、福祉レベルも生産性も低下すると考えられる。なお、具体的な数値として、経済学により小売価格を算出した研究において、1パック10個入りの卵の場合、バタリーケージで247円、エンリッチドケージで281円、平飼いで485円、エイビアリーで373円と算出されており、つまり、バタリーケージからケージフリー（平飼いあるいはエイビアリー）にした場合、卵の価格は1.5～2.0倍になると報告されている。

再び、図7に話しを戻し、次に、消費者行動との関係性について言及する。図7の右上に示されている右下がりで、原点に対して凸上の曲線は、社会的無差別曲線（Indifference curve）と呼ばれる、ミクロ経済学の消費者行動の分析で頻繁に用いられる消費者の選好を示したものである。無差別曲線は、等効用線とも呼ばれるように、消費者の満足度（効用）が同じ点を結んだ曲線のことを言い、地形図の等高線をイメージすると理解しやすい。例えば、無差別曲線の点 a は、少ない量ではあるものの福祉的な飼育システムで生産された高付加価値の畜産物を得たときの効用（満足度）であり、点 b は、福祉的でない飼育システムで生産された畜産物だが多くの量を得たときの効用を示し、これらの点 a と点 b は同じ効用を持つということになる。消費者は、限られた所得（予算）の中で、自らの効用を最大化しようとするが、効用が最大化する点は、予算の制約を示す予算制約線、すなわち点 Y と点 X を結ぶ線により決定できる。この無差別曲線と予算制約線の接点 M は、最適消費点と呼ばれ、予算制約の下で効用が最大化される点になる。同時に、点 M は、前半に説明した点 A から D を結ぶ曲線との接点でもあり、この社会における収益を最大化する点でもある。すなわち、点 M は、この社会における純利益を最大にする点であり、家畜の福祉レベルと畜産物の価格のバランスとしては最善点であると考えることができる。

図7は、あくまで一例であり、消費者の選好を示す無差別曲線の形や傾きなどは、当然のことながら国や地域によって変わりうる。今、日本は点 B 付近にいるのかもしれないし、EU は点 M 付近、アメリカはその間くらいにいるのかもしれない。経済学的解析は、その社会における最善点を導き出しうるものであり、その点に向かうための手段や政策を検討する上で重要な情報となる。日本においても、動物福祉の経済学がより進展することで、効果的な政策などが実行されていくことが期待される。

3. 家畜福祉と持続可能な家畜生産

「One World, One Health」や「One World, One Welfare」というキーワードを、WOAH（旧OIE）、FAO（国際連合食糧農業機関）、WHO（世界保健機関）が2008年に提言している。動物の健康、人の健康、地球生態系の保全はつながっており、感染症のリスクの低減は、動物と人と生態系の健康が相まって初めて達成できるという考え方である。コウモリなどの野生動物が保有するコロナウイルス（SARS-CoV-2）がヒトに伝播して新型コロナウイルス感染症（COVID-19）が生じたように、20世紀後半に報告された新興感染症の約6割が人畜共通感染症によるものであるという事実からも、このキーワードは重要であることがわかる。また、人畜共通感染症のみならず、薬剤耐性菌も重要なものである。動物の飼料などには抗菌性物質が含まれており、これは細菌による感染症を予防するために重要である一方で、過剰または不適切な抗菌性物質の使用によって、その薬剤によっても死なない薬剤耐性菌が出現し、それが動物を介してヒトに伝播し感染症が発生する可能性、それが生じた場合、抗菌性物質による治療効果が十分得られない可能性が指摘されている。

2015年には、国連サミットにおいてSDGsが採択された。SDGsとはSustainable Development Goals（持続可能な開発目標）の略で、2016年から2030年までの国際目標のことである。この中で、持続可能な世界を実現するための17のゴール（SDGs）が設定され、各ゴールの中に169のターゲットが定められている（図8）。日本においても、このゴールを達成するための様々な取り組みが精力的に行われているが、持続可能な家畜生産は、いくつかのゴールを達成する上で重要である（例えばゴール3・12・13）。これを受けて、EUでは、2019年にEUの行政執行機関である欧州委員会が掲げた6つの優先課題の中に、気候と環境の課題に取り組む欧州グリーンディール（A European Green Deal）を掲げた。それに基づき、2020年には「Farm to Fork（農

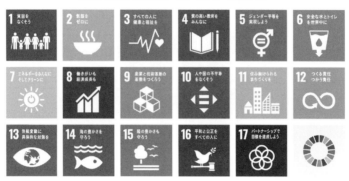

図8　SDGsの17のゴール

①貧困をなくそう、②飢餓をゼロに、③すべての人に健康と福祉を、④質の高い教育をみんなに、⑤ジェンダー平等を実現しよう、⑥安全な水とトイレを世界中に、⑦エネルギーをみんなに そしてクリーンに、⑧働きがいも経済成長も、⑨産業と技術革新の基盤をつくろう、⑩人や国の不平等をなくそう、⑪住み続けられるまちづくりを、⑫つくる責任つかう責任、⑬気候変動に具体的な対策を、⑭海の豊かさを守ろう、⑮陸の豊かさも守ろう、⑯平等と公正をすべての人に、⑰パートナーシップで目標を達成しよう。

場から食卓まで)」戦略を制定し、持続可能な家畜生産システムを目指している。この戦略の中で、2030年までに家畜生産と水産養殖で用いられる抗菌性物質の販売を50%削減することを目標に掲げており、目標達成のためには動物福祉の改善が重要であると位置づけている。もちろん、動物用ワクチンの開発・投与や衛生管理の洗練と併行しながら抗菌性物質を減らすということになると思われるが、いずれにしても、動物福祉の改善とは、動物の状態を改善することであり、それは健康な個体や疾病に強い個体を増やすことにつながり、ひいては抗菌性物質を使用する機会が減少することになる。日本においても、SDGsを受けて、2020年に農林水産省が「みどりの食料システム戦略」を提示しており、持続可能な畜産の中に、動物福祉（アニマルウェルフェア）をキーワードに挙げている。

　以上のように、動物福祉の改善により、抗菌性物質の使用を減らせる可能性があり、それによって薬剤耐性菌のリスクが少ない畜産物が生産されるこ

とは、それを食べる私達人間にとっても安全で安心をもたらすものとなるだろう。また、最近の研究によって、動物福祉の向上により、畜産物に有用成分が蓄積しうることも明らかになりつつある。したがって、このような管理によって生産された畜産物は、人の健康にも大きく貢献するものであり、また、家畜福祉により畜産物の価値を高めることは、ひいては環境の負荷を減らし、持続可能な地球を作っていく上でも重要である。したがって、持続可能な家畜生産を実現する上で、動物福祉は核となるテーマである。持続可能な家畜生産が、衛生的で生産的な集約型の飼育システムなのか、あるいは正常行動を十分に発揮できる開放的なものなのか、はたまたそれらのハイブリッドシステムなのかは、まだ議論が始まったばかりである。いずれにしても、未来に引き渡す「One World, One Welfare」の形、すなわち持続可能な人と動物と地球の関係性とは何なのか？私達1人1人が知り、考え、そして取り組む時代に突入していることは間違いなさそうである。

（新村 毅）

● ── 参考文献

Business Benchmark on Farm Animal Welfare（BBFAW）report 2019（2019）.
畜産学入門（唐澤ら編）．文永堂（2012）．
動物福祉の科学（M.C. Appleby ら編）．緑書房（2017）．
European Commission. Eurobarometer: Attitude of consumers towards the welfare of farmed animals（2005）．
Kato et al. Estimating production costs and retail prices in different poultry housing systems: conventional, enriched cage, aviary, and barn in Japan. *Poultry Science* 101, 102194（2022）．
佐藤衆介．アニマルウェルフェア．東京大学出版会（2005）．

第2節　牛

1．肉牛、乳牛とは

　ウシはオーロックス（*Bos primigenius*）を祖とし、ヨーロッパや西アジアで家畜化された *Bos taurus* とインドや東南アジアで家畜化された *Bos indicus* の2種に分けられる。ただし両種を交雑した雑種は繁殖能力などすべて正常で、両種の交雑によって成立した品種も多い。ウシはその目的別に肉用、乳用、役用などに分けられるが、兼用の場合も多く、産業としての集約化が進むにつれ肉や乳の専用種としての分化が進んでいる。

　日本で肉用とされるウシは、主に「和牛」と呼ばれる4品種（黒毛和種、日本短角種、褐毛和種、無角和種）とそれらの交雑種、乳牛の雄牛および乳牛と肉牛の交雑種がある（図1a）。肉牛では、①母牛に子牛を産ませ、②子牛市場で子牛を売買し、③肥育して出荷する、という生産サイクルが一般的である。品種によって期間は異なるが、黒毛和種であれば、8〜10ヶ月齢に子牛市場で売買され、30ヶ月齢まで肥育されて出荷される。乳用雄であれば2ヶ月齢までの初生牛で売買され、22ヶ月齢で出荷される。出荷まで長い期間がかかるため、肉牛を育てる経営には母牛に子牛を生ませ、育成した子牛を市場で販売する繁殖経営と、子牛を購入して、肥育して出荷する肥育経営に分業している。近年では両方行う一貫経営も増えている。

　日本で乳用とされるウシはほとんどがホルスタイン種である（図1b）。乳牛では、①24ヶ月齢で最初の分娩をして泌乳を開始し、②分娩後60〜90日後までに妊娠して、③分娩後300日まで泌乳したのちに乾乳をして次の分娩に備える、という生産サイクルで、1年に1産することが理想である。2022年

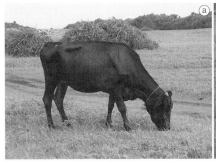 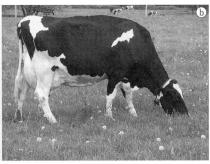

図1　我が国の代表的な肉用種である黒毛和種(a)と乳用種である(b)ホルスタイン種
(a) 黒毛和種：我が国の主要な肉用種であり、筋肉内に脂肪が入り込む"霜降り"の肉を生産する。
(b) ホルスタイン種：我が国の主要な乳用種であり、白黒斑もしくは白茶斑の毛色を示す。体格は大型であり、1頭で年間約10,000kgの生乳を生産する。

の牛群検定記録（家畜改良事業団, 2023）では分娩の間隔の最頻値が355日で、ほぼ1年1産が実現されている。泌乳量は分娩後急上昇して分娩後40日前後でピークに達し、その後緩やかに減少する。乳牛も最終的には群から除籍されるが、2022年の除籍時の平均産次は3.3産であり、およそ9割の牛が5産目までに除籍される。乳牛における福祉では、蹄の管理や暑熱による影響が問題視されるため、その問題点と代替法について以下に概説する。

　近代的な肉牛および乳牛生産では、生産性を高めるためにデンプンなどの消化しやすい炭水化物を多く含んだ穀物飼料を大量に給与していることが福祉的に問題視されている。京都市のと畜場での出荷された肉牛の調査（2011）では、高値で取引される等級の高い食肉において肝疾患や水腫が多くみられ、内臓の廃棄率がやや高かったことが報告され、原因として肥育期の穀物飼料の多給やビタミンAの制限給与などの偏った餌の給与を挙げている。また乳牛では穀物飼料の多給により、蹄病の発生が増え、その程度が重くなり、発症期間が長くなる（Manson & Leaver, 1988）。ウシは私たち人間が消化できない粗剛な植物を餌として成長、繁殖できるように進化した動物である。ルーメンと呼ばれる第一胃に共生する細菌が、人間が消化できないセルロースなどの炭水化物を発酵・分解することで、エネルギーや栄養素を取り

出す。消化しやすい穀物飼料は生産性を高める一方で、ルーメンの中で急激に発酵することでルーメン内の環境を激変させる。その環境の変化はウシの生理代謝機能に様々な影響を与えるが、特にルーメン内が酸性化することで一部の細菌が死に、それに伴って死んだ細菌の細胞壁からエンドトキシンと呼ばれる毒素がルーメン液中に放出される。ルーメン液から体内に吸収されたエンドトキシンは、肝機能の低下や炎症性サイトカインの産生誘導を引き起こし、身体の各所で障害を引き起こす原因の1つになっていると考えられる（元井1998）。また肉牛におけるビタミンAの制限給与は、筋肉内への血管の伸長を促し肉質を向上させる技術であるが、血中のビタミンAが極度に低下することで、失明や筋肉水腫などの瑕疵を引き起こし、福祉的な問題のみならず経済的な損失ももたらす。適切な飼料の設計とともに、ウシの状態をモニタリングして異常を早期に発見し、対応することが必要である。

2．飼育システム

2.1 舎飼い方式

舎飼い方式は放牧方式とは異なり、ウシの生理的特性を尊重し、それに適した環境条件を畜舎内で人為的に作り出す管理方式である。そこでは、悪天候からウシが守られ、安定した飼料給与が可能となる。また給餌、除糞、健康監視作業が効率化されている。その一方で、ウシの行動は制限され、ウシが不快や苦痛を感じたとき、それらの外部刺激から逃れることができない。したがって、そこでのウシの生産性や快適性の高低は管理者の力量に依存する。なお、ウシに舎飼い方式と放牧方式を自由に選択させると、雨天時や気温、湿度が上昇した時に畜舎を選択する（Legrand et al. 2009）。

舎飼い方式には、ウシを繋いで飼育する繋ぎ飼いと放し飼いがある。繋ぎ飼い方式は、パイプなどでウシ1頭分のスペースを区切ったストールと言われる場所に、ロープやチェーンでウシを繋ぎ留める方法である。繋ぎ飼い方式では、ウシの能力や状態に合わせた個体管理を行いやすく、ウシ同士の闘

争・競合が少ないといった利点があるものの、行動が制約されることにより、運動不足に起因する関節炎や睡眠不足になりやすいといった欠点もある。繋ぎ飼い方式は、ウシの繋ぎ方の違いにより、スタンチョンストール、タイストール、タイレールストール（ニューヨーク式タイストール）、コンフォートタイストール、チェーンストール（ケベック式タイストール）に分けられる。さらに、牛舎中央部の通路を挟んで、ウシの頭同士が向き合っているものを対頭式、尻同士が向き合っているものを対尻式という。スタンチョンストールは、古くから使われてきた繋ぎ飼い方式であるが、縦に細長い首かせで、上下に首を振れるものの、ウシの行動のほとんどは制限されており、他の繋ぎ飼い方式と比べ、利点はない。タイストールは、ウシに付けられた首輪をストール左右の支柱からロープで繋ぐ方式である。コンフォートストールでは、ません棒から1本のチェーンでウシの首輪を繋いでいる。しかし、飼槽側に3段のパイプが張り出しており、伏臥姿勢から立位姿勢へ移行する際のウシが頭を突き出すスペースが狭く、スムーズな姿勢移行ができないこともある。タイレールストールは、牛床前方端から飼槽側に35cm張り出した位置にタイレール（ません棒）を配置し、そこから1本のチェーンでウシの首輪を繋いでいる。繋がれてはいるものの、ウシの行動は比較的自由で、ウシは後躯を舐めることもできる。しかし、チェーンが長すぎると隣接するウシからの盗食があり、短すぎると十分な身繕い行動やスムーズな姿勢移行動作ができない他、牛床内に排泄することで清潔なストール環境が維持できないことがある。また近年、ウシの大型化に伴い、大きくなった牛体にタイレールの高さを合わせることができず、摂食時にウシが頸部を強く、長時間、タイレールに押し当てるため、その部分が禿げたり、角質化したり、大きなコブを示すウシが散見される。常に苦痛を与えているとの観点から、頸部の状態が福祉評価の対象になっている。チェーンストールは、タイレールストールのパイプ部分がチェーンになっている他、牛体に合わせて配置するチェーンの高さを調節できる。頸部がチェーンにあたるものの、その接触圧はタイレールより低く、より苦痛が軽減できる。

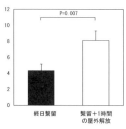 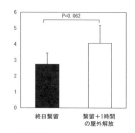 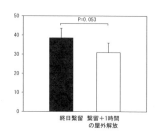

図2　タイレールストール（ニューヨーク式タイストール）で繋留した乾乳牛の免疫機能に及ぼすにおける1時間の屋外解放の影響

(Huricha et al. 2023)

　繋ぎ飼い方式に関して、動物福祉の観点からの批判が年々、高まっている。ノルウェーでは88％、スウェーデンでは75％、カナダでは75％の乳牛が繋ぎ飼いで飼育されている（Robbins et al. 2019）。しかし一部の国では、動物福祉への懸念から繋ぎ飼い牛舎の新築が禁止されるなど、その利用は減少傾向にある。また、カナダでは1日1回、搾乳牛を繋ぎ飼いから解放して運動させることとされている。農林水産省が2023年7月に公表した「乳用牛の飼養管理に関する技術的な指針」でも、繋ぎ飼い方式で飼われている牛は、アニマルウェルフェア上の問題を防止するため、繋がれていない状態で運動が十分にできるようにすることと記載されている。繋ぎ飼い牛に1時間の屋外解放の機会を与えると、ウシの免疫機能が増強されることが明らかとなっている（図2：Huricha et al. 2023）。しかし屋外解放に伴う運動量の増加はエネルギー消費量の増加にもつながり、同水準の飼料給餌では乳量が減少するので（Huricha et al. 2024）、給餌量、もしくは乳価を上げなければ生産性の低下は避けられない。なお運動量の程度は不明であるが、舎飼い牛を屋外で日光浴させるとウシの免疫力が向上する（Radkowska & Herbut, 2014）。

　舎飼いでの放し飼い方式では、休息する場所が1頭ずつ与えられているフリーストールと、そのような設備がないフリーバーンがある。両者とも、乳牛の場合、搾乳する時にミルキングパーラーと呼ばれる施設にウシを追い込み、そこで搾乳される。ウシが休息できる場所をストール（キュービクルと

言う場合もある）と言い、そこにウシを繋ぐことなく、自由（フリー）に出入りできることから、フリーストールと呼ばれる（図3a）。フリーストール牛舎では、ウシの頭数に見合ったストール数が必要となるだけでなく、相互に行き来できる十分な幅のある通路と、ウシが同時に並列して摂食できる給餌スペースが必要となる。ウシが横臥するストールの床材が堅いと前膝や飛節部分が禿げたり、腫れたりする。またストール内の適切な位置にウシを横臥させるブリスケットボードの前後位置やネックレールの高さが不適切だと、ウシがストールに入らないこともある。このような点は、福祉上、改善すべき事項となる。通路はウシが滑らないようにするのが重要で、滑りやすい通路は、福祉評価を下げる。フリーバーンでは、おが屑や完熟戻し堆肥などが敷料として用いられている（図3b）。しかし、水分過多や糞が蓄積され続けるなど、適切な敷料管理ができていない場合、牛体は汚れ、福祉評価を下げる原因となる。したがって、放し飼い方式でのウシの行動は自由であるので、ウシは高福祉状態だと軽々に判断するのではなく、日々変化するウシ個体そのものの状態を、きめ細やかに観察、評価することが重要である。

2.2 放牧方式

放牧とは草地等にウシを放して直接採食利用させる方法である（図3c）。耕作利用のできない傾斜地も利用することができ、土—草—家畜の物質循環を基盤とした草地利用の本来的な姿である。福祉面での放牧の利点としては、①ウシの行動が制約されず「正常行動を発現する自由」が満たされやすい、②蹄の正常な状態が保たれやすい、③粗飼料を競合が少ない状態で自由に摂食できる、④適度な運動により繁殖性が改善される、などが挙げられる。一方、福祉面での放牧の欠点として、①飼料の摂取量などのきめ細やかな個体管理を行うことが難しい、②放牧地の石などによるケガや、アブなどの吸血昆虫によるストレス、ダニが媒介するような放牧地特有の病気がある、③直射日光や風雨の影響を受けやすい、④管理者との関わりが少なくなりがちで、管理に対して恐れを抱きやすくなる、などが挙げられる。放牧地

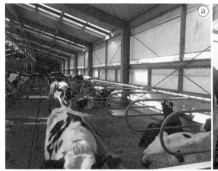
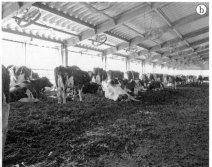
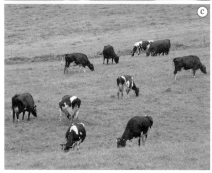

図3 畜舎内外における放し飼い方式
(a) フリーストール牛舎
(b) フリーバーン牛舎
(c) 放牧方式

には、改良した牧草を播種して造成した人工草地や、在来の草を利用した野草地、林を利用した混牧林、田畑としての利用を止めた耕作放棄地など、植生や面積などに様々な特徴がある。また、管理方法にも、放牧地の全面積を一度に利用する粗放的な定置放牧や、小区画に区切って順次回らせて放牧する集約的な輪換放牧、ウシを移動しながら点在する放牧地を利用する移動放牧など、様々な種類がある。そのため、以上に挙げたウェルフェアに対する利点や欠点が一概に現れるわけではなく、それぞれの放牧形態の中で検討する必要がある。例えば耕作放棄地放牧のように、立木などのこすりつけられるような物体が無い場合には、身繕い行動の1つであるこすりつけ行動は発現せず、舐めや掻きなどの他の身繕い行動でも代替されない (Kohari et al. 2007) ことから、放牧においても正常な行動が制限される場合がある。

3. AWの視点で問題視されていること

　世界動物保健機構（WOAH）では、陸生動物健康規約（Terrestrial Animal Health Code）の中で動物福祉についての章を設けている。その中で肉牛の生産システムについては2012年に、乳牛については2015年に、それぞれ規約を採択している。それらに基づいて、我が国においても畜産技術協会を中心に「アニマルウェルフェアの考え方に対応した家畜の飼養管理指針」が取りまとめられ、肉牛および乳牛について指針が示されてきた。2023年7月には農林水産省から畜産局長通知で「国際獣疫事務局の陸生動物衛生規約におけるアニマルウェルフェアの国際基準を踏まえた家畜の飼養管理の推進について」が発出され、同時に肉牛および乳牛それぞれについて飼養管理に関する技術的な指針が示された。

3.1　除角
　農林水産省の指針では、肉牛および乳牛ともに除角は「角が未発達な時期である遅くとも生後2か月以内」に行うこととし、角が発達した後には、「常に獣医師による麻酔薬の投与の下で行う」ことが推奨されている。肉牛では、家畜市場での見栄えを重視し、若齢での除角を行わない繁殖農家も多い。一方、乳牛では多くの生産者が若齢時に除角する。除角の利点は、管理者への危険性を未然に防ぐ、群飼時における敵対行動発生時の他個体への損傷を防ぐ、畜舎設備の破損を防ぐなどの理由があげられる。オーストラリアの事例では、角による打撲傷はオーストラリアの食肉産業に年間3000万ドルの損害を与えていると言われている（CSIRO、2014）。角の鋭端部分を切り取る試みもあるが、この手技は除角とは言えず、同居している他のウシや管理者に危険を及ぼす可能性は排除されない。除角は、角が未発達の時期である生後2ヶ月以内に実施するのが望ましい。一般的に行われる除角方法は、デホーナーと呼ばれる除角器を角芽に当てて焼烙する方法（生後1ヶ月以内）

と、切断型の除角器、もしくは線鋸で角を切断後、デホーナーで止血する方法（生後1ヶ月から2ヶ月以内）に分けられる。成牛の除角も一部、認められるが、保定作業、除角作業に多大な労力がかかるだけでなく、除角されるウシの肉体的、精神的苦痛程度も大きいことから、避けるべきである。いずれの方法を採用するにしても、除角されるウシの苦痛を軽減するために、局所麻酔下で行われるべきである。さらに、除角された子牛の苦痛は3週間続くと言われており（Adcock & Tucker, 2020）、除角された後に経皮吸収型鎮痛消炎剤を塗布された子牛は非塗布子牛よりも増体が良く（Faulkner & Weary, 2000）、苦痛の軽減は福祉上の解決だけでなく、生産性の向上にも十分寄与する。近年、ウシにおける無角が対立遺伝子における顕性であることに着目し、除角を伴わない無角牛選抜の研究が進んでいる。

3.2　去勢

　農林水産省の指針では、肉牛の去勢について「生後3か月以内に行うこと」とし、それを超える場合には「なるべく早期に行う」ことが推奨されている。また、3ヶ月齢以降に行う場合には、「麻酔や鎮静について獣医師の指導を求め、必要と判断された場合、獣医師による麻酔薬や鎮痛剤の投与の下で行う」ことが推奨されている。わが国では食用に供する雄牛については去勢することが一般的である。去勢により肉質が向上するとともに、群れで飼った時に牛同士の闘争が抑えられ、ケガの発生が減り発育が向上する。また、管理者に対しても粗暴な反応が抑えられ、取り扱いの際の安全性が改善される。

　去勢は3ヶ月齢までに実施することが推奨されている。実施にあたっては、ウシに過度のストレスがかからないように離乳等のストレスを伴う他の処置と同じ時期にならないようにすることが望ましい。去勢の方法には陰嚢切開によって睾丸を切除する観血法、去勢器で精索を挟み潰すことで睾丸への血流を断って睾丸を委縮させる挫滅法、ゴムリングで精索を圧迫することで睾丸への血流を断って睾丸を委縮させるゴムリング法などがある。獣医師

等の指導の下、必要に応じて麻酔薬や鎮痛剤等を用いることが望ましい。いずれの方法でも処置後の感染症を予防する必要があり、患部を清潔に保つようにするとともに化膿等がみられる場合には速やかに治療を行う必要がある。

3.3　断尾

ウシにとって尻尾は、その位置や動きで自身の感情を他個体に伝えたり、アブやサシバエと言った刺咬性昆虫を追い払う重要な機能を有している。しかし、刺咬性昆虫の飛来時に、断尾牛は尻尾を振って飛来昆虫を追い払うことができず、食草行動および休息行動を安定的に実行できない（敖日格楽ら、2003）。生産現場ではウシの尻尾が牛床やバーンクリーナーに落ちた糞尿と触れ、糞尿で汚れた尻尾をウシが振ることで牛体や牛舎を汚す、放し飼い牛舎では他の個体に踏まれる、垂れた尻尾が搾乳作業時に邪魔になるとの理由から尻尾を切る事例がある。断尾方法は去勢と同様にゴムリングを用いる方法が一般的で、尾の3分の2が切除される。しかし、生産者が望んでいるような明瞭な効果は科学的に確認されておらず、福祉上の大きな懸念となっている。断尾牛は刺咬性飛来昆虫が追い払えない等、肉体的苦痛、精神的苦痛が持続するため、多くの国、地域では、断尾を法律で禁止している。農林水産省の指針でも、乳牛でも肉牛でも断尾を行わないことが推奨されている。汚れた尻尾による糞尿のまき散らし、牛体の汚れを軽減する方法として、尾房の毛をトリミングする方法が提案されている。

3.4　跛行

跛行とは、運動器系障害の痛みが原因となり、正常な立位姿勢や歩行ができなくなる状態を総称して言う。跛行の発生理由は、伸びすぎた蹄（図4）、蹄や趾間の損傷であるが、他にも湿った不衛生な牛床、あるいは牛体にとって堅すぎる牛床、飼料の質、遺伝など、多様である。乳牛、肉牛問わず跛行は発生し、放牧地でも発生する。跛行はウシに苦痛と不快感を長期的に与え

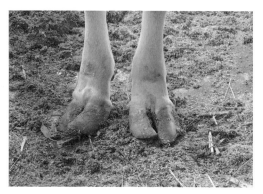

図4　削蹄が必要な蹄の状態
蹄の左右が交差していることが確認できる。

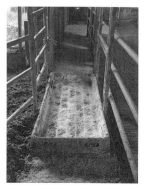

図5　薬浴槽
放し飼い牛舎では、搾乳後に必ず通る通路に写真のような薬浴槽（写真の事例は消石灰）を配置し、蹄病予防に努めることができる。

るため、重要な福祉上の課題である。乳牛において、繋ぎ飼い方式では、敷料の少なさ、牛床の湿潤さ、牛床長の短さが、放し飼い方式では牛舎床面の湿潤さが、跛行を引き起こす蹄病疾患につながることが示されている（北崎、2008）。跛行が発生すると、摂食、休息行動が乱れ、結果として生産性にも影響を及ぼす。乳牛では跛行の程度を示す跛行スコアと乳量との負の相関が示されている（Juaresら、2003）。跛行予防のためには、滑りにくい通路、柔らかい牛床資材の利用、清潔な牛床環境の維持、運動の機会を与える、放牧地の小石を取り除くなどが求められる。また普段から、ウシの趾蹄を定期的にチェックし、削蹄、消毒することが重要である。削蹄では、内蹄と外蹄の背壁の長さを7.5cm、蹄尖の角度を50°〜52°にそろえることが目安となっている。放し飼い牛舎では、搾乳後に薬浴槽を通過させることで、蹄病予防に努めている事例もある（図5）。

3.5　母子分離および離乳

母子分離は母牛にとっても子牛にとってもストレスとなるため、過剰なス

トレスがかからないように計画的に実施することが必要である。除角や去勢などの外科的措置や長距離の移動のようなストレスを伴う他の処置と同じ時期にならないようにすることが望ましい。母子分離した子牛はしばらく母牛の鳴き声が聞こえない場所に隔離するなどして、スムーズに分離できるように配慮する。

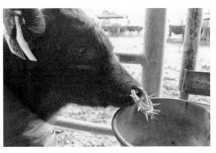

図6　省力的な2段階離乳を可能にする鼻環の装着
トゲのついた鼻環を子牛に装着することで、哺乳しようとするとトゲが母牛の乳房に当たり母牛が授乳を嫌がり、子牛と母牛を分離することなく離乳だけを行うことができる。

　離乳は液状の乳などから固形の草などへの飼料の切り替えであり、反芻機能が十分に発達してから行う必要がある。出生直後は子牛のルーメンは未発達なので哺乳期間中は小腸から吸収される液状飼料中の糖が主要なエネルギー源となる。哺乳子牛には哺乳期間中から少しずつ固形飼料を摂取させることで、ルーメンに化学的、物理的刺激を与え、固形飼料への切り替えに向けてルーメンを形態的、機能的に発達させる必要がある。

　乳牛の場合には出生後、早い時期に母から分離され、代用乳などを一定期間人工的に哺乳した後に、草などの固形飼料へ移行する早期分離・人工哺乳の飼い方が一般的である。一方、肉牛の場合には、母子分離と離乳の方式が多様化している。最も一般的と思われるのは、一定期間母子同居をして母牛から哺乳した後に、母子分離と離乳を同時に行う方法である。現在では子牛が生後1ヶ月から4ヶ月齢未満で行う農場が多い。母子分離と離乳が同時になることはそれぞれを単独で行う場合よりも、子牛にとってより強いストレスとなる。そのため、哺乳を妨げるような鼻輪（図6）などを用いて母牛から哺乳できないようにして離乳をした後に母子分離を行う方法や、フェンス等で哺乳ができる状態で母子分離をした後に離乳を行う方法のように、母子分離と離乳を分けて2段階で行う方法も提案されている。その他にも母牛の繁殖機能の早期回復や、より多くの固形飼料を子牛に食い込ませることをね

らって、乳牛と同じように早期に母子分離して人工哺乳を行う経営もある。その一方で東山ら（2017）は粗飼料多給下では7.5ヶ月齢まで母子分離・離乳を伸ばした子牛の方が、3ヶ月齢で母子分離・離乳した子牛よりも横臥姿勢などの安寧を示す行動が多く、発育成績も向上することを明らかにしている。いずれの方法でも離乳時には十分なルーメンの発達をしていることが必要であり、固形飼料を十分量食べられることを確認するとともに、母子分離・離乳後の子牛の行動や削痩などを注意深く観察して対処する必要がある。

また、母子分離と離乳は社会環境の変化を伴う場合が多い。母子分離を先に行う乳牛でも離乳を機に群管理に移行する場合も少なくない。離乳後に群管理に移す場合には同程度の体格の子牛と一緒にすることが望ましい。

3.6 熱環境と換気

ウシも含め、動物の体温は体内での産熱と体外への放熱のバランスで成り立っており、体内での代謝などの生命活動を維持するために体温を常に一定に保とうとする働き（恒常性）がある。産熱は代謝や疾患、運動などの生化学的なプロセスで行われ、放熱は伝導、対流、放射および蒸散の物理的なプロセスで行われる。ウシの熱的中性圏は15～18℃とされ、特に乳生産のために多くのエネルギーを代謝する必要がある乳牛では22℃くらいから暑熱の影響がみられるようになる。体温維持には外気温だけでなく、湿度、日射、風速、換気方法、飼養密度等の影響も受ける。特に気温が上がると蒸散による放熱の割合が高くなることから、暑熱の影響を考える際には湿度についても配慮する必要がある。ウシにとって暑すぎる場合には、呼吸数の増加、食欲の減退や繁殖・肥育成績の低下が見られる。ウシをよく観察し、快適性の維持に努める。

暑熱の影響を緩和するには、産熱の抑制と放熱の促進がある。産熱の抑制としては、エネルギー含量の高い飼料を与えることで体内での熱発生量を減らす方法や、夜間の涼しい時間帯に給餌する方法などがあげられる。一方、

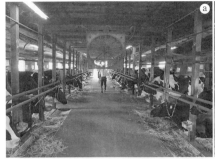
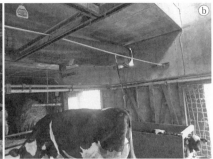
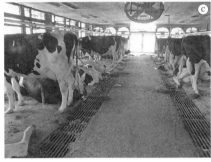

図7　畜舎における様々な換気方法
(a) 送風換気：ファンにより風を送る方法、(b) ダクト換気：畜舎外から空気を取り込み、ビニル製などの送風管（ダクト）を通して、上部から牛に直接空気を吹き付ける方法、(c) トンネル換気：畜舎をトンネルに見立て、送風機を使って畜舎内を陰圧にすることで長軸方向に空気を流す方法

　放熱の促進には、外部の温度を低下させることで牛体からの伝導や放射による放熱を促進する方法や、換気やミスト噴霧により牛体からの蒸散を促進する方法がある。前者はグリーンカーテンや屋根への石灰の塗布によって牛舎内の温度の上昇を抑える方法や、放牧地で庇陰となる樹木や寒冷紗を設置する方法が挙げられる。後者では、大型ファンを用いた送風、ダクトを通じて外気を牛体に吹き付けるダクト換気、大型ファンにより牛舎内を陰圧にすることで外気を取り込むトンネル換気、などの方法によって牛体からの蒸散を促進する（図7）。またダクト換気やトンネル換気では外気の取り込み口に水源などを設けることで、蒸散で冷えた空気を牛舎内に取り入れることもできる。また換気に微細なミスト噴霧を組合わせることで体表面からの蒸散を促進することができる。ただし、ミストが大きいと体表に付着して病原菌繁殖の原因となるので注意する必要がある。
　寒冷に対しては特に新生子牛での対応が必要となる。新生子牛は体積に対

する体表面積の比が大きいため身体から放熱しやすい。そのため、防寒保温用のジャケットの利用や遠赤外線ヒーターの設置、隙間風の防止等の寒冷対策に努める必要がある。

　換気には、上記の暑熱対策だけではなく、牛舎内に新鮮な空気を供給し、舎内で発生したアンモニア、二酸化炭素等の有害物質やほこり、湿気等を舎外に排出する役割もある。牛舎内のアンモニアは、排泄物から発生するもので、その発生量や濃度は、換気方式や排泄物の処理状態によって大きく変化する。換気不良によってアンモニア等の有害物質が牛舎内に滞留することは、ウシや人の気管（呼吸器粘膜）の生理的な異物排泄機能を阻害し、病気に対する抵抗性を著しく低下させる。寒冷な地域の肉牛繁殖農家では、冬期間に寒さを防ぐために牛舎を締め切り、換気が不十分になる場合がみられる。換気が滞ることで、空気中のほこりが滞留するとともにアンモニア濃度の上昇によって生理的な異物排泄機能が低下するため、特に子牛において風邪や肺炎などの呼吸器関係の疾病の原因となる。また、空気中のアンモニアはウシだけでなく、飼養者等の健康にも悪影響を与えるおそれがあるため、舎内で作業を行う人がウシの頭の高さで臭気を不快に感じる状態にならないよう（アンモニア濃度が25ppmを超えないよう）に留意する必要がある。そのため、定期的に扉や窓を開放することで換気するように心がける。

（深澤　充、竹田謙一）

● ── 参考文献

Adcock SJJ, Tucker CB. Conditioned place preference reveals ongoing pain in calves 3 weeks after disbudding. *Scientific Reports* 10, 3849（2020）.

敖日格楽，竹田謙一，松井寛二，久馬忠．放牧牛の身繕い行動，食草行動および休息行動に及ぼす夏季飛来昆虫の影響．日本草地学会誌 49, 158-162（2003）.

Faulkner PM, Weary DM. Reducing pain after dehorning in dairy calves. *Journal of Dairy Science* 83, 2037-2041（2000）.

東山由美，小松篤司，深澤　充．黒毛和種子牛の発育，血液成分および行動に及ぼす哺乳期間の影響．日本畜産学会報 88, 455-462（2017）.

Huricha, Horaguchi K, Shiiba Y, Tanaka S, Takeda K. Effects of one hour daily outdoor access on lying and sleeping postures, and immune traits of tethered cows. *Animal Bioscience* 36,

1143-1149 (2023).

Huricha, Nanbu A, Takemoto M, Takeda K. Effects of one-hour daily outdoor access on milk yield and composition and behaviors of tethered dairy cows. Animal Bioscience. Published online May 7. (2024)

Juarez ST, Robinson PH, DePeters EJ, Price EO. Impact of lameness on behavior and productivity of lactating Holstein cows. *Applied Animal Behaviour Science* 83, 1-14 (2003).

家畜改良事業団. 乳用牛群能力検定成績のまとめ―令和4年度― (2023) [cited 1 June 2024]. Available from URL:https://liaj.lin.gr.jp/wp-content/uploads/2024/03/R04matome.pdf

北崎宏平 乳牛の軽度肢蹄疾患の発生状況と発生に及ぼす畜舎環境因子. 日本獣医師会雑誌 61, 617-620 (2008).

Kohari D, Kosako T, Fukasawa M, Tsukada H. Effect of an environmental enrichment by providing trees as rubbing objects in grassland: Grazing cattle need tree-grooming. *Animal Science Journal* 78, 413-416 (2007).

京都府食肉検査部門. と畜場で見られる牛の疾病と肉質との関連. 京都市衛生環境研究所年報 77, 121-127 (2011).

Manson FJ, Leaver JD. The influence of concentrate amount on locomotion and clinical lameness in dairy cattle. *Animal Science* 47, 185-190 (1988).

元井葭子. 濃厚飼料多給と生体反応. 反芻動物の栄養生理学（佐々木康之監修・小原義昭編），農文協, p393-400. (1998).

Radkowska I, Herbut E. Hematological and biochemical blood parameters in dairy cows depending on the management system. *Animal Science Papers and Reports* 32, 317-325 (2014).

Robbins JA, Roberts C, Weary DM, Franks B, von Keyserlingk MAG. Factors influencing public support for dairy tie stall housing in the U.S.. *PLoS One* 14, e0216544 (2019).

第3節　豚

1．豚の特徴と品種

　ブタは、野生のイノシシ（*Sus scrofa*）を祖とし、ヨーロッパとアジアで、それぞれの系統を基にして家畜化されてきた。家畜化の過程で、アジア系統の家畜ブタの雌がヨーロッパ系統の家畜ブタの雄と交雑されたとの記録もある。ブタは多胎動物であり、一腹あたりの総産子数は約14頭で、その飼育頭数は年々増加している。また、ブタの妊娠期間は約114日で、1年間に2～3回の出産が可能である。

　2019年の時点で、ブタは全世界で約8億5千万頭が飼育されており、国際的に認知されている地域特定品種を含めた566品種中、比較的広く流通している品種は33品種、さらに、日本で飼育されている主要品種は5品種（大ヨークシャー種、中ヨークシャー種、ランドレース種、デュロック種、バークシャー種）である。ラードタイプである中ヨークシャー（飼養頭数は極めて少ない）とミートタイプのバークシャー（小売店では黒豚と呼ばれることもある）は、その品種のみでの飼育・肥育がほとんどであるが、他の3つの品種は交雑され、肥育されることが多い。ランドレース（L）種は体長が長く、後躯の充実と背脂肪が薄く、赤身肉率が高いという特徴を持ち、大ヨークシャー（W）種は、大型で、赤身肉率が高く、環境適応性が高いという特徴を持つ。いずれもベーコンタイプと称され、加工肉として用いられている。このランドレース種の雌と大ヨークシャー種の雄との交雑雌（両品種の雌雄逆のパターンもある）に、肉質に優れて肉歩留まりがよいミートタイプのデュロック種の雄を掛け合わせた三元交雑（LWD）が一般市場に豚肉として多く出回って

いる。

2．繁殖雌豚の飼育と飼育システム

　養豚産業におけるブタの飼育目的は肉生産であり、肥育豚飼育と、肥育豚の素となる子豚を生産する母豚を管理する繁殖雌豚飼育に大別される。

　一般的な養豚産業では、繁殖雌豚はストール（クレート）（図1）と呼ばれる枠場状の施設で飼育されて、そこで人工授精により種付けが行われる。その後、分娩予定1週間前には、授乳母豚による子豚の圧死を防ぐために分娩ストールに移動され、分娩および子豚への授乳を行う（図2）。子豚が離乳した後、繁殖雌豚は再び移動され、妊娠ストールで飼育される。このようなストールシステムで繁殖雌豚（母豚）が利用できるスペースは幅60cm、長さ220cm程度である。したがって、ストール内での姿勢変更は立ち座り、およ

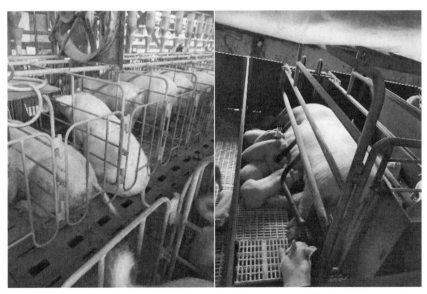

図1　妊娠ストール　　　　図2　分娩ストール

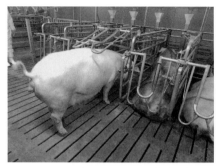

図3　ストール内への出入りが自由な妊娠豚用のフリーアクセスストール

び授乳時の横臥程度しか行うことができず、行動発現の強い制約が指摘されている。例えば、放牧など自然環境に近い飼育環境下では、分娩直前の24時間以内に巣作りすることが知られている（StolbaとWood-Gush, 1989）が、分娩ストール内には、わらや小枝などはないため、巣作り行動が発現できず、その欲求不満状態が異常行動の発現、出生子豚の生存率低下につながっている。さらに、ブタは社会性を有している動物であるが、従来のストールシステムでは個体を隔離することから、社会行動の発現が困難である。そのため、繁殖雌豚のストールシステムは、採卵鶏のバタリーケージ利用と同様に動物福祉問題の最も象徴的な飼育システムとして捉えられている。動物福祉が思想から法律（実行）へと姿を変えているEUでは2013年から、また米国の一部の州では妊娠ストールの使用が禁止されている。我が国の指針では、「繁殖雌豚は、他の豚と同様に社会的な動物であり、群で生活することを好むことから、妊娠した繁殖雌豚や未経産の繁殖雌豚はなるべく群で飼うよう努める。」と示され、将来的な目標として群飼が推奨されている。

　ストールシステムを使わない妊娠豚管理では、図3に示したようなフリーアクセスストールシステムが存在する。このシステムでは、妊娠豚はストールへのアクセスは自由で、比較的広い通路で休息することもできる。また、ストール内部にあるパネルを妊娠豚が進入時に鼻で押し、それにつながるストール扉がテコの原理で閉じるようになっている。つまり、妊娠豚は通路だけでなく同居他個体との接触回避のために、ストール内で休息することや、給餌時の敵対行動を抑えることも可能である。繁殖雌豚の群飼においては、劣位個体は敵対行動を受けやすく、怪我や跛行が生じやすいが、フリーアクセスストール飼育下では劣位個体がストールを逃避場所として利用している

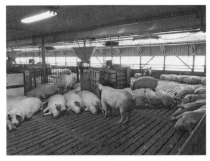

図4　フリーバーン方式による妊娠豚の群飼システム（写真提供：JA北九州ファーム）

ことが報告されている。フリーアクセスストールシステム以外にも、妊娠豚が畜舎の広いエリアを自由に行動でき、耳標に内蔵された個体識別情報によって、数頭が自動給餌機で同時に摂食できる飼育システムも実用化されているが（図4）、個別管理が煩雑になり、群れの個体関係や群れの大きさなどの飼育状況によっては摂食時の敵対行動を軽減できないことが指摘されている。その他にも繁殖雌豚を野外で放牧管理し、設置した小屋で分娩や子豚への授乳を行うシステムの利用をしている国や生産者も存在する。

　一方で、周産期を除く期間、つまり分娩前後のストール使用については、EUでも使用が認められている（2021年現在）。母豚が自由に動くことができるペンでの分娩は、子豚の圧死率が増加することが考えられるからである（分娩ストールでの子豚の死亡率は1割程度であるが、通常のペンでの死亡率は2割程度の報告がある）。しかし、動物が自分の産子を事故的にでも殺してしまうことは進化的にも考えにくいことであり、自然下で野生化した家畜豚は、草や枝を使うことで巣を作り、安全な場所をつくって分娩することから、子豚の圧死はほとんど認められない。そのため現在、分娩ストールを使用しないFree Forrowing Systemの研究が進められている。現在、様々なシステムが開発されているが、そのなかでもPigSAFE（図5）は、分娩場所である巣エリア、飼槽が設置されている採餌エリア、水場と「すのこ」がある排泄エリアの組み合わせにより、母豚の活動範囲を広げながらも、子豚の死亡率を1割程度に抑えることに成功している。特に巣エリアは、適度な狭さと、母豚の横臥時に子豚を潰すことを防止した傾斜壁（図6）が設置され、巣材としてワラが敷き詰められている。このシステムでは、母豚は自由な活動を保証

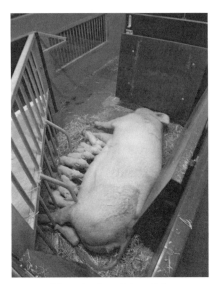 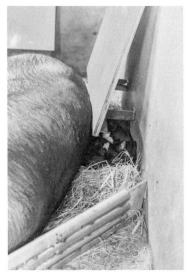

図5　PigSAFE システム
（写真提供：MFarish スコットランド農業大学）

図6　PigSAFE における子豚を守る傾斜壁

されているだけでなく、巣材があるので巣作り行動を発現することができることが確認されている。また、壁に設置された柵により隣の母豚と接触が可能である。さらには、子豚にとっても、母豚の乳房へのアクセスが向上することや、適切なクリープがある環境を経験する機会があることなどもストールに比べて有利な点として考えられる。管理面からも、このシステムは完全なフリーでは無いため子豚の検査を安全に早く行えることや、排泄エリアが巣エリアと分断されているため、巣エリア内が衛生的であることも特徴である。また、採餌エリアに設置されている通路の扉を閉めることによって母豚を子豚から分けて子豚の検査や管理も可能となる。一方で、豚の気質や運動能力も重要であることから、PigSAFE のような分娩ストールを使わない飼育に適した特徴を持った豚の育種改良も始まっている。

　このように現在の EU では、非ストール方式による飼育が進んでいるが、その実態には未だばらつきがあったようである。しかし、前述（2章1節）の「End the Cage Age」の結果からも、今後、非ストール飼育がさらに進む

ものと予想される。一方、日本では分娩および妊娠ストールの使用は法律的にも認められており、生産者数ベースで95％以上が利用している。しかし、WOAHの規約においては、ストール飼育そのものは否定していないものの、その大きさには具体的な規定が盛り込まれており、ストール枠の左右のどちら側にも、トップバーにも、前後にも触れずに自然な姿勢で立ち上がれる、隣接する個体を邪魔することや、ケガさせることなく横臥できる構造であることと示されている。すなわち、WOAH規約をスタンダードとするならば、既存のストールサイズではその規約を順守できないと考えられる。一方で、我が国でも大手食品メーカーにおいて、その系列の養豚現場で段階的に妊娠ストールを廃止していくことを宣言するなどの動きもある。

3．育成豚・肥育豚の管理と飼育システム

肉用として飼育される子豚は、産まれた直後に、断尾、耳刻、犬歯切除、去勢されることが多い（後述）。その後、約21〜28日齢で母豚から離乳され、他の子豚とともに育成豚舎で群飼される。離乳時は、母豚との離別だけでなく、異腹子豚との混群といった社会的ストレスや、豚舎移動、新規な飼育環境、給餌飼料の変化などのストレス要因が多く、免疫力や摂食量も低下し、子豚の状態は大きく変化する。

育成雌豚のうち、発育の程度や体型、歩様、乳頭の数と配列などが良好だった個体が繁殖母豚の候補豚として選抜される。生後90日を過ぎると肥育豚として群飼が続けられ、去勢雄では115kg、雌では120kg以内を目安として出荷される。出荷時に際しては、輸送トラックに異なる生産者、あるいは同じ生産者であっても、異なる豚房の肥育豚が同乗すると、荷台内で敵対行動が多発し、豚体が傷つく。したがって、輸送トラックの荷台は、豚房（生産者）ごとに分乗できる仕切り柵が必要となる。

育成豚の管理システムについては、我が国も含めてコンクリート床とすのこ床で構成されている豚房での飼育が多い。しかし、ブタは鼻で地面を掘り

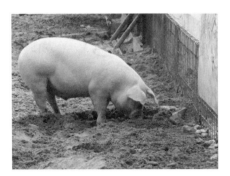

図7　ブタのルーティング行動
鼻先で地面を掘り、土中の根やミミズを探し、摂食する。

返すなどのルーティング行動（図7）への発現欲求が強い。屋内外で繁殖雌豚の行動を比較すると舎飼い時に比べ屋外飼育時には、約18倍のルーティング行動が発現する。さらに、床にわら等の敷料がないと尾かじり行動が発生することが知られている。つまり、尾かじり行動は環境探査行動が発現できないという葛藤、欲求不満状態の行動転嫁として発現する。発現する個体にとって尾かじり行動は、環境探査に対する転嫁行動が発現できるので葛藤状態は解消されるが、尾かじり行動を受容する個体にとっては、肉体の損傷を意味しているので有害である。また家畜生産の視点においても、かじられた部位が化膿するなどの問題も多く、カニバリズムとしても捉えられるため、尾かじりを多発させないように断尾が行われていることがある。断尾は生後2日以内に、尾の2分の1から3分の2を残す位置で専用器具を用いて無麻酔下で行われる。断尾は、前述のように尾かじりによる尾の損傷を防ぐことを目的としているが、断尾をしても尾かじりが発生することもある。EUでは、尾の損傷を示す証拠があり、既知のあらゆる予防措置が成功しなかった場合のみに、断尾が許可されている。飼育密度が高い時に尾かじりが多く発現するとも言われているが、それはわらを床に提供していなかった飼育環境であり、わらを提供した場合には、飼育密度と尾かじりによる尾の損傷程度に関連は認められていない。根本的な対策としては、行動発現欲求の基である環境探査行動を発現させる飼育環境の提供が重要となる。しかし、尾の代替物として囓る対象を設置するだけでは十分ではなく、金属チェーン、ゴム製のおもちゃ、裁断されたわらを提示しても、尾かじりによる尾の損傷は軽減できないことが確認されている。一方で、床にわらを置いただけでも、尾かじりによる尾の深刻な損傷

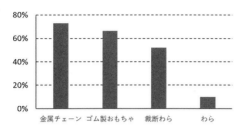

図8 群内で尾を損傷した子豚の割合（Zonderlandら、2004を改変）

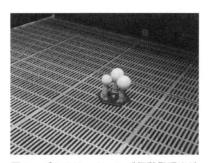

図9 ブタのルーティング行動発現を助長するエンリッチメント装置

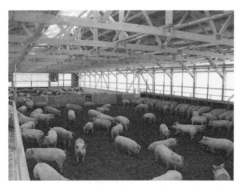

図10 発酵床豚舎における肥育豚の群飼（写真提供：JA北九州ファーム）

は10％以下まで軽減できる（図8）。このように、環境エンリッチメントを試みるとき、直感的な発想による物質の提示では、実施者の意図とは異なる提示刺激の使われ方や効果が生じるので、発現させたい標的行動の機能と発現メカニズムの把握が重要である（植竹と田中 2003）。すなわち、尾かじりを防ぐための断尾は対処療法にしかすぎず、齧る代替物の提示も十分ではなく、環境探査であるルーティング行動を発現できるような資材提供によって、はじめて軽減できるのである。海外では、そのルーティング行動の発現を助長すべく、環境エンリッチメント装置が市販されている（図9）。国内においては、深く敷きつめたおがくずや完熟発酵させた戻し堆肥を利用した発酵床豚舎内で、育成豚や肥育豚を飼育する例も見られる（図10）。

ブタの管理において、断尾以外にも肉体的苦痛を伴う管理手技として去勢がある。去勢には、スカトールに代表される雄

臭が肉に移るのを防ぐことや、去勢されているので雌との混群が可能になる（交尾、妊娠させない）こと、攻撃性の発現を抑える目的などがある。しかし、雄子豚の去勢は、無麻酔による切開で精巣を切り取る外科的手法が一般的であることから、雄子豚に苦痛を与えるだけでなく、外科的去勢による感染症リスクを伴うとされ、去勢を回避する傾向にある。WOAH の規約では、外科的去勢を認めつつも、獣医師の監督下で麻酔し、訓練を受けた者によって適切に実施されなければならないと示されている。しかし、実際の生産農場において、産子数が多いブタを 1 頭 1 頭、麻酔することは、作業量の点から困難とされることから、その代替法として、免疫学的去勢製剤を用いた方法が提案されている。免疫学的去勢製剤投与豚は、外科的去勢豚と比較して一日平均増体量が大きく、背脂肪厚が薄くなり、ロース断面積が拡大することや、雄臭が低減されることが確認されている。我が国の枝肉評価においては、陰茎輪の有無と大きさで雌・雄・去勢の判断をすることから、免疫学的去勢を行った豚においても、雄と判定されることはほとんど無く、去勢豚と同様の扱いとなる。外科的去勢雄豚よりも免疫学的去勢製剤投与雄豚のほうが、枝肉の価値を示す上物率が高くなることや、飼料効率が上がることもあり、製剤購入に要した経費の回収は可能だと思われる。一方で、外科的去勢の回避を進めている欧州でも、豚の去勢法について関心があるという消費者は全体の半数にとどまっており、今後は、フードサプライチェーンとして、免疫学的去勢による雄豚の新たな評価が望まれる。

　犬歯切除も去勢と同様に、ブタに肉体的苦痛を与える手技である。犬歯切除は、子豚の犬歯が授乳母豚の乳房や同居他個体に咬み傷を与えるとの理由から、ニッパーや爪切りなどで犬歯先端部分を切り取るようにして行われる。しかし、技術が未熟だと切歯部分が歯髄に達し、強い痛みと出血を伴うことがあることから、やすりで先端部分を研磨する方法も採用されている。また歯の切除は、慢性的な痛みにつながるとの指摘もある。一方で、犬歯切除が授乳母豚への乳房や同腹子豚への損傷に影響を及ぼさないこと、切除の有無が各種損傷の他、子豚の増体にも影響せず、犬歯切除の必要性は認めら

れないとの結果もある。未熟な技術で、授乳子豚の歯肉をも痛め、授乳、摂食不良になるリスクを考慮すると、犬歯切除の必要性は高くないと考えられる。

また、子豚の耳翼にU字、あるいはV字状の切込みを入れ、切込みの数やその場所で3桁の番号を示し、個体識別のために行わ

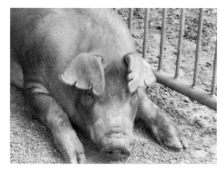

図11　耳翼に耳刻を入れたブタ

れる耳刻も古くから行われてきた管理手技であるが、切込みを入れる箇所も多く、子豚に多大な苦痛を与える（図11）。現在は、プラスチック製の耳標が市販されており、それらを耳翼に装着することが多い。

4．給餌

ブタは吻部の特徴から、下顎で餌を掬いあげながら、上顎とかみ合わせて摂食する。土などの掘ることが可能な地面に対しては、鼻先で探査しながら掘り下げるルーティング行動が見られ、地中の草の根やミミズなどを食べる。このような特徴から、生産農場では固形飼料だけではなく、飼料と水の同時混合給与法としてのウェットフィーディングや、飼料と水をタンク内で混合（水分割合が約70〜80％）させたリキッドフィーディングを用いて、固形飼料よりも効率的で、あるいは、食品製造副産物を活用した資源循環型の給餌が行われている。

肥育豚の管理では増体を促すために不断給餌などの非制限給餌を行うが、繁殖雌豚に対しては繁殖障害等を防止するために制限給餌を行う。しかし、繁殖雌豚も増体速度が速くなる方向に育種されているため、採食欲求が強い形質を有している。そのため、量的な摂食制限は心理的ストレス要因となり、給餌前や給餌後の転嫁行動として柵噛みなど口を使った異常行動発現に

繋がることが指摘されている。このように飼料の量的な制限が動物の福祉上の問題になる場合、飼料の質的な制限を行い量的な制限を避ける試みが行われる。EUでは経産豚と未経産豚に対して、十分な量の粗飼料もしくは繊維質の飼料を与えることを求めている。

5．舎飼い方式と屋外飼育方式

　現在、我が国の養豚産業では衛生管理のしやすさや、温度環境等のコントロールが容易なことから、畜舎を用いた舎飼い方式が一般的である。舎飼い方式では、自然換気、または空調システムによる24時間連続換気によって畜舎内の空調が調節された豚舎内でブタを飼育することが可能となっている。多くの場合、床面の一部がスノコ状になっており、排泄された糞尿が床下ピットに貯留され、掃除のしやすさが長所となっている。一方、前述したブタ本来の特徴であるルーティング行動や巣作り行動が発現しづらいことから、豚舎内であっても、これらの行動発現が保障される環境エンリッチメントに配慮された豚舎が考案、提案されている。

　一方、屋外飼育方式は、豚舎などの飼育施設を多く必要とせず、屋外で安価な設備投資でブタを飼育できることが特徴である。しかし、屋外環境ではコクシジウム症を発症する事例が多く、衛生管理面の課題が多い。また、ブタは汗腺が退化しているため、暑熱環境下において発汗による体温調節ができない。暑熱対策として、庇陰場所や水浴び、泥浴びができる場所を提供する必要がある。日本では、屋外飼育方式を放牧と称することが多い。放牧とは、草食家畜に草本類を直接、採食利用させることと定義されている（日本畜産学会 2001）。ブタは雑食性であるので、草本類の採食も認められるが、ルーティング行動の発現も相まって、放飼場内にある可食草が比較的早く喪失し、実際には表土があらわになった場所に放飼している事例が散見される。また、豚熱の拡大に伴い、屋外飼育方式では、野生イノシシのみならず、ウィルスを媒介する小動物の放飼場内への侵入をも防がなければなら

ず、二重のフェンスが必須となる。このように、従来は比較的、低コストで実施されてきた屋外飼育方式であるが、近年は家畜衛生上の理由から設備投資が必要となりつつある。

6．飼育管理者との心理的な関係

　ブタの福祉における課題は、繁殖雌豚のストール飼育に代表される施設的問題、断尾や去勢などの管理手法における苦痛の軽減に焦点が集まっているが、飼育管理者との良好な関係、すなわち心理的関係も重要である。他の畜種と同様に、1戸あたりの飼養頭数は年々、増加傾向にあり、生産規模が拡大している。また、牛肉消費量が頭打ちになっている今日、豚肉消費量は鶏肉消費と同様に増加傾向にある。さらに、肥育豚2千頭以上を飼育している生産者層は全生産者の25.9％を占めており、大規模経営化が顕著である。その結果として、飼養従事者一人あたりの飼育頭数も多くなり、飼育者とブタとの接点は希薄になりつつあると言っても過言ではない。日常的に優しい取り扱いをしていると、ブタは逃げ回らず、比較的、短時間でブタと接触できる。ブタ一頭一頭のきめ細やかな管理には多大な労力を要し、無意識のうちに粗暴な取り扱いをする場合もある。しかし、Hemsworthら（1986）が示すように、ブタの優しい取り扱いは、繁殖雌豚の受胎率を上昇させ雄豚の春機発動までの日数を早め、家畜生産上の利点もある。施設整備や外科的処置への配慮のみならず、普段の取り扱いもブタの福祉を向上させる重要な要素であることも忘れてはならない。

（竹田謙一、伊藤秀一）

●──参考文献
Chikusan 畜産技術協会. 豚の飼養実態アンケート調査報告書（2015）.
Hemsworth PH, Barnett JL, Hansen C. The influence of handling by humans on the behaviour, reproduction and corticosteroids of male and female pigs. *Applied Animal Behaviour Science* 15, 303-314 (1986).

Hötzel MJ, Filho LCPM, Dalla Costa OA. Behaviour of pre-parturient sows housed in intensive outdoor or indoor systems. *Pesquisa Agropecuária Brasileira* 40, 169-174 (2005).

Stolba A, Wood-Gush DGM. The behaviour of pigs in a semi-natural environment. *Animal Science* 48, 419-425 (1989).

植竹勝治，田中智夫．産業動物における環境エンリッチメントとその効果．家畜管理会誌 39, 5-8 (2003).

Zonderland JJ, Fillerup M, Hopster H, Spoolder HAM. Environmental enrichment to prevent tail biting. Proceedings of the 38th International Congress of the ISAE (2004).

Column 新村 毅

乳つき順位

　ブタは、1回の出産で10頭ほどの子ブタを出産する。母ブタの母乳を子ブタが並んで飲んでいる様子は、実に微笑ましく映る。しかし、動物の生存競争が過酷なように、ブタも生まれた時点から兄弟の間で競争が始まっていることがわかっている。通常、ブタの乳頭は7対、計14個あり、前方の乳頭の方が、母乳の出が良い。したがって、子ブタは、なるべく前の方の乳頭につこうとするが、先に生まれた子ブタが早い者勝ちで前の乳頭につくとは限らず、むしろ出生時の体重が大きい個体が、社会的順位の高い個体となりやすく、その結果として、前の乳頭につくことが多い。このような順位を、乳つき順位（Teat order）と言い、イノシシでも見られる習性とされている。この順位は、早い場合には、生後2日以内にその順位が決定し、6日齢では90％以上の個体がいつも同じ1つか2つの乳頭から飲むようになると報告されており、中には3日齢で98％の子ブタの吸乳位置が決定したという報告もある。また、ひとたび確立された乳つき順位はかなり強固なもののようだ。麻布大学の田中智夫博士らは、乳つき順位が確立した後の子ブタを母ブタから一時的に離して1頭ずつ戻して行ったところ、子ブタは全ての乳頭につける状況でも、自分のついていた乳頭にたどり着くことを報告している。どの乳頭からも飲めるのであれば、前方の良く出る乳頭につけば良いように思われるが、順位が確立した後は、仮に前の乳頭が空いていたとしても、改めてその乳頭を巡って争うことはせずに、決まった乳頭から飲む方が確実に母乳を確保でき、結果として生存競争の上では有利に働くのだろうと考察している。

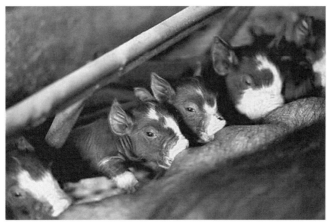

ブタの哺乳（写真：伊藤秀一）。

第4節　鶏

1. 採卵鶏

ニワトリは、東南アジアなどに現生する赤色野鶏（セキショクヤケイ：Gallus gallus：図1）から家畜化されたもので、イヌやネコなどと同様に多種多様な品種が存在し、世界中に少なくとも300以上のニワトリの品種が存在する。商業用の品種は大きく卵生産用か肉生産用に分類でき、前者を特に採卵鶏、後者を肉用鶏（ブロイラー）と呼称する。採卵鶏については、白色の卵の生産では白色レグホーンという品種を、茶褐色の卵の生産ではロードアイランドレッドという品種などを使用することが多く、現在の産卵率は、約90％に到達しており、ほぼ毎日のように産卵するように育種改良が進められてきた（コラム参照）。採卵鶏は、成長段階に応じて、幼雛期（孵化～6週齢）、育雛期（6～20週齢）、成鶏期（産卵期：20～80週齢）に分けることができる。採卵鶏における福祉では、幼雛期でのビークトリミング、成鶏期におけるバタリーケージ飼育、産卵期の後半

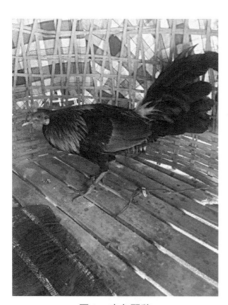

図1　赤色野鶏
ニワトリの祖先種である赤色野鶏は、東南アジアなどに今も現生している。紀元前2,500年頃から長い年月を経て、今のニワトリが家畜化された。

における強制換羽の3つが特に問題視されるため、その問題点と代替法について以下に概説する。

1.1 飼育システム

従来型ケージ（Conventional cage）は、バタリーケージ（Battery cage）とも称されるもので、針金で作られたケージに給餌器と給水ニップルが付いた単純な構造のものである（図2）。20世紀初頭は、放牧が主流な飼養形態であったが、疾病が多発することなどが問題視され、1950〜1960年代に従来型ケージへの大規模な移行が始まった。現在、アジアの大部分の採卵鶏は、このシステムで管理されている。従来型ケージは、砂浴び場へのおが粉の供給がないことで粉塵の問題もなく、全体として空気環境は優れていることから、不快感からの自由については、リスクが低い唯一のシステムと言える（表1；5つの自由については1章2節を参照）。痛み・損傷・疾病の自由については、小グループ管理のため敵対行動や羽毛つつき（他個体の羽毛を引き抜く問題行動）が生じにくい一方で、活動量が低いため骨強度の低下とそれに伴う骨折のリスクは高く、この項目の全体としての評価は中間的／変動的である。生産性については、活動量が制限されるため、産卵効率は極めて高く、卵質も良好であり、糞などで卵が汚れる汚卵のリスクも低く、全体の死亡率も低い。ケージであるがゆえ点検や出荷時の捕獲も容易であり、経済性や農業者福祉（労働負荷）という観点での評価は高い。しかしながら、その一方で、従来型ケージでは、行動は大きく制限される。利用可能な面積が制限されることで、羽ばたきや伸びなどの慰安行動の発現割合は低下する。また、鶏は元来から、砂浴

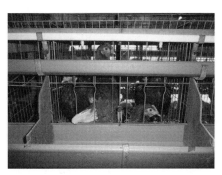

図2　従来型ケージ
針金で作られたケージに、給餌器と給水ニップルが敷設される。1ケージあたり10羽未満の小グループでの管理が一般的であり、日本においては、1ケージあたり2羽の収容が大部分である。

び、産卵前行動、夜間の止まり木止まりなどの行動欲求を強く保持しており（コラム参照）、それらの欲求を満たすための砂浴び場、巣箱、止まり木といった資源がない従来型ケージでは、必然的に欲求不満状態になりうる。例えば、従来型ケージでは、巣箱がないため、産卵前に欲求不満状態を表すGakel-callという発声が多発し、ストレスホルモンであるコルチコステロンが上昇する。また、砂浴び場がないため、砂浴びをすることができず、敷料探査行動（床材を足で掻いて餌などを探査する行動）も発現できないため、爪が伸びすぎ、ケージに引っかかることで爪の破損・足の炎症などにつながるリスクが高くなる。加えて、ケージと接触する部分・機会が多いため、ケージに擦れることで羽毛が摩耗し、皮膚が露出しやすくなる。また、単調な環境であるため、人や目新しい物音に対して強い驚愕反応を取るようになり、時にはパニック状態に陥ることもある。したがって、恐怖と苦悩、正常行動発現という観点からの評価は、リスクが高い唯一のシステムと言える（表1）。

　採卵鶏は、孵化後から出荷まで、この従来型ケージで管理されるため、影響が長期にわたる。そのため、採卵鶏の福祉においては、従来型ケージの批判は特に大きいものとなっている。このような問題から、欧米を中心に従来型ケージを廃止する動きが活発化している（詳細は2章1節を参照）。現在、従来型ケージに代わる様々な飼育システムが考案されており、それらはエンリッチドケージ（図3）とケージフリーに二分され、後者にはエイビアリー（図4）や放牧（図5）などが含まれる。表1に、これらの飼育システムの長短所を、福祉については「5つの自由」の観点から比較し、生産性については産卵性・卵質などについて比較した。以下には、エンリッチドケージとケージフリーの福祉および生産性における長短所について詳説する。

　エンリッチドケージ（Enriched cage：環境を豊かにしたケージの意）は、研究論文ではファーニッシュドケージ（Furnished cage：家具付きケージの意）と称され、日本では福祉ケージと呼ばれることもある。いずれにしても、それらの名前が示す通り、ケージに砂浴び場・巣箱・止まり木を敷設したもの

表1 採卵鶏の飼育システムの長所と短所

指標		ケージ		ケージフリー	
		従来型ケージ	エンリッチドケージ	平飼い/エイビアリー	放牧
動物福祉	① 空腹と渇き（良好な栄養）	□	□	□	□
	② 不快（良好な環境）	□	▨	▨	▨
	③ 痛み・損傷・疾病（良好な環境）	▨	▨	▨	▨
	④ 恐怖と苦悩（正の精神的経験）	■	▨	□	□
	⑤ 正常行動発現（適切な行動）	■	▨	□	□
生産性		□	□	▨	▨
経済性		□	□	▨	■
農業者福祉		□	□	▨	▨

■：リスクが高い（福祉レベルが低い（Bad welfare）／生産性・経済性が低い／農業者福祉のレベルが低い）
▨：リスクが中間的／変動的
□：リスクが低い（福祉レベルが高い（Good welfare）／生産性・経済性が高い／農業者福祉のレベルが高い）

飢え・乾きからの自由については、産卵期間中は不断給餌・給水が一般的であるため、いずれの飼育システムも問題ないと言える。痛み・損傷・疾病からの自由については、多くのシステムが変動的であり、これは、この指標に足の損傷、羽毛つつきなど、各システムにおいて長短所となりうるものが混在しているためである。例えば、従来型ケージは骨折が多くなるものの羽毛つつきが少ない一方で、ケージフリーはその逆の特徴を有するため、両システムとも、痛み・損傷・疾病からの自由については変動的となる。各システムの特徴については、ケージフリーでは、粉塵が多いため不快からの自由についての評価が低く、生産性については、飼料効率の低下が見られることに加えて労働負荷は増加するため、結果として生産性・経済性・農業者福祉のリスクは高くなる。しかしながら、その一方で、正常行動発現の自由については評価が高く、同様に恐怖と苦悩の評価も高い。従来型ケージは、ケージフリーと逆の特徴を有しており、生産性などの指標において高い評価が見られ、粉塵もアンモニアも少ないため、不快感からの自由については、リスクが低い唯一のシステムと言えるが、恐怖と苦悩、正常行動発現の自由のリスクが高い唯一のシステムでもあり、またこれらは改善できないと言える。エンリッチドケージは、ケージとケージフリーの中間評価と言えよう。

で、1羽あたりの面積も大きくしたものを言う（図3）。EUでは、従来型ケージを法的に廃止した2012年時点で、およそ半数がエンリッチドケージへと移行した。エンリッチドケージは、衛生的で生産性も高いというケージの利点を残しつつも、短所である行動の制限を、砂浴び場・巣箱・止まり木の

設置などにより小さくした飼育システムである（表1）。実際、従来型ケージと比較して、慰安行動の発現割合は高く、活動量も増加する。また、砂浴び・産卵前行動・夜間の止まり木止まりなどの行動も発現し、行動は多様化する。それにより、爪の伸びすぎや羽毛状態の悪化などは改善が認められ、管理者への驚愕反応性も低くなる。しかしながら、ケージ面積や砂浴び場などの資源は限られているため、資源が豊富なケージフリー

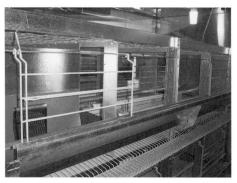

図3　エンリッチドケージ
左側に見える入り口付きの箱のようなものが巣箱である。また、その箱の右側に敷かれている人工芝が砂浴び場であり、奥に設置されているパイプを通って、砂浴び場におが粉（木屑）が自動的に供給される。さらに、その右側にケージを横断するように設置されている白い棒状のものが止まり木である。写真のエンリッチドケージの場合、一般に20羽程度を導入して管理する。

（後述）と比較すると、驚愕反応の低下や正常行動発現の程度は十分とは言えない。空気環境については、砂浴び場へおが粉などを供給する必要があるため、粉塵の増加は避けられず、また、アンモニア濃度も、従来型ケージと比較して高めになる。エンリッチドケージの生産性は高く、改良が進んだエンリッチドケージの産卵成績は従来型ケージと遜色がないものの、巣箱の設置のため汚卵や破卵のリスクはやや増加する。従来型ケージと同様に、管理は容易であり、労働負荷は少ない。全体としての経済コストは、資源の設置や1羽あたりの面積を大きくするため増加する。1個あたりの卵の小売価格は、従来型ケージを10円とした場合、エンリッチドケージは11円に増加すると算出されている。

　ケージフリー（Cage free）は、大きく囲まれた空間に鶏を導入し、その空間を自由に動き回れるようにしたシステムである。鶏舎内の空間のみを利用するシステムを一般にエイビアリーと呼び（図4）、エイビアリーに野外運動場を付けたシステムを放牧と呼ぶ（図5）。

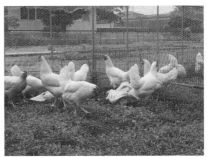

図5 放牧システム
エイビアリーなどの屋内の鶏舎に敷設される形で、野外運動場を設置している場合が多い。

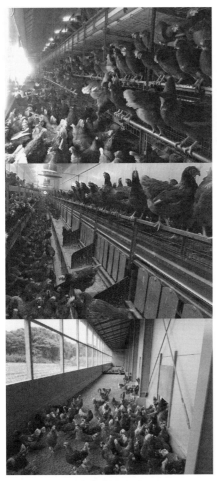

図4 多段式エイビアリー
左側の平地部分は砂浴び場であり、右側の多段式の構造物に、止まり木の他、給餌器や給水器なども設置されており、採卵鶏は左右上下、自由に鶏舎内を移動できる（上写真）。奥側には巣箱が設置されている（中央写真）。エイビアリーには、ウィンターガーデンと呼ばれる比較的小規模で囲われた野外運動上が設置されている場合もあるが（下写真）、EUでは放牧としての認証は受けられない。エイビアリーの大きさにより、1つのエイビアリーに数百から数万羽を導入して管理する。

　エイビアリー（Aviary）は、従来型の単段式のものと、多段式のものがあり、日本で言う平飼いは単段式エイビアリーに相当する。多段式エイビアリーは、単段式エイビアリーの上部の空間をマンションのように効率良く利用し、土地あたりの飼育羽数を増加させたものであり、一般にエイビアリーというと多段式エイビアリーのことを指す（図4）。多段式エイビアリーには、多段式の金網床の構造物があり、各段には給餌器・給水器・止まり木が設置されており、構造物以外の部分に巣箱や敷料床が配置されている（図4）。エイビアリーでは、利用可能面積や敷料床の増加により行動が多様化し、その発現頻度も高い（表1）。それ

により、爪の長さは適切な長さで維持され、羽毛状態も良好で、管理者への驚愕反応も著しく低下する。しかしながら、1つの空間に導入する羽数が多くなるため、羽毛つつきなどの問題行動が生じるリスクは高く、体の損傷が大きくなる。死亡率は、エイビアリーの施設や管理方法の洗練によってケージとの差が縮まってきてはいるものの、未だ全体の死亡率が増加するリスクは高い。物理環境については、敷料床の面積が大きいため粉塵が増加し、糞が敷料中に多く残るため、空気中のアンモニア濃度は必然的に高くなる。生産性については、活動量が増加するため、産卵へのエネルギーが減少し、飼料効率などは低下する傾向にある。また、巣箱以外の場所で産卵することで、汚卵が増加する傾向にある。また、構造が複雑になるため、点検・管理が難しく、労働負荷は高い。1個あたりの卵の小売価格は、従来型ケージを10円とした場合、エイビアリーでは15円、平飼いでは20円と算出されている。

　放牧は、フリーレンジ（Free-range）とも称されるもので、その長短所は、エイビアリーの長短所がより顕著に現れたものと言える。行動は極めて多様になり、健康状態も改善される。しかしながら、エイビアリーと同様に、羽毛つつきなどが頻発する可能性は高く、野外に出るため、感染症のリスクが高くなることに加え、野生動物による捕食というリスクも出現し、結果として死亡率は増加する。産卵率などは、エイビアリーよりもさらに低下し、巣外卵による汚卵も増加する傾向にあり、太陽光の影響により卵殻の退色が認められる場合もある。

　以上の研究報告を基に、各種飼育システムの長短所を表1にまとめた。完全な飼育システムというものは存在せず、いずれの飼育システムにも長短所が存在することから、それらを理解しつつ、様々な動向などを考慮し、飼育システムを採用することが必要と言える。同時に、飼育システムの評価と、短所を改善するような新たな飼育システムの考案も必要とされるだろう。

1.2　ビークトリミング

　ビークトリミング（Beak trimming）とは、羽毛つつき（他個体の羽毛を引き抜く問題行動）などを防止するため、孵化直後の雛の嘴の先端を焼き切るものである。以前は、断嘴（だんし）やデビーク（Debeaking）と呼ばれていたが、より刺激の少ないビークトリミングという呼び方に改められた。

　採卵鶏では、約1年間におよぶ生産期間の中で、他個体の羽毛を探査的に軽くつつくという行動（Gentle feather pecking）が、特に産卵後期において羽毛を嘴で引き抜く羽毛つつき（Severe feather pecking）に発展し、さらに皮膚・肉や肛門を引き抜く共喰い（カニバリズム：Cannibalism）に発展して死に至らしめることがある。この行動は、様々な要因により変化するものの、多数の採卵鶏を1つの広い空間で管理するケージフリーでは多く見られる。詳しいメカニズムは明らかにされていないが、ビークトリミングにより、この問題行動は著しく減少することが様々な研究で共通して示されており、従来から採卵鶏においては、一般的な管理方法として実施されてきた。しかしながら、その一方で、嘴の一部を焼き切るため、必然的に大きな痛みや恐怖を伴うという問題も付随していた。

　1日齢あるいは10日齢でビークトリミングした実験では、より早い施術が嘴の組織に与える影響が少なく、行動に与える影響も少なかったと報告されている。また、孵化時（孵化0日齢）、10日齢あるいは42日齢にビークトリミングした別の報告では、孵化時のビークトリミングでは施術による心拍数の変化はなかったものの、10日齢および42日齢ではビークトリミング後心拍数が急増したとしている。したがって、ビークトリミングを実施する場合は、より早い日齢で実施することが望ましいと考えられる。EUの法律では、これらのことを科学的根拠とし、ビークトリミングを原則禁止とする一方で、羽毛つつきを防止するために実施することを容認しており、その場合は孵化後10日以内に資格保有者が行うこととしている。最近では、嘴の先端を一気に焼き切るという従来の方法ではなく、痛みを和らげるため、紫外線を嘴の先端に照射することで、その部分の組織を徐々に壊死させる技術なども開発

されている。

1.3 換羽方法

　採卵鶏は、成鶏になり産卵を開始すると、急激に産卵率を増加させ、ピークに達した後、ゆるやかに減少し、1年ほど経過すると大きく減少する。本来、鳥類は日長が短くなり秋を感じると、ホルモン分泌が変化することで、休産すると同時に、古い羽毛が新しい羽毛に生え換わる生態になっており、この性質を採卵鶏の管理に応用した技術が換羽である。強制換羽（Forced molting）とは、その大きく減少した産卵率を再び増加させるために、1週間程度の絶食を施して、産卵を停止させ、休産させるという管理方法である。日本では、一般的な方法として広く実施されているものの、空腹と渇きからの自由に相反している管理方法であり、大きなストレスを伴い、また絶食期間中の死亡率が高いことから、絶食を伴う強制換羽は、アメリカ、オーストラリア、カナダなどでは禁止されている。

　従来の絶食を伴う強制換羽法に代わり、最近では飼料中の栄養成分を低下させた餌を給餌することで、餌を食べることはできるが産卵しない状態を作り出し、休産・換羽を誘導する誘導換羽法（Lead molting）が用いられる場合もある。この方法は、絶食を伴う方法と比較して、体重の減少が少なく、攻撃行動や異常行動の頻度が少ないという利点があり、また生理学的にもストレスホルモンであるコルチコステロン濃度の増加が抑制されているということが示されている。

2. 肉用鶏

　肉用鶏（ブロイラー）は、採卵鶏と同様に、赤色野鶏から家畜化されたものであり、特に肉生産用に育種改良が進められてきたものをいう。現在、スーパーマーケットなどで販売されている鶏肉の約98％は、白色コーニッシュと白色プリマスロックという2品種を交配させたF1雑種のものであ

る。この 2 品種の外貌は、採卵鶏の白色レグホーンのように羽毛が白色であり、これは鶏肉がスーパーなどに陳列された際に、万が一、小さな羽毛が付いたままでも白色であれば目立ちにくいため、羽毛が白色の品種が好まれて用いられてきたという経緯がある。肉用鶏の生産においては、産肉量が重要となるため、より体重が増加しやすい品種が育種改良され、また、餌をより多く摂食するために24時間点灯とし、生産効率を向上させるため同じ空間にできるだけ多くの肉用鶏を導入する飼育方法が洗練されてきた。しかしながら、これらのことは、肉用鶏における福祉という観点では、問題を多くはらむこととなっている。以下に、これらの問題点と代替法について概説する。

2.1 スローグローイング

肉用鶏は、遺伝的改良により、成長速度が著しく早く、増体量、すなわち産肉量が急速に増加してきた。現在の肉用鶏は、わずか 7 週間で約 3 kg 近くまで成長し、出荷される。採卵鶏が産卵を開始する成鶏となるまで20週間を要することと比較すると、驚異的な成長速度と言える。しかしながら、成長速度が著しく早いため、突然死症候群（Sudden Death Syndrome）や腹水症（腹膜腔内に体液が蓄積する病気）などにより死亡率が高くなり、また歩行頻度が低下し、伏臥位（座っている姿勢）の状態が多くなることが明らかにされている。これは、足が弱くなる脚弱という症状が増加することにつながり、また床の敷料の質が悪化していた場合、伏臥位姿勢が多くなり床と体が接する時間が長くなることで、床と接している足や胸の部分が炎症を起こす結果となる。これを改善する方法として、逆戻り的な遺伝的改良が進められ、ゆるやかに成長する品種が作出されている。このスローグローイング（Slow growing）と呼称される肉用鶏品種は、成長速度がゆるやかになることで、上述した死亡率や脚弱、皮膚の炎症などの福祉的な問題が少なくなることが報告されているが、EU でもニーズは低いのが現状である。

2.2 飼育密度

肉用鶏の福祉の中では、遺伝的な要素に関連するものとしてスローローイング、環境に関連するものとして飼育密度が中心的な話題となる。ある床面積に導入する鶏の数、すなわち飼育密度を増加することは、生産効率を増加させる上で重要である。しかしながら、適切な密度を超えて、密度が著しく高い過密な状態では、床に肉用鶏が密集して換気が効果的になされず、床付近の温度が上昇することによって、摂食量や成長速度が低下する。また、過密な状態は歩行頻度の低下を招き、それはまた、脚弱などの問題につながることが明らかにされている。

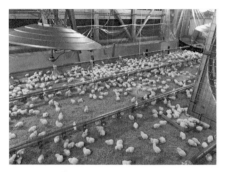

図6　ブロイラーの一般的な飼育方法
全面が敷料床であり、金属製のパイプを通ってその下にある給餌器や給水器に餌・水が供給される。写真は、孵化直後の肉用鶏ヒナの管理状態である。

また、飼育密度は、敷料床や空気環境とも密接に関わっている。ブロイラーは、一般に広い空間に敷料を全面に敷いた平飼いで管理されており（図6）、孵化後すぐに導入され、出荷されるまで同じ場所で管理される。採卵鶏でいうケージフリーに分類される飼育方式であるため、肉用鶏が持っている行動欲求は満たされやすい環境と言える。しかしながら、採卵鶏のケージフリーでは床の一部に敷料が敷かれている一方で、肉用鶏では全面が敷料床であるため、肉用鶏と糞などの排泄物とが分離されず、したがって、敷料の質を維持することは肉用鶏の福祉を考える上では重要となる。過密な状態では、肉用鶏の敷料中の排泄物の堆積量が増加することで、敷料中の水分含量が増加し、アンモニア濃度も増加する。そのような敷料の場合、敷料と接する足や胸が炎症を起こし、足や胸の接触性皮膚炎が増加することがわかっている。

EUでは、肉用鶏の飼育密度は33kg／m^{2}を超えないこととしているが、適切な密度は、品種や環境など様々な要素により変化するため、一概に肉用鶏

の適正密度を示すことは容易ではない。いずれにしても、過密を避け、適切な密度で肉用鶏を管理することは、生産性と福祉の両方を担保できると言える。

2.3　点灯プログラム

体内時計は、あらゆる生物に備わっており、これに従って活動の開始や停止などが制御されている。採卵鶏の場合、昼と夜の明暗を人工的に作り出す14時間点灯：10時間消灯という点灯プログラムが一般的であり、これにより日内リズムが生じ、生殖ホルモンの分泌にも日内リズムが生じることで、朝に産卵が促されるという現象が生じている。この点灯プログラムを24時間点灯したままにすると、それらのリズムが失われ、結果として産卵数などは減少する。一方、肉用鶏の場合、24時間点灯とすることが一般的であり、これにより餌をより多く摂食して産肉成績を向上させることができる。しかしながら、上述したように、過度に成長速度を上昇させることは、福祉上の問題を孕むこととなり、点灯プログラムも例外ではない。この改善策として、24時間点灯ではなく、数時間消灯させ暗期を設ける点灯プログラムがある。このように、照明に明暗のリズムを生じさせることで、肉用鶏の活動にも日内リズムが生じる。また、明暗を設けた点灯プログラムでは、点灯時間が短くなった分、点灯時間に活動が集約されるため、点灯時間中の活動量は増加することになる。興味深いことに、この比較的短い時間中の活動量の増加は、脚弱などの福祉的な問題を改善することが明らかにされている。

2.4　環境エンリッチメント

環境エンリッチメント（Environmental Enrichment）とは、その名の通り環境を豊かにすることであり、それにより種特異的な行動欲求の充足を図り、動物福祉を向上させるプロセスのことを言う。肉用鶏は、採卵鶏とは異なり、一般的に平飼いで管理されている場合がほとんどであるが、ついばみといった行動欲求が比較的高いことは同様である。そのついばみ欲求を満たすた

め、床に敷料を導入することに加えて、乾草などの操作性の高い環境エンリッチメントを導入することが、EUを中心に推奨されている。それ以外にも、止まり木や多段式床のような休息場所や野外運動場の敷設などの環境エンリッチメントも見られ、これらは行動欲求の充足以外にも、活動量の増加による脚弱の改善や皮膚の炎症の抑制といった健康状態の改善が認められている。

（新村　毅）

●——参考文献

Kato et al. Estimating production costs and retail prices in different poultry housing systems: conventional, enriched cage, aviary, and barn in Japan. *Poultry Science* 101, 102194 (2022).

ニワトリの科学．（古瀬充宏編）．朝倉書店（2014）．

農業技術大系（第1巻 畜産基本編 アニマルウェルフェア）．農林漁村文化協会（2012）．

新村毅，植竹勝治，田中智夫．産卵鶏の飼育システム：福祉と生産性．*Animal Behaviour and Management* 45, 109-123（2009）．

新村毅．養鶏場のアニマルウェルフェアと生産性．臨床獣医（2020）．

Column | 新村 毅

ニワトリはなぜ朝に鳴くのか？

　ニワトリが朝に「コケコッコー」と鳴くことは、世界中の誰もが知っている生命現象の1つである。古くは、数千年前に栄えたインダス文明の時代に、コケコッコーが目覚まし代わりに使われていたとされている。しかし、驚くべきことに、なぜニワトリは朝に鳴くのか？　ということは、これまで誰も研究していなかった。すなわち、太陽が昇って外が明るくなることで鳴き始めるのか、あるいはニワトリ自身の体の中にある体内時計によって朝を知るのかは、長らく謎に包まれたままであった。この謎を明らかにした研究では、まず、12時間点灯させ、残り12時間を消灯させた明暗条件におけるコケコッコーのリズムを調べ、その結果、点灯の2時間ほど前から「予知的」に鳴き始めることがわかった。この予知は、朝のコケコッコーが体内時計によって制御されていることを示している。このような4羽のニワトリのコケコッコーを観察する日が続いたある日、ある個体が毎日最初に鳴き始めることに、ふと気がついた。詳しく調べてみると、必ず社会的順位が最も高い個体が最初に鳴き、その後も強いニワトリから順番に鳴いているということがわかった。また、ニワトリ達はそれぞれの体内時計によって別々の時間に目覚めるため、下位の個体が上位の個体よりも早起きすることもある。しかし、下位個体は早起きしたときでも、自分の鳴く順番が回ってくるまで辛抱強く待っているということもわかった。つまり、ニワトリの社会は厳しい縦社会であり、朝を告げる際にも社会的順位が色濃く反映されていることが明らかになったのである。これらの一連の研究を通じて、ニワトリが朝にコケコッコーと鳴くタイミングは体内時計と社会的順位によって決定されていることが明らかになったのである。

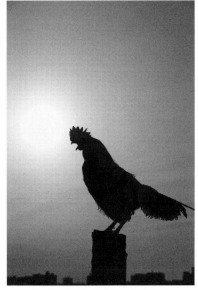

ニワトリが体内時計と社会的順位に応じて朝に鳴いている様子。

第 5 節 　馬

はじめに

　ウマ（Equus caballus）は奇蹄目、ウマ科、ウマ属に分類される。家畜化されて以降数千年、人と共生してきた。その用途は、乗用だけでなく、競技用（馬術、競馬など）、食用（肉、乳など）、役用（運搬など）など多岐にわたり、また、品種の数は200を超える。日本の場合、飼育頭数は約7万5000頭でその半数以上は競走馬やその繁殖・育成用に飼われている（馬関係資料令和2年4月版より）。

　飼育下では、ウマは人間に世話され、人間が提供する環境の中で生活している。すなわち、ウマのウェルフェアは、人間の世話や飼育施設の影響を受ける。次に5つの自由の側面から、ウマのウェルフェアに影響を与える要因や動物ベースの指標、ウマのウェルフェアを管理する方法について解説する。

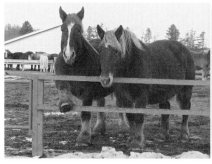

図1　ブルトン種

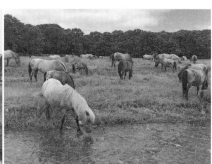

図2　北海道和種

1. 餌と水

　この側面では、養分要求量に応じた飼料と必要量の水をウマが摂取できているかどうかによって、ウマのウェルフェアレベルは変わってくる。

　動物ベースの指標としては、栄養面ではボディーコンディションを評価する方法（ボディコンディションスコア）が一般的に用いられている。ウマの体の脂肪や肉のつき具合を、痩せているものから太っているものまで、段階をつけて評価する。その方法はいくつか存在するが、日本ではHenneke et al. 1983のものが良く参照されている。

　水については、飲水試験による評価方法が提案されている。水が入ったバケツを置き、ウマの飲水量を確認する。必要量の水を摂取できていない場合や脱水状態にある場合、飲水量が増えるという想定である。

　また、この側面では施設・管理ベースでの指標も重視され、評価に用いられる。養分要求量に応じた飼料と必要量の水を給与すること、給餌・給水施設を整備・清掃すること、給水装置については可動性を定期的に確認すること、などが評価項目に含まれる。

　この側面のウェルフェア管理は、上記の評価指標を用いながら、ウマが必要な時に餌と水を摂取できるように管理することである。

1.1　濃厚飼料の多給

　ウマを競技用などで飼育する場合、その用途に伴うエネルギー消費をまかなうため、濃厚飼料が多く給与される。しかし、濃厚飼料に含まれるデンプンなどの成分が後腸に大量に流入し、急速に発酵することは、疝痛などの消化器系の病気や蹄葉炎を引き起こす原因にもなる。また、濃厚飼料の多給は肥満の原因にもなり、肥満とそれに関連する病気は近年、ウマのウェルフェアの課題として認識されている。

　なお、ウマは草食動物であり、後腸発酵により植物の繊維成分をエネル

ギー源として利用できる。運動などエネルギーを多く消費する活動をしない限り、粗飼料のみの給与でもウマは必要なエネルギーを得ることができる。

2. 物理環境

　この側面では、ウマの外部環境にある空気、光、音、温度、湿度、床や飼育施設などの非生物的要因がウマの快・不快に影響を与えること、またこれら要因がウマのストレス刺激となり、ウマが適応できないあるいは要因を制御できないことにより慢性的ストレス状態に陥るかどうかによって、ウマのウェルフェアレベルは変わってくる。

　動物ベースの指標は、各要因に起因するウマの身体的指標（体の汚れ、傷など）やストレス反応があり、要因によって異なる。

　この側面のウェルフェア管理は、一般的には、換気や空調、掃除などの作業により、温・湿度や空気中の粉塵、有毒ガス、床の汚れを管理すること、照度や騒音を制御すること、また、これらを制御、調節する機器や施設を提供すること、である。

2.1 暑熱と寒冷

　ウマは恒温動物であり、体温を一定範囲に保つ性質を持つ。体温がその範囲から逸脱すると生命活動を営めなくなるため、外気温の変化などに対応して、体温を調節する。外気温がある温度より上昇すると、呼吸数の増加や発汗が観察され、ある温度より下降すると、震えが見られるようになる。これらの温度の閾値は外部環境の風速、湿度、降雨、放射熱によって変化し、品種や順化、年齢や体調によっても異なり、前者は20℃～30℃、後者は－15℃～10℃の間 にあると提案されている。そのため、これらの温度を目安としつつ、暑熱や寒冷に対するウマの反応を良く観察することがウマのウェルフェア管理となる。

　特に放牧など野外でウマを飼育する場合は、厳しい気象条件の影響を緩和

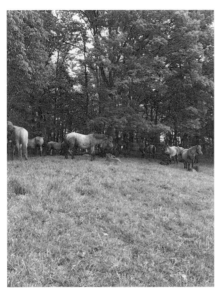

図3　放牧地と林

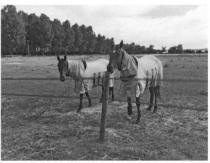

図4　さく癖

するための空間(シェルターなど)を設け(図3)、また、馬服を着せたり(図4)、気候に順応させる期間を取るなどし、ウマの体温調節を機能させるようにすることが、ウマのウェルフェア管理となる。

2.2　敷料

ウマを馬房(図5)で飼育する場合、床に敷材を敷く。これはウマの排泄物を吸収し、床を乾いた状態に保つ機能があるほか、クッション性により、ウマの足を保護し、すべって転ぶことを防ぐ機能がある。一方、わらなどの敷料はウマが口にするので、有害な物質

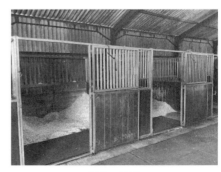

図5　馬房

が混入しないようにする。また、糞尿により汚れた場合、アンモニアガスの発生源となり、粉塵やカビなどによる呼吸器系の疾患の原因にもなるので、掃除と換気を行うことがウマのウェルフェア管理となる。なお、わらは他の敷料（おがくずなど）と比べウマの選択性が高く、横臥休息の時間を増加させることが分かっている。

3. 痛み、怪我、病気

　この側面では、痛み、怪我、病気の有無、その程度によって、ウマのウェルフェアレベルは変わってくる。

　動物ベースの指標として、怪我そのものや病気の症状がある。そのほかに、ウマの姿勢や耳などの動き、表情（例、痛みに伴う顔の表情の変化）、鳴き声、歩様（例、跛行）、維持行動や社会行動の変化（例、休息行動の増加や減少）などの外見的指標もある。しかし、これらのウマの反応は1症状に特異的なものとそうでないものがある。

　この側面のウェルフェア管理は、ウマの状態の観察、適切な管理による予防と迅速な診断及び治療である。とくに、蹄はウマにとって重要な部位であり、日頃からその状態を良く観察し、清潔で良好な状態に保ち、必要があれば削蹄を行う。競技や使役に用いる場合には、装蹄などにより蹄を保護、管理することも行われる。また、ウマの腹痛である疝痛 は、その主要な死因ともなっている。そのため、ウマのウェルフェアだけでなく健康の管理において大きな懸念材料である。疝痛は様々な種類の病気によって引き起こされるが、胃腸の病気が関係していたり、餌や水が原因であったりする。

4. 恐怖

　この側面では、他のウマやヒトとの関係により生じる社会的軋轢や恐怖の程度によって、ウマのウェルフェアレベルは変わってくる。

動物ベースの指標としては、他のウマからの攻撃による体の傷、逃避反応（ヒトが近づいた際にどの程度動物が逃げるか調べる方法）などがある。

この側面のウェルフェア管理は、適切な群構成やヒトがウマの恐怖反応を引き起こす原因とならないようにウマに接すること、である。

4.1　個体間の攻撃行動

ウマを群で飼育した場合、個体間の攻撃行動（蹴る、噛むなど）により、怪我を負うことがある。この攻撃行動は、社会的順位が確立していない個体間で生じ、例えば新しい個体をある群に導入した際などに起きる。社会的順位が確立したあとは、怪我が生じるリスクのある攻撃行動はほとんど見られなくなる。

群飼における個体間の攻撃行動に伴う怪我のリスクを避けるため、馬房に1頭ずつウマを収容する飼育方式が採用されることも多い。しかし、ウマは本来社会性を持つ動物であるため、社会的隔離はウマのストレス状態を招く。また、常同行動（5.1参照）の原因にもなる。

4.2　対人反応

動物のヒトへの恐怖反応はヒトとの接触の少なさからくる場合とヒトとの接触経験の内容により形成される場合がある。ウマでは、ヒトとの関わりが多い用途の場合（乗用など）、人への馴致処理が施される。そのため、前者のリスクはほとんどない。後者については、給餌や撫でるなどのヒトから受ける正の接触と、たたくなどのヒトからの負の接触、の経験が影響する。もちろん、負の接触が多くなるほど人への恐怖反応が形成されるリスクは高くなる。なお、用途に伴う負の接触経験（例えば、調教などで鞭や声などの負の強化子を使用すること）はそれを助長する可能性が指摘されている。

5. 正常行動

　この側面では、ウマがある行動の発現を動機付けられた場合に、ウマがその行動を正常な様式で実行し、その機能を果たせるかによって、ウマのウェルフェアレベルは変わってくる。

　以下に動物の行動発現の動機付けと欲求不満について解説したうえで、この側面の動物ベースの指標およびウェルフェア管理について述べる。

　飼育下において動物の行動の発現を動機付けるものとして、ストレス刺激がある。ストレス刺激は上記の1～4に関する管理が不適切な場合、生じると考えられ、その際、ストレス刺激に対処するために必要な行動が動機付けられる。別の動機付けの仕組みもある。生存や繁殖など動物個体にとって重要な役割を果たす行動については、動物内で自発的にその行動を動機付ける仕組みがあるとの仮説である。動物体内の何かしらの要因が行動を動機付けるとされる。ウマでは、摂食行動がその候補として挙げられている。

　このように内的・外的要因によってウマは行動発現を動機付けられる。その行動を実行できない場合、ウマは欲求不満状態に陥る。その際、葛藤行動が発現する。また、欲求不満状態が長期化した場合、異常行動が発達するとされる。

　動物ベースの指標としては、これら葛藤行動や異常行動などがあり、ウマでは、木食い（wood-chewing）や食糞、前掻き、敷料探査行動、さく癖や熊癖などが知られている。

　この側面のウェルフェア管理としては、動機付けられた行動をウマが正常な形で実行できるような管理方法や施設を提供すること、つまり環境エンリッチメントの実施である。また、ウマが正常な様式で行動を発現することが難しい飼育環境では、上記の1～4の各側面についてウマの状態を見ながら、ウェルフェア管理を適切に行い、ウマにストレス刺激を与えないことも重要である。

5.1 常同行動

　常同行動は異常行動の1つであり、アニマルウェルフェアの指標として良く用いられる。ウマでは、さく癖、熊癖、回ゆう癖が常同行動に分類されている。さく癖はウマが切歯を飼育環境内にある構造物にひっかけ顎をひくことを繰り返す行動（図4右のウマ）、熊癖はウマが体を左右に揺らすことを繰り返す行動、回ゆう癖は円状の経路を歩き続ける行動、である。

　どの行動も長時間行われた場合、エネルギーの浪費や体重減少、筋肉疲労も懸念され、さく癖は歯の摩耗、熊癖や回ゆう癖は蹄の摩耗にもつながるおそれがある。そのため、飼育者にとっても問題となる行動である。これらの行動は飼育現場でもよく認知されており、悪癖とも称される。その制御も試みられており、身体的拘束（さく癖バンドなど）や薬物治療などの方法が実施される。しかし、完全にウマの常同行動を制御した例は少なく、その方法も確立されていない。

　さらに、さく癖については、疝痛や胃潰瘍の症状との関連が報告されている。そのため、飼育現場ではさく癖は疝痛の原因となると言われ、さく癖を制御する理由となっている。しかし、さく癖を行うこと自体がこれらの症状を引き起こすという証拠はこれまで確認されていない。今のところ、飼育下においてさく癖とこれらの症状の両方の発症に影響を与えている共通の要因があるのではないかと考えられている。

　ウマの常同行動は飼育下特有であり、飼育下の何かしらの要因が原因で発達し、発現する。これまでの研究から飼育管理方法として、餌の給与方法（粗飼料や濃厚飼料の給与量）、馬房以外での飼育時間（放牧地やパドックに放す時間）、他のウマと社会的関係、敷料がウマの常同行動の発達や発現と関連することが報告されている。また、制酸剤を混ぜた飼料を与えるとさく癖が減少すること、馬房内で隣のウマが見える環境にすると熊癖が減少することが分かっている。

　さく癖と熊癖はこれまでも良く研究されてきたが、行動の発達の原因は完全には解明されていない。また、飼育下にある全ての個体で観察されるわけ

ではなく、その発達には遺伝的な要因も関わっている可能性もある。さらにさく癖は、飼育環境への適応の機能があるとの仮説もある。これまでの研究から、ウマの常同行動を制御する際には、飼育管理方法の改善も合わせて行う必要があり、ウマの常同行動をむやみに制御することは、逆にウマのストレス状態を招くことも報告されている。

まとめ

　飼育管理の方法はウマの用途によって異なる部分もある。馬房での単飼、ペンでの群飼、放牧など、採用される飼育方式も飼育現場ごとに異なるだろう。しかし、飼育者によるウマのウェルフェア管理の基本はウマの観察である。動物ベースの指標を用いてウマの状態を確認しながら、適切に世話を実行し、飼育施設を管理することが大事である。

　ウマのウェルフェアが良い状態にあることはウマが肉体的・精神的に健康であることにつながり、その能力が最大限に発揮されることにもつながる。一方、ウマのウェルフェア管理が適切でなければ、ウマのウェルフェアは悪い状態となる。そして、それはウマの能力が十分に発揮されないことにより、その用途にも影響が及ぶことが考えられる。この考え方からするとウマのウェルフェア管理を行うことは、特に競技や畜産などのようにウマの能力を最大限に引き出しながらウマを飼育する現場において、飼育目的に資する実用的な管理作業と位置づけることもできる。

（二宮　茂）

●──参考文献
日本馬事協会．馬のウェルフェア飼養管理評価マニュアル（2017）
ウマの科学（近藤誠司編）．朝倉書店（2016）

Column　新村 毅

馬は困ったときに人の注意をひいて助けを求める

　ウマは、約6000年前に家畜化されてから現在に至るまで、運搬・移動といった使役から伴侶動物としての役割に至るまで様々な側面で人の社会に貢献してきた動物である。ここでは、そのような認知能力の高さを持つに至った一端を示す興味深い研究として、馬が困ったときにどんな行動をするのか？　を明らかにした神戸大学のリングホーファー萌奈美博士らの研究を紹介する。この研究では、ウマには届かずヒトが届く場所にエサを隠すという課題において、ウマはどのようにヒトへ働きかけるのか？　を行動学的に定量することで認知能力の高さを判断した。実験１では、まずウマが届かない場所にあるバケツにエサ（ニンジン）を隠し、その後、この状況を知らない飼育担当者が来た時、飼育担当者に対してウマがどのような行動をとるかを観察した。その結果、ウマは担当者の近くに留まり、飼育担当者を見つめる、触る・押すといった行動を起こした。この行動は、エサを隠さずに実験を行なった場合よりも多く生じたことから、ウマは自身では解決できない課題に直面した場合、ヒトに対して「えさを取って欲しい」と伝える要求行動を取ることが明らかとなった。さらに、実験２では、飼育担当者の知識状態（隠されたエサの存在を知っているか否か）に応じて、ウマの要求行動が変わるかどうかを検証した結果、エサを隠す過程を飼育担当者が見ていなかった場合に、見ていた場合よりも要求行動を多くとり、このことから、エサの存在に関する飼育担当者の知識状態に応じて、ウマが要求行動を変えられることが示された。以上のことから、ウマは非常に高い社会的認知能力を持つことが示され、何より、ウマがヒトの知識状態に応じて要求行動を柔軟に変えることができることは興味深く、家畜化の過程でヒトと密接な関係を築いてきたウマが備えた特性でもあるとも言えよう。

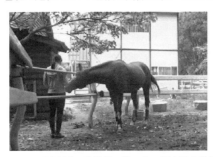 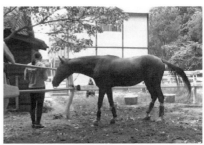

ウマの要求行動：放牧場の外に立つ飼育担当者を軽く押す（左写真）、見つめる（右写真）。奥の２つの銀色バケツの一方にエサが隠されている。自分でそのエサが取れないとき、ウマはヒトに触覚的・視覚的シグナルを送る（写真：リングホーファー萌奈美）。

第 3 章

伴侶動物の福祉

山本真理子・加隈良枝

　本章では、伴侶動物として代表的な犬と猫を中心に取り上げ、なぜ人が長い歴史の中で伴侶動物を飼ってきたのか、そして現在も世界中で多数飼われているのかということについてまず概説する。

　家庭で飼い主が愛情をもって適切に飼育している場合、伴侶動物は飼い主と文字通り生活を共にしているので福祉は良好に保たれやすいが、私有地内で専門知識をもたない人が飼うため、動物虐待のリスクも高い。また、家庭で大切にされて一生を送る犬猫がいる一方、飼い主がおらず野外で暮らす犬猫や、飼い主に手放されて保護収容施設で集団飼育される犬猫もいる。動物介在介入の場面において、あるいは使役犬として活躍する動物もいる。また、ペット飼育の需要への対応として過剰気味に繁殖され流通する犬猫に関する問題への関心は世界中で高く、動物虐待防止活動や法規制が長年にわたり推進されてきた。国内では犬猫については「殺処分ゼロ」への関心が高く、動物福祉を考慮した適正飼養の推進にとって、課題はまだ多くある（第 1 節）。

　後半では、犬と猫の特徴と飼育の現状を紹介したのち、伴侶動物の福祉について、具体的なトピックを取り上げて説明していく。家庭飼育での健康管理や行動管理、安楽死、動物虐待の評価と対策、多頭飼育、流通経路や繁殖に関する問題、純血種の好発疾患や断尾・断耳などの整形手術、動物保護収容施設での飼養管理と殺処分、地域猫活動等による個体数管理、災害対策等、様々な問題点をみていくことで、現状の理解を促す（第 2 節）。

第1節　歴史的背景

1. 伴侶動物とは

　伴侶動物として代表的な犬と猫は、日本では推計で684万4千頭の犬と、906万9千頭の猫が飼育されている（ペットフード協会、2023）。本章で扱う伴侶動物という用語は、コンパニオンアニマル（Companion animals）の和訳である。家庭で飼育する動物に対して、ペット（愛玩動物）という用語もあるが、人が一方的に愛でるという印象を受けるペットに対して、伴侶動物は仲間や友を意味するCompanionという単語からも想像できるように、ただ飼育している動物ではなく、家族や友だちのような共に生きる存在であることを意味している。犬猫に限らず家庭で飼育する動物は、ペット、伴侶動物、コンパニオンアニマル、家庭動物、愛玩動物など、様々に呼ばれるが、本章ではこれらをまとめて伴侶動物と表現する。ただし、"伴侶"動物と表現してはいるが、人と動物の関わりは人それぞれであり、必ずしも家庭で飼育している動物を心理的な結びつきの対象とみなしている人ばかりではないのも事実である。

　人と動物の関わりの歴史を振り返ると、動物は食料・衣服・使役など、人にとって実用的な存在として長く扱われてきた。しかし、単なる実用性を求めた動物の飼育ではなく、現在の伴侶動物につながるような動物の飼育は、古代には既に始まっていたことが分かっている。また、現代において狩猟採集生活を行う先住民族も、犬や他の動物（ときに野生動物）を愛着の対象として飼育していることが報告されている。つまり伴侶動物は、かつて動物が担ってきた役割が薄れてきた、または動物との関わりが変化してきたため

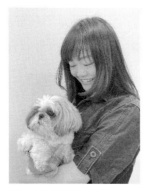

図1 実用的な存在から家族の一員へ

に、現代になって新しく生まれたものではないことがわかる。とはいえ、人の食糧、番犬、狩猟の仲間、ネズミ捕りなど、かつての役割が動物を飼育する主要な理由ではなくなった現代でも、犬や猫が人の傍らで生活するというゆるぎないポジションを獲得し、伴侶動物がここまで広く社会に広がっているのは、実用性とは異なる大切な役割を伴侶動物が担っているからである（図1）。

犬や猫の他にも伴侶動物として多様な動物が飼育されている。本書では犬と猫に焦点をあてるが、犬や猫以外の伴侶動物についても簡単に触れておく。犬と猫に次いで飼育されているのは、メダカ（3.4％）、金魚（2.2％）、カメ（1.6％）、小鳥（1.4％）、熱帯魚（1.3％）、ウサギ（0.7％）である（括弧内は飼育率、ペットフード協会、2023）。また、カブトムシやクワガタ、スズムシなどの昆虫を飼育する人もいる。さらに、ハリネズミやフェレット、ヘビやイグアナのようなエキゾチックアニマルと呼ばれる動物を飼育する人もいる（図2）。ペットショップに行くと、日本には本来生息していない様々な動物が販売されていることも珍しくない。購入時は小さくて可愛かった動物が、みるみるうちに成長して家庭で飼育しきれなくなり、野外に放してしまうこともある。そのような動物が繁殖して、外来種として在来種に悪影響を及ぼすことも問題視されている。生態や習性について十分にわかっていない動物を飼育することは、適正に動物を飼養管理できない可能性があるばか

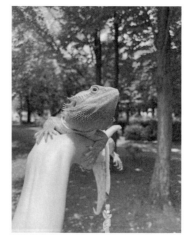

図2 エキゾチックアニマルをペットとして飼う人もいる

りか、動物が病気にかかったときに必要な獣医療を提供できないことも予想される。ウサギやモルモット、ハムスターのように、家畜化された動物であり、日本でも広く飼育されている動物であっても、専門に診られる獣医師は、犬や猫と比べると少ないのが現状である。種の保存はもちろんのこと、動物福祉の観点からも、動物の特性を十分に理解し、生涯に渡り適切に飼育できる動物種であるかどうかを判断する必要がある。そう考えると、伴侶動物として飼育できる動物種は決して多くないのである。

2. 伴侶動物の特徴

　伴侶動物は産業動物のように集団で飼育されているのではなく、家庭で飼育できる範囲の少ない個体数（1頭、もしくは数頭単位）で飼われていることが多い。さらに、産業動物や実験動物のように、寿命が来る前に命を終えるのではなく、終生飼養が基本となっている。そのため、伴侶動物の場合は、誕生から寿命で命を終えるまで、ライフステージに合わせた飼養管理が求められる。また、産業動物や実験動物、動物園動物とは異なり、通常は飼い主が存在し、飼い主の自宅（屋内）や敷地内（屋外）で飼育されるので、伴侶動物は物理的にも心理的にも他の動物と比べると人の近くに存在する。飼い主が動物に関する必要な知識を得て、愛情を持ち適切に飼育している場合は、伴侶動物の福祉は他の動物よりも相対的には良好に保たれているだろう。しかし、伴侶動物の飼養管理は個々の飼い主に委ねられており、不適切な状態で飼育されている動物も少なくない。つまり、飼い主次第で動物の福祉状態は大きく左右されるが、家庭の中での出来事であるために、伴侶動物の飼育状態は他者に認識されにくいのである。

　家庭で大切に飼育されている犬猫がいる一方、飼い主により手放された、あるいは飼い主が不明である犬猫が、保健所等に収容されている。地方自治体や民間動物保護団体の運営する動物保護収容施設等のいわゆるアニマルシェルターに引き取られた犬猫は、特定の飼い主がいない状態で、集団で飼

表1　犬猫の生活（人との関わり）と呼び方の違い

呼び方	犬猫の生活（人との関わり）
飼い犬／飼い猫	特定の飼い主に飼育されている犬や猫。
野良犬／野良猫	特定の飼い主はいないが、人のそばに住み、人から与えられたエサや人間の生活からでたゴミ（残飯）を食べて生活する犬や猫。地域猫も野良猫に含まれる。
野犬（ノイヌ）／野猫（ノネコ）	エサや住処を人間に依存しない、野生化した犬や猫。

育される。また、飼い主がおらず屋外で生活する猫の中には、地域猫として、ボランティア等による餌やりをはじめとした管理がなされている個体もいる（後述）。また、世代を超えて人から自立して生活する野犬（ノイヌ）や野猫（ノネコ）も存在する（表1）。

　動物が人にもたらす影響に期待して、伴侶動物を活用した様々な動物介在介入（いわゆるアニマルセラピー）が行われている。学校や福祉施設などで伴侶動物（ウサギ、ニワトリなど）を飼育することもあれば、飼い主が飼育する伴侶動物を高齢者施設、小学校、病院などに連れて行く場合もある。施設で動物を飼育する場合、特定の飼い主はおらず、施設の利用者や職員が交代で動物の世話をすることが多い。さらに、犬の能力を生かして、様々な場面で活躍する使役犬（作業犬）もおり、補助犬や警察犬、災害救助犬、麻薬探知犬なども活躍している（図3）。これらの動物は特別な役割を持つが、通常は特定の飼い主がおり、活動や作業に従事するとき以外は、伴侶動物としての側面を持つものである。

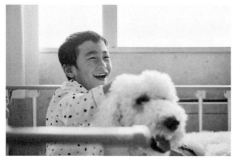

図3　セラピードッグ　（写真提供：社会福祉法人日本介助犬協会）

　ここまで見てきたように、

伴侶動物の代表である犬や猫は、飼い主の存在の有無や役割によって、動物のおかれる環境が大きく異なるという特徴がある。また、伴侶動物は、猫カフェやペットショップ、観光施設等のビジネスとも関連し、飼い主以外の人と直接交流する機会も少なくない。そのため、人間社会に適応することが求められる動物でもある。つまり、伴侶動物の飼育において、管理者（飼い主）だけではなく、他者との関係（危害や迷惑など）においても、配慮しなければならない点は多い。人との関わりが密接な伴侶動物だからこそ、産業動物、実験動物、動物園動物とはまた異なる要素が、動物福祉に影響を与えることも特徴的である。本章では、主に家庭で飼育されている犬猫と、保健所等の動物保護収容施設に収容された犬猫の福祉について取り扱う。

3. 伴侶動物の福祉の歴史

　動物福祉の歴史を振り返ると、産業動物をもとに発展した5つの自由、実験動物に対する3Rの原則、世界動物園水族館動物福祉戦略にも盛り込まれた5つの領域など、それぞれの動物のおかれた状況を改善しようと、いくつかの提言がなされてきた。一方で、伴侶動物を中心に議論されたことが動物福祉の変革につながったというような歴史はあまりない。これは、都市化や産業の発展に伴い、人の利益のために動物が酷使され、健康が脅かされるような状態におかれていた産業動物や実験動物に対して、より関心が集まったためである。しかし、伴侶動物の福祉に問題がなかったわけではなく、かつては他の動物と同じように不遇な伴侶動物は多かった。動物福祉への理解と人々の意識の高まりとともに、現在では伴侶動物の福祉への関心もますます高まっている。

　動物の虐待防止を目的とした世界で最初にできた法律は、1822年にイギリスで成立した「家畜の虐待および不当な取り扱いを防止する法律」（通称、マーチン法）である。その後、イギリスで1824年に動物虐待防止協会（現・王立動物虐待防止協会）が設立され、1846年にフランスで動物保護協会、

1866年にアメリカで動物虐待防止協会、その後も各地で動物虐待防止協会が設立された。日本でも、1902年に広井辰太郎により、動物虐待防止会が設立された。しかし、これらの動物虐待防止協会が設立された当初は、馬や牛といった使役動物が主な対象であった。イギリスではマーチン法が出来てから13年後の1835年に、虐待防止の対象が犬や他の家畜動物にも広げられた。1854年にも犬の保護等の追加を内容とする「動物虐待のより効果的な防止のための法律」の改正が行われた。これらの改正は闘犬や犬にカート（手押し車）を曳かせることの禁止などを盛り込んだものである。1860年には街を放浪する犬を保護し、飼い主の元に返す、もしくは、新しい飼い主を見つけるための犬の保護施設（The Temporary Home for Lost and Starving Dogs）がロンドンに設立された。この当時のロンドンでは、街中で痩せ細った犬や今にも死にそうな状態の犬を見ることは珍しくなかったという。この施設は1883年に猫の保護も始めている。この施設は、現在のBattersea Dogs and Cats Homeであり、世界初の犬の保護施設であるといわれている（図4）。その後、他の国でも動物保護施設が設立されていくが、その背景として、保護すべき状態におかれた犬猫が多数存在していたことを意味する。その一方で、1859年にはイギリスで世界初のドッグショーが開催され、その後、純血種の繁殖への人々の関心が高まり、犬種登録を行う団体（ケンネルクラブやアメリカンケンネルクラブ）も設立されていった。同じく猫のショーや繁殖にも人々の注目が高まっていった。街中で保護される犬猫がいる一方で、純血種の人気の高まりやペット飼育の増加は、現代に続く犬猫の過剰生産とそれに伴う殺処分をはじめ、後述する多様な伴侶動物の福祉の

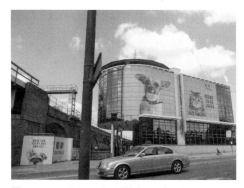

図4　ロンドンにある現在のバタシーホーム（2018年）

問題を新たに生み出してきた。

　これまで動物福祉を改善するために、ヨーロッパを中心に動物福祉に関わる法律や基準が制定されてきた。しかし、EUには産業動物や実験動物にかかわる法規則はあっても、伴侶動物に関する法規制は輸送に関わるものなど限定的である。イギリスやドイツなど西ヨーロッパの国々では、伴侶動物に対する国内法が制定され、犬猫の繁殖や販売、販売してよい犬猫の週齢、飼育者の年齢などにも触れている。しかし、EU加盟国のすべてが同様の法律を有しているわけではなく、加盟国間で伴侶動物の福祉の差に起因する問題が起きている。

　一方、日本では、1973年に「動物の保護及び管理に関する法律」が施行され、1999年に「動物の愛護及び管理に関する法律」への名称変更と、複数回にわたる法改正がなされてきたが、この法律では伴侶動物の飼育や取り扱いを主な規制対象としてきた。なかでも、飼い主から引き取られた、あるいは飼い主不明の犬や猫を収容することが、地方自治体の義務として規定されている。しかし、行政が引き取ったものの、飼い主への返還や飼育希望者への譲渡が進まず、大多数が殺処分されることが、市民や動物愛護団体によって問題視されることが多く、殺処分数の削減が目指されてきた。その結果、日本で行政施設に1年間に収容された犬猫の殺処分数を見ると、昭和49（1974）年度は122万頭（犬116万頭、猫6万頭）だったが、令和4（2022）年度には11,906頭（犬2,434頭、猫9,472頭）まで減少している（図5）。特に平成24（2012）年の改正により、それまで引き取りを求められたら断れなかった動物について、行政が引き取りを拒否できるようになった。

　令和元（2019）年の改正では、平成24（2012）年改正時に加えられていた出生後56日を経過しない犬猫の販売等の制限について、激変緩和措置に係る規定が削除され、実効化された。また、犬猫等販売業者には犬猫へのマイクロチップの装着が義務化された。これらが早期母子分離による問題行動の発現や逸走動物の減少につながることで、行政に持ち込まれる犬猫の減少が期待されている。このような取り組みは、いずれも欧米で先進的に伴侶動物の

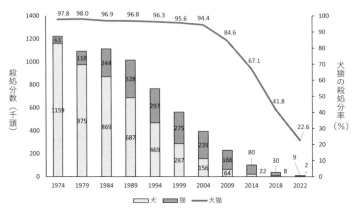

図5　殺処分数と殺処分率（引取り数のうち殺処分された犬猫の割合）の推移

福祉に取り組む国々の事例を参考に導入されてきたものである。さらなる伴侶動物の福祉改善に向け、改正動物愛護管理法では、動物取扱業者における飼養管理に関し、ケージサイズや人員数の数値規制を盛り込むことが決定された（省令制定、2021（令和3）年）。自治体や民間レベルでも、殺処分数を減らすための取り組みは日本各地で繰り広げられている。しかし、殺処分数減少の裏で、ペットショップで売れ残った個体や繁殖の役目を終えた個体を安価で引き取り、劣悪な環境で飼育する「引き取り屋」という存在を生んでいるという指摘もある。また、「殺処分ゼロ」を実現するため、民間の動物保護団体や個人が、行政から多くの動物を受け入れて飽和状態となっており、未だに飼い主がいない犬猫の問題について根本的な解決には至っていない。

　伴侶動物の虐待事件、なかでも家庭や動物取扱業者、動物保護団体等で、世話ができないほどの頭数を収容し、世話が行き届かなくなって苦情が頻発し、多頭飼育崩壊が発見されるケースも少なくなく、伴侶動物の福祉に関してはまだ取り組むべき点が多い。しかし、伴侶動物の福祉に対する一般の人々の関心は高く、次々と法改正やガイドライン制定等の対応も進められているため、今後も伴侶動物の福祉は少しずつ改善されていくといえる。動物

取扱業者が動物福祉に関する理解を深め、適正飼養に取り組んでいくことや、飼育者がそういった業者を選ぶことにより動物福祉を支えることが求められるのは、他の分野と同様である。

第2節　犬、猫の福祉

1. 犬

　多くの家畜化された動物の中で、犬は最初に家畜化された動物であると考えられているが、人が犬とともに暮らすようになった時期に結論は出ておらず、3万年から1万5千年前と幅が広い。イスラエルにあるアインマラハ遺跡（1万2千年前）からは、老婆とともに埋葬された子犬が発掘されている。その老婆は子犬の胸に手を置くように埋葬されていたことから、この頃には人が犬と深い関わりを持っていたことが想像できる。

　犬（*Canis lupus familiaris*、イエイヌ：食肉目イヌ科イヌ属）は、オオカミを祖先種とする動物である（図1）。育種改良の結果、世界には数百もの犬種が存在するといわれており、グレートデーンやアイリッシュウルフハウンドのような超大型犬から、チワワやヨークシャーテリアのような超小型犬まで、バリエーションに富んだ姿の犬がいる（図2）。

　犬の成長の初期段階は、目も耳も開いておらず、完全に母犬に依存している新生子期（生後0～2週齢頃）、目や耳が開く頃であり、神経や筋肉の発達

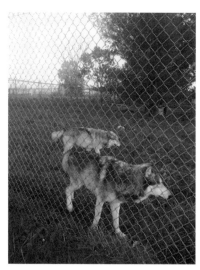

図1　インディアナ州にあるウルフパークのタイリクオオカミ

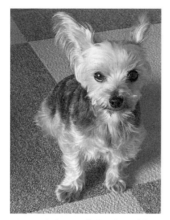
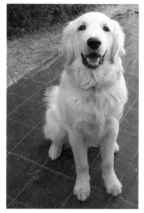

図2 大小さまざまな犬種（左：ヨークシャー・テリア、右：ゴールデン・レトリバー）

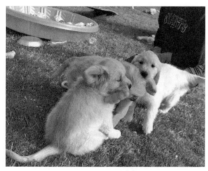

図3 社会化期の子犬
この子犬たちが過ごしている大きなスペースには、地面に置かれたフェンスや不安定な木の板、音の出るものなどが無造作に置かれており、自然と様々な刺激を経験できるようになっている。

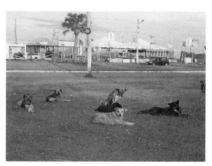

図4 ブラジルで生活する野良犬
10頭弱の集団が人のそばで暮らしている。

が進み、外界の刺激に反応するようになる移行期（2～3週齢頃）、脳が急激に発達し、環境に対して好奇心が強まるのに合わせて、恐怖心や不安心も芽生え始める社会化期（3～12週齢頃）、体が急速に発達し、複雑な行動を学んでいく若齢期（12週齢頃～性成熟（6～12ヵ月齢）を迎えるまで）に分けられる（図3）。個体差もあるが、特に社会化期の中頃（6～8週齢頃）は、刺激

を受容しやすい（好奇心が恐怖心を勝る）時期であることから、この時期に様々な刺激を経験することで、より適応力の高い個体になるとされている。ここでいう様々な刺激とは、環境にある物体に限らず、同腹犬や親犬、人との関わりも含まれ、他者との適切な関係性を学ぶ大切な時期である。性成熟を迎えてから7歳頃までを成熟期、その後を老齢期という。犬の平均寿命は1980年代までは10歳にも満たなかったが、飼い主の意識の向上による飼養管理の改善や獣医療の進歩により、現在の平均寿命は14.5歳にまで長くなった。ここでも犬種による差が見られ、小型犬ほど長生きする傾向にある。

犬の祖先であるオオカミは、血縁関係のある個体同士の群れで生活するが、人の家庭で暮らすようになった犬は、同種の群れで生活をする機会はほとんどなくなった。一方で、特定の飼い主がおらず、犬同士で群れを作ったり、同じ場所を共有して生活する犬はいるが、オオカミのような家族単位ではなく、血縁のない個体が集まっている場合も多い。世界の犬の割合でいうと、人に飼育されている犬よりも、このように飼い主がいない野良犬や野犬の方が圧倒的に多い（図4）。

社会性の高い動物であり、人とともに長い間生活してきた犬は、人とのコミュニケーション能力にも卓越している。また、犬は学習能力も高いことから、しつけやトレーニングを通して、人が求める行動を教えることもできる。その反面、吠えや飛びつき等の人にとって好ましくない行動を学習してしまうこともある。

吠えは犬に特徴的な行動であるが、成長したオオカミは遠吠えをすることはあっても、犬のように日常的に吠えるということはない。犬は幼形成熟（ネオテニー）が顕著である。幼形成熟とは、性的に成熟しても形質や行動などに幼体の特性を残していることである。オオカミの幼体も吠えやすいが、犬はそのような特徴を成長しても持ち合わせている。また、狩猟や番犬など、吠え声が重宝されてきた犬種や場面もある。今では犬の吠えは、問題行動の中で上位に挙がる行動であるが、犬が吠えるようになったのは人がそのように作り上げたためである。その他にも、車や鳥、猫を見たら追いかけ

Column　　新村　毅

ヒトとイヌの絆が作られる仕組み

　オオカミから家畜化されたイヌは、動物の中で、最も早く家畜化が始まった動物とされている。現在では、多様な品種が見られ、人の良きパートナーにもなりうる。では、どのようにヒトとイヌの絆は形成されるのだろうか？　また、肉や卵を目的としてオオカミからの家畜化が始まったようにも思えず、だとすると人類は「癒し」を求めたのだろうか？　このような素朴な疑問に麻布大学の菊水健史博士・永澤美保博士らが答えた。この研究では、オキシトシンというホルモンに着目しており、オキシトシンとはヒトの母親と赤ちゃんが見つめあった時などに分泌するもので、「愛情ホルモン」や「幸せホルモン」などと呼称されているホルモンでもある。実験では、飼い主とイヌが30分間自由に過ごし、その間に視線を向けた時間や、実験後の尿中のオキシトシン濃度が測定された。その結果、飼い主をよく見つめるイヌでは、飼い主もイヌもオキシトシン濃度が上昇しており、一方、オオカミではほとんど飼い主の顔をみることがなく、飼い主とオオカミのいずれも交流によるオキシトシン濃度の変化は見られないことがわかった。これらの結果から、アイコンタクト（視線）を介してヒトとイヌの両方のオキシトシンが体内で増加し、それによってヒトとイヌの絆（ポジティブループ）が増強されることが明らかとなり、この特性は、イヌが家畜化の過程で獲得したことが示唆された。すなわち、母親と赤ちゃんの絆の形成と同様なメカニズムが、ヒトとイヌの絆形成にも存在しており、特に同じ動物種ではなく、ヒトとイヌという異なる動物種の間において、このようなポジティブループが形成されてきたという点において興味深い。

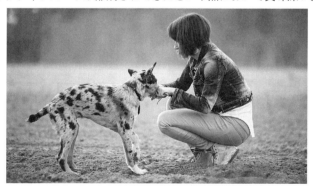

ヒトとイヌの交流の様子。

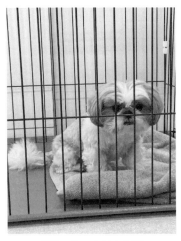

図5　サークル内飼育

る、家具を噛む、大好きな人に飛びつくなど、どれも犬が持つ自然な行動であるが、人との生活では受け入れられず、問題行動としてとらえられる行動も多い。

　日本での犬の飼育形態は過去50年ほどの間に大きく変化してきた。かつては番犬として庭先に繋がれているなど屋外での飼育が主流であったが、現在は主に室内で飼育されている犬が8割を超えている。飼育されている犬の9割近くが純血種であり、人気犬種の上位は、トイ・プードル、チワワ、ミニチュア・ダックスフンドをはじめとする小型犬が占めている。飼育形態が室内に移行しただけではなく、室内のみで飼育する、つまり、散歩をしない人が約30％に及んでいる（ペットフード協会、2023）。また、2019年に犬の飼い主を対象に行った調査（n = 326）では、主にサークルやケージ内で犬を飼育している人が3割近くいることが分かった（Shindo & Yamamoto, 2020）。家庭によって犬は様々な形態の飼育下に置かれていることがわかる（図5）。

2．猫

　猫（*Felis silvestris catus*、イエネコ：食肉目ネコ科ネコ属）はリビアヤマネコ（*Felis silvestris lybica*）を祖先として1万年くらい前に人と共に暮らすようになったと考えられている。東地中海にあるキプロス島にあるシルロカンボス遺跡（9500年前）から、人の側に埋葬されたネコ科の動物の遺骨が発掘されている。キプロス島にはもともとネコ科の動物は生息しておらず、人に連れてこられたと考えられている。そのため、猫はエジプトなどの近東地域を起源に家畜化され、その後、人の交易によって他の地域へと広まっていったと

されている。

　犬が猟犬、護衛犬、牧羊犬など、多様な役割を与えられてきたのに対し、猫はネズミ捕りが唯一といってもよい役割であった（図6）。しかも、ネズミ捕りの目的のために人が猫を改良したわけではなく、もともと猫が持つ習性が重宝されたものであるため、猫の

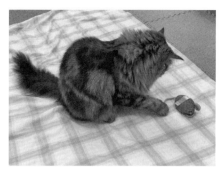

図6　ネズミのおもちゃで遊ぶ猫

行動や形態は祖先種と大きく変わらない。しかし、19世紀になると猫の繁殖に対する人気も高まり、多様な品種が生まれ、現在では約70品種が存在する。品種数は現在でも少しずつ増えているが、世界中に生息する猫のうち、純血種はごくわずかで、圧倒的に雑種の個体数が多い。

　猫はメスでは生後6～12ヵ月ほど、オスでは生後7～12ヵ月ほどで性成熟を迎える。初回発情が起こる時期には個体差があり、早いメスでは生後4ヵ月ほどの場合もある。長日繁殖動物であるため、本州では日照時間が延びる1～4月頃にメスが発情することが多く、成熟オスは発情メスがいればいつでも交尾できる。猫は交尾の刺激で排卵する交尾排卵動物であるため、高い確率で妊娠する。環境が整っていると、猫は年に複数回の出産が可能となることから、繁殖のコントロールをしないと瞬く間に数を増やしてしまう動物である。

　猫も犬と同様に、新生児期、移行期、社会化期、若齢期とライフステージを進むが、猫の発達の段階については、個体によるばらつきが大きい。そのため、猫のライフステージについて週齢による明確な線引きはされていないが、生後2～7週齢が人に対して最も高い感受性を持つとする研究もあり、犬と比べると社会化期が早い傾向にある。この感受性が高い社会化期はもちろんのこと、成長の初期（3ヵ月齢頃まで）は、人や同腹猫、母猫との関わり、環境の刺激に接するなど、様々な経験を積んでおくことが好ましい。

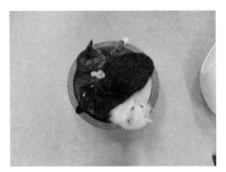

図7　他個体と密接して休息する猫

猫の祖先種であるリビアヤマネコは、基本的に繁殖期以外は縄張りを持ち単独で生活し、狩りも単独で行う。獲物とするネズミなどの小動物が活動する明け方と夕方に活発になる薄明薄暮性の動物である。獲物を捕らえる際に重要な鋭い鉤爪は、指先から自由に出したりしまったりすることができる。リビアヤマネコは木登りが得意であり、この時も鉤爪が役に立つ。リビアヤマネコの行動特性は、家畜化された猫（イエネコ）にも受け継がれており、室内飼育の猫でも家具の上などの高いところに登ったり、素早く動くおもちゃを華麗にキャッチしたりと、機敏な動きを見せる。

祖先種は基本的に単独行動であるが、現在は同じ家の中で複数頭の猫が飼育されていることも多く、それらの個体同士に強い結びつきが見られることも珍しくない（図7）。また、屋外でも、複数の野良猫（主に血縁個体）が同じ場所で近接して過ごしている例も各地で観察されている。人との関わりでは、飼い主と他人の声を聞き分けたり、鳴いて飼い主にエサを催促したり甘えたりするなど、人との生活に適応した猫特有の行動も見られる。猫も人の側で暮らしてきた長い歴史の中で、人とのコミュニケーション能力を身に着けてきたと考えられている。

日本の猫の飼育形態を見てみると、「室内のみ」83.7％、「散歩・外出時以

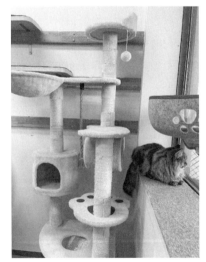

図8　キャットタワーとキャットウォーク

外は室内」9.5％、「室内・屋外半々」5.3％、「主に屋外」1.6％であり、屋外を自由に放浪できる状態にある猫は少数となっている（ペットフード協会、2023）。これは、交通事故や、他個体との接触により感染症や怪我を負うリスクを避けるため、屋内飼育が推奨されているためでもある。このような飼育形態の変化を含む飼養管理の改善や獣医療の進歩により、猫の寿命も延びている。1980年代までは5歳かそれ以下の平均寿命であったものが、現在では15歳程度にまで長くなっており、特に室内飼育の猫の方が、2歳ほど寿命が長くなっている。健康で長生きであることは猫の福祉にとっても好ましいことであるが、室内飼育が多くなっている現代では、人間と共に生活しながら、いかに猫に適した環境を提供するのか、猫の習性を理解した上での環境エンリッチメントを行う必要がある。室内にキャットウォークやキャットタワーを設置するなどもその一例である（図8）。

第3節　犬猫の福祉にかかわる問題

　ここからは、伴侶動物の福祉に関するさまざまなトピックごとに問題点を挙げ、必要な配慮、および、どのような対策がとられているか、ということを説明する。

1．家庭での飼育

　家庭での犬猫の飼育については、虐待や問題行動等、近隣住民から声があがるほど重大な事案であれば、人目に触れることはあるが、それ以外にあっては実際に犬猫の福祉がどの程度であるか正確な情報を得にくい。家庭で飼育されている犬と猫の約3割から半数が、太り気味、もしくは肥満であると報告されている。また、3歳以上の犬や猫の8割ほどが、歯周病に罹っているともいわれている（図1、2）。肥満や歯周病は、すぐに命にかかわる病態ではない。しかし、そのまま放置しておくことで、肥満では循環器系や呼吸器系、泌尿器系の問題、関節への負荷の増大、免疫力の低下などを引き起

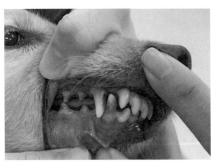

図1　歯石がつき歯肉が炎症を起こしている犬

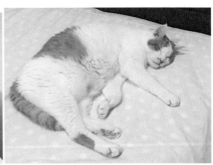

図2　肥満ぎみの猫

こしやすくなる。歯周病では、口腔内の痛みや炎症、さらに進行すると炎症や細菌感染により骨が溶けて頬や眼下の皮膚や鼻腔内まで貫通する場合もあれば、他の臓器でも細菌感染を引き起こすなど、結果的に他の病気にかかるリスクが増大し、寿命が短くなる可能性も高い。これは犬猫の健康面への配慮を正しく理解して飼養していないという管理上の問題であり、痛み・損傷・疾病からの自由に関して問題がある。さらに、正常行動発現の自由も大きく損なわれることにつながる。個体の年齢や性別、発達の段階、運動量に合った給餌、適切な運動、また、毎日の歯磨きなど、管理者（飼い主）の適切な飼養管理により、肥満や歯周病は防ぐことのできるものである。

　近隣住民への迷惑や問題行動が原因で、飼い主が犬や猫を手放す（保健所等に引取りを依頼する）ケースもある。問題行動は、「飼い主が容認できない行動、ならびに、動物自身に傷害をもたらすような異常行動」をさす。問題行動を引き起こす原因はいくつかあるが、犬猫の習性を理解せず飼育することで引き起こしてしまう問題行動もある。例えば、猫の爪とぎは猫にとって自然な行動であり、それを発現できるのは正常行動発現の自由からみると好ましいが、飼い主からすると不適切な行動になりうる。飼い主にとって困る場所で爪とぎをするようになる前に、爪とぎをしても良い場所を提供することで、飼い主も困らないで正常行動発現の自由を満たすことができる（図3）。他にも、犬の運動欲求に見合った適度な運動を提供していないことが、吠えや過剰な興奮につながる、社会性動物である犬を一日中留守番させることで分離不安による破壊行動が生じる、適切な大きさや数のトイレが設置されていないことで猫が不適切な排泄行動をする場合などもある。いずれも正常行動発現の自由が満たされていないことによって、生じる問題行動である。飼い主は犬猫を飼育するにあたり、動物の習性や適切な飼

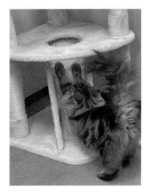

図3　猫用爪とぎで爪をとぐ猫

養管理について十分に学んでおく必要がある。

　問題行動は何よりも予防が肝心である。特に、体を触ることを嫌がる、爪を切ろうとすると攻撃的になる、家の外に連れていけないというような場合、適切な身体ケア、獣医療を受けることも制限される可能性がある。このことは万が一病気や怪我をしたときに、痛み・損傷・疾病からの自由を損なうことにつながる。また、無理に動物病院に連れて行かざるを得ず、恐怖と苦悩からの自由を損なうことも考えられる。幼齢個体に限らず、成長した個体であっても手順を踏んで馴致することで、身体ケアや外出（クレートに入るなど）を受け入れられるようになることが多い。

　問題行動が生じている場合は、原因をできるだけ特定するとともに、トレーニング（適切な行動を教える）、問題が生じにくい環境づくりの工夫などにより、改善できることも多い。トレーニングにはいくつかの手法があるが、動物にとって苦痛の少ない方法、なおかつ、飼い主との良好な関係に悪影響を与えないような手法を主体としたトレーニングを行うことが、犬猫の福祉にとって望ましい。

2. 伴侶動物の治療と最期

　人の医療と同様に、獣医療の進歩も目覚ましく、動物も高度な医療を受けられるようになってきた。しかし、言葉が理解できない犬猫にとって、飼い主から離され、痛みが伴う治療を受けることは、身体的な苦痛だけではなく、精神的にも大きな苦痛になりうる。表1は痛みがあるときに犬猫が示す行動の例である。痛みがあってもすべての個体で同様の行動が見られるわけではなく、逆の行動を示すこともある。普段から正常な状態を把握しておくことにより、行動の変化があればそれを読み取ることが望まれる。表2は犬猫の正常時の体温、心拍数、呼吸数である。現在の獣医療では、怪我や病気の治療（Cure）だけではなく、動物への配慮（Care）も大切な要素であると考えられている。体に生じる痛みの軽減はもちろんのこと、精神的な苦痛も

表1 痛みで生じる行動の例

犬	
刺激に過敏になる	発声する（吠え、鼻鳴きなど）
活動性の低下や増加（落ち着きのなさ）	（触られると）咬もうとする、唸る
背を丸め体をこわばらせる	患部を気にする
人との接触を避ける	動きが鈍くなる
食欲の低下	おもちゃや散歩への無関心
猫	
活動性の低下や増加（落ち着きのなさ）	排泄行動の変化（体勢や場所）
過剰なグルーミング（もしくは減少）	爪とぎやマーキングの減少
食欲の低下	性格の変化（攻撃的、交流の減少など）
発声の変化（鳴き方、音量）	触られるのを拒む
睡眠時間の変化	遊びの減少

表2 犬猫の体温、心拍数、呼吸数（安静時）

	体温（℃）	心拍数（回／分）	呼吸数（回／分）
犬	37.5～39.0	60～120	15～30
猫	38.0～39.0	120～140	16～40

最小限にするための配慮が求められる。

　獣医療の進歩により従来は手の施しようのなかった病気や怪我でも、治療により延命が可能な場合もある。それと同時に、どこまで治療をするかという獣医師と飼い主の葛藤も生まれるようになっている。また、残念ながら治療ができない場合や、仮に治療できても動物への負担が大きい場合もある。欧米では、動物が重篤で治る見込みのない病気や怪我によって苦痛を受けており、なおかつ動物の生活の質が損なわれていると獣医師が判断した場合、動物福祉の観点から安楽死を選択するケースが日本よりも多い。

　薬物を投与して安楽に死をもたらす、いわゆる安楽死だけではなく、積極的な治療を行わない消極的安楽死も存在する。また、薬で痛みを最小限にした緩和ケアも選択できる。さらには老衰により寝たきりになる場合もあり、それは正常行動発現の自由が喪失されたと判断されることも欧米では多い。

飼い主がどのような伴侶動物の最期を選ぼうとも、客観的に動物の状態を把握し、可能な限り苦痛を減らすよう対処することは、亡くなる瞬間まで動物の福祉を良い状態に維持するために欠かせない。

　動物を最期までいたわりたい、看取りたい、と思う飼い主が多い反面、引っ越しや飼い主の病気といった飼い主の都合や、動物が病気や高齢であるという理由で動物を手放そうとする飼い主がいることも事実である。終生飼養を基本として、最期まで責任を持って飼養することを促すためには、飼い主教育が重要である。

3. 動物虐待

　動物虐待には、主に積極的（意図的）虐待とネグレクトがある。積極的虐待は、動物に対してやってはいけない行為を行うことや、そのような行為を行わせることをいう。動物を殴る、蹴る、熱湯をかける、動物を襲わせる等、身体に外傷が生じる又は生じる恐れのある行為や暴力を加えること、心理的抑圧や恐怖を与えること、酷使することなどがこれにあたる。それに対して、ネグレクトは、動物に対してやらなければならないことをやらないことをいう。健康管理をしないで放置すること、病気を放置すること、世話をしないで放置することなどがあてはまる。虐待に遭う犬や猫は、5つの自由のいくつか（もしくは全て）が大きく損なわれている可能性が高い。環境省の集計では、平成30年に100件を超える動物虐待が報告されている。伴侶動物に限らないが、多くは犬や猫であり、人為的に殺害されたとみられる動物の遺体が遺棄されているケース、動物繁殖業者による不適切な飼育、個人の飼い主による多頭飼育崩壊、業者や個人による動物の遺棄などである。

　令和2年6月に改正された動物愛護管理法では、獣医師が虐待を疑われる動物を見つけた場合、都道府県知事と関係機関に通報しなければならないことになった。動物虐待は他の暴力（家庭内暴力、児童虐待、高齢者虐待）との関連も報告されており、動物の福祉を守ることは、人の福祉を守ることにも

表3 タフツ・アニマル・ケア&コンディション尺度

スコア	身体的状態	気候における安全性	環境状態※	身体的ケア
5	〈やせ衰え、やつれている状態〉 ・一見しただけで、骨が突出している状態 ・脂肪は認められない ・筋肉の質量が激減していることが明らかで、顕著な腹部のくびれと砂時計型の身体	サイズが大きいほど暑さに弱く、小さいほど寒さに弱い。 TACCでは気温によってスコア1～5に分類される。 詳しくは環境省の資料も参照のこと。	〈劣悪な状態〉 ・何日間、何週間分かたまった糞尿と大量のごみ ・呼吸が困難になるような悪臭 ・動物の身に危険が及ぶ状態 ・リラックス姿勢が反逃ない状態 ・動物の身に危険が及ぶ状態 ・ほとんどただれた水との接触を回避する	〈劣悪な状態〉 ・毛玉と汚れで著しく不衛生（動物や視界が妨げられている状態 ・会陰部に糞尿がたまり、ただれている状態 ・毛がマットのようにかたまっている ・毛を完全に切らないとグルーミングができず、毛玉にみがひっかかっている状態 ・伸びすぎて曲がった爪（肉球に食い込んでいる可能性） ・首輪やチェーンが首に食い込んでいる可能性）
4	〈著しく標準体重を下回っている状態〉 ・肋骨、腰椎、骨盤が容易に見える ・触れても脂肪は感じられない ・筋肉の質量の減少 ・目立った腹部のくびれと肋まで続く砂時計型の身体	ただし、TACCは気温のみを気候における安全性の尺度としているが、日本のような高温多湿の地域では温度に加えて湿度も考慮にすべ変更があるだろう。 短時間であればプラス1点 日陰にいて、水が飲める状態であればマイナス1点 肥満状態であれば直射日光から守られていなければマイナス1点	〈非常に不衛生な状態〉（動物が糞尿との接触を回避困難な状態） ・何日間もたまった糞尿 ・リラックス姿勢で休息、動きを妨げるごみの量 ・とがったものやガラスなどの悪臭 可能性がある ・水たまりや泥を回避困難	〈不健康な状態〉 ・毛玉が多く、ブラッシングくらいだけでは戻すことは不可能で、毛を切る必要がある ・毛をかなり切らないと、毛玉を排除できない状態 ・伸びた爪に歩行が正常な位置になっておらず、歩行の妨げとなっている ・糞尿による会陰などに汚れがのみただれ、皮膚がただれている可能性がある ・首輪マチェーンが首に食い込んでいる可能性がある
3	〈やせている状態〉 ・腰椎の表面が目視でき、骨盤が目立ちはじめている ・触らなくても容易に確認できるか、触れずに目視できる ・触らなくても脂肪は感じられない ・筋肉の質量のわずかな減少 ・腰と腹部のくびれが小型大種で、毛皮から大種でも明らかである	〈寒い、涼しいとき〉 ・小型犬であればプラス1点 ・雨、みぞれ、雪にさらされる状態であればプラス2点 ・寒い地域の大種、毛皮の大種であればマイナス1点 〈暑い、温かいとき〉 ・水が飲める状態であればマイナス1点	〈不衛生な状態〉 ・何日分かの糞尿（動物が糞尿との接触を回避できる状態） ・多少気になるごみ ・ごみはあるがリラックス姿勢を妨げない	〈ボーダーラインの状態〉 ・毛玉が少し、毛を完全に切らなくてもルーティングは可能な状態 ・会陰部に糞尿がたまっており、通常の爪は生活しばらく切られておらず、歩行に影響 ・首輪マチェーンが首にきつくて、されている場合もがすり減らしている可能性がある
2	〈やや痩せている状態〉〈やや皮下脂肪がついた体の状態〉 ・肋骨の皮下脂肪で肋骨には容易に触れられる ・最小限にしかひびは触れに触れない ・腹部のくびれは小さい ・筋肉の減少はない ・身体が細身の大種では理想的な体形	〈適切な小屋と寒さに順応した大種に応じたマイナス1点〉 短調状態であればプラス1点 ・すべての気候で6ヶ月齢以下、もしくは高齢大であればマイナス1点	〈最低基準ぎりぎりの状態〉 ・スコア1の許容できる衛生状態より多少汚れている、ほぼ同一の状態 ・衛生的だが、1～2日以下ぼ切る糞尿 ・リラックス姿勢で休息、動きを妨げない ・多少の散らかり	〈世話を多少意った状態〉 ・毛は多少汚く、少し毛玉があるが、すぐに戻すグルーミングができる状態 ・ブラッシング必要がある ・爪は床に触れていない長さ ・首輪マチェーンの長さはちょうど良い
1	〈理想的な状態〉 ・余分な皮下脂肪はついていない ・肋骨は簡単には触れられるが通る状態 ・腹部のくびれは小さい ・理想的な大種の大半身の大種では肋骨が明確に確認できる	・すべての気候で6ヶ月齢以下、もしくは高齢大であればマイナス1点	〈許容できる衛生状態〉 ・乾燥しており糞尿はない ・囲いと飲み水は汚染されていない ・リラックス姿勢で休息、通常の姿勢を保つこと、動きを妨げない ・客を反応しようなものは存在しない	〈適切な状態〉 ・清潔で、大種に適した長さの毛であり、ブラッシングに通るほど良い ・爪は床に触れない長さ ・首輪マチェーンの長さはちょうど良い

※「環境」とは動物が大半の時間を過ごす場所のこと

つながると考えられている。周囲の目が届きづらい家庭の中で虐待されるケースは、認知されることが難しいことから、獣医師は問題を発見する要諦である。虐待を疑う事例としては、飼い主の証言と怪我の度合いにずれがある、通常では考えられない頻度で怪我をする、骨折痕があるが飼い主がその点について触れない、人の手を怖がる、皮膚にやけどの跡がある、飼い主が連れてくる動物がたびたび変わるなど、怪しいと思われる事項のある飼い主には注意が必要である。アメリカでは、犬の身体的状態、飼育環境、身体的なケアの状態などから動物虐待（ネグレクト）の評価を行うための「タフツ・アニマル・ケア＆コンディション尺度（TACC）」が開発されている。

TACCは①身体的状態、②気候における安全性、③環境状態、④身体的なケアのそれぞれの尺度の得点をベースにネグレクトのリスクを評価するものである。表3は4つの尺度をまとめたものである。TACCの具体的な内容について環境省の資料を参照していただきたい（http://www.env.go.jp/nature/dobutsu/aigo/2_data/pamph/h2203/06.pdf）。

動物保護団体から引き取った動物が、新しい飼い主により虐待されることも報告されており、動物保護団体は譲渡相手の選定には十分な注意が必要である。特に新しい動物を引き取る頭数が多い（動物を繰り返し引き取りに来る）、引き取った動物が短期間のうちに亡くなるなど、不自然な点が見受けられる場合には注意が必要である。

犬猫繁殖業者による動物虐待には、ネグレクトのケースが多い。病気や怪我をしても適切な治療がなされないまま放置されている、適切な食事や水が与えられておらず極度にやせ細っている（ボディコンディションスコア（BCS）を参照：図4、5）、爪が長く伸びてしまっている、毛が伸びてフェルト状になっている、ノミダニなどの外部寄生虫がついている、狭い空間で過密に飼育されている、糞尿が放置されており悪臭が漂っているなどである。動物が増えすぎてしまい、必要な費用をかけられないことで、動物を飼養管理する状況が悪化していくというケースもあれば、ペットショップで売れ残った個体や繁殖に使われなくなった個体を有料で引き取って、劣悪な環境で飼養し

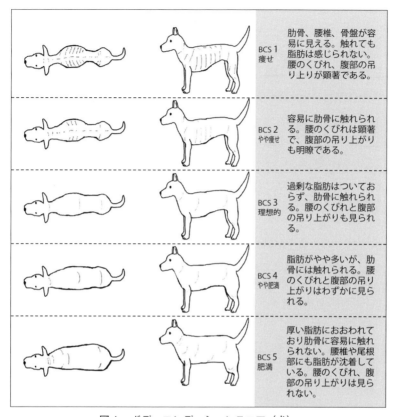

図4　ボディコンディションスコア（犬）

ているケースもある。これは、平成25年の動物愛護管理法改正により、行政が繁殖業者等からの犬猫の引取りを断ることが出来るようになったことの影響でもある。

　また、個人による飼育でもネグレクトは報告されている。個人では手に負えない頭数の動物を飼育して十分なケアができなくなると、適正な飼養管理ができず、繁殖のコントロールをせずに新たな個体が生まれることで、さらに許容範囲を超えてしまうケースがある。これは、動物保護団体でも起きていることがある。動物を保護するための団体が、飼い主のいない犬猫を許容

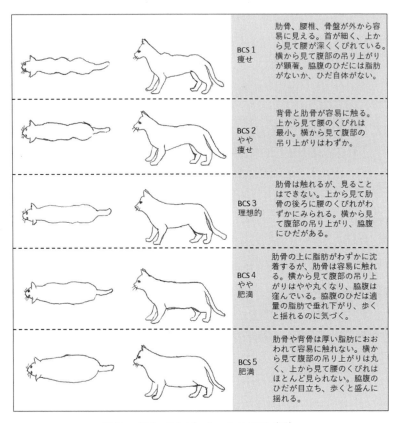

図5　ボディコンディションスコア（猫）

能力を超えて引き受けることにより、適切な飼養管理ができなくなるケースである。決して虐待をしようと思っているわけではないにもかかわらず、結果的にネグレクトという虐待につながってしまう。このような状況になると個人で改善することは難しく、行政や他の専門機関による介入など、第三者によるサポートが必要になってくる。また、多頭飼育崩壊に至ってしまう背景には、そこに関わる個人が認知症や精神疾患などを患っていることもあり、その病気が多頭飼育の根底にある場合もある。そのため、一時的に過剰に飼育されている動物を他の機関が引き取って解決したとしても、時が経つ

と再び多くの動物を抱えてしまっているというケースもある。このような事態にならないよう、当事者の精神的サポートも含めた介入が必要になる。

　多頭飼育は動物だけに関する問題とはいえず、高齢者や障碍者であることも多い飼育者を支援する関係者も含めた対応が必要になるケースが頻繁に認識されるようになってきたことから、環境省は2021年に「人、動物、地域に向き合う多頭飼育対策ガイドライン～社会福祉と動物愛護管理の多機関連携に向けて～」を策定し公表した。さらに、動物虐待に関する通報があったとしても、動物虐待に該当するか否かを地方自治体において判断するのは実際には難しいという課題があることから、法改正を機に、「動物虐待等に関する対応ガイドライン」が2022年に作成された。これらの活用が進むことが今後期待される。

4. 流通経路

　飼い主が犬を入手する際、日本ではペットショップからの入手が一般的である。その他にブリーダー、行政や保護団体、知人からの譲渡などがある。猫は犬ほど純血種を求める人は多くないが、純血種を求める場合は、やはりペットショップから入手することが多い。犬猫がペットショップで売られるまでの流れは図の通りである（図6）。令和2年の動物愛護管理法の改正により、生後56日齢以前の販売は禁止されたが（天然記念物に指定されている日本犬を除く）、この法改正前には、さらに幼齢の個体が流通経路にのせられていた。朝日新聞

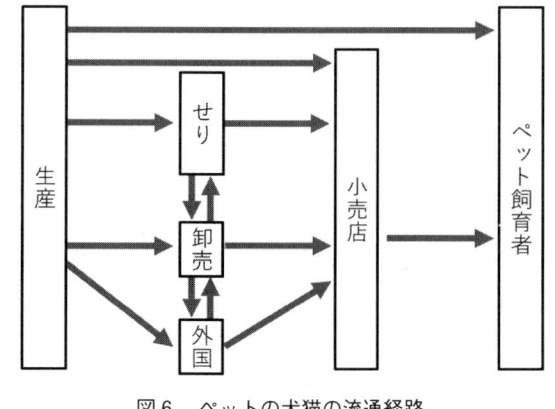

図6　ペットの犬猫の流通経路

が実施した調査では、2018年度の犬猫の流通量は、およそ89万6千頭であり、その流通過程（繁殖から流通・小売までの過程）で2万6千頭の犬猫が死亡していることが明らかとなっている（朝日新聞、2020）。この数字には販売用の個体の他に、繁殖用の個体の死亡も含まれている。国内の流通過程における死亡率は3％程度を推移しており、決して高いとは言えないが、長距離輸送によるストレス、感染症の罹患、不適切な飼育による健康被害などにより、命を落とすことも考えられる。また、健康被害だけでなく、幼齢個体が母親や同胎から分離され、流通にのせられる過程で受ける環境変化や恐怖経験が、精神状態への悪影響を及ぼし、ひいては問題行動が起こりやすく飼いにくい個体の供給につながりうるので、注意が必要である。ペットショップでの犬猫の生体展示販売は、流通における問題だけではなく、幼齢の個体が陳列されることによる衝動買い、安易に犬猫を購入した無責任な飼い主による飼育放棄など、動物福祉に関わる別の問題も生み出す危険性があることも指摘されている。

　ペットショップでは、個体同士が関わることのできるスペースを設けている例もあるが、個体ごとにショーケースの中に入れられている例も珍しくない。社会化期に他個体や人と関わることで、噛みつきの抑制や他個体や人への振る舞いなどにおいて適切な行動を身につけていくが、ショーケースの中で個別に飼育・展示されている幼齢個体は適切な行動を発現することができず、この状況が生涯にわたっても悪影響を及ぼす可能性も指摘されている。

5. 繁殖

5.1　繁殖に用いられる個体の福祉

　殺処分される犬猫がいる一方で、大量の犬猫が生産されている。2018年度では89万頭の犬猫が流通した（朝日新聞、2020）。小規模のブリーダーから、パピーミル（子犬工場）と呼ばれるようなシステムで大規模に犬猫を生産している業者まである。

日本では、業として動物の販売（繁殖を含む）、保管、貸出し、訓練、展示、競りあっせん、譲受飼養を営利目的で行う場合は、第一種動物取扱業の登録が必要となる。さらに犬猫の販売や販売のための繁殖を行うものは、「犬猫等販売業者」として犬猫等の健康安全計画の策定とその遵守、獣医師との連携の確保などの追加の義務が課せられる。第一種動物取扱業者における動物の管理の方法や飼養施設の規模や構造などについては、具体的な数値による基準は設けられておらず、業者の解釈やモラルに委ねられていた。ヨーロッパ（イギリス、ドイツ、フランスなど）やオーストラリアなどの一部の国や地域では、繁殖を行う者を対象に犬猫の繁殖や飼育環境（一部の国は犬のみ）に関する数値基準を設定しており、日本でも令和3年4月に「第一種動物取扱業者及び第二種動物取扱業者が取り扱う動物の管理の方法等の基準を定める省令」が定められ、新たな基準の遵守が義務化された。基準に合わせた飼育方法に移行するにあたり猶予期間は設けられたものの、飼育密度を下げ、世話の人員を増やすなど、コストの増大による販売価格上昇や、利益減少を見込んだ廃業が見込まれる。今後は、繁殖用個体の飼育環境が適切に改善されること、および、適正な業者が生産した犬猫には十分な対価を支払うことを消費者が理解することが期待される。

5.2　遺伝性疾患

　日本の人気犬種の上位は、プードル、チワワ、ダックスフンドが占めている。過去10年ほどは上位の人気犬種に大きな変化はないが、過去の例をみると、日本ではメディアに登場した犬種に人気が集中するということがたびたびあった。特定の品種に人気が集中すると、その品種の繁殖が一気に進む。本来は、犬種に好発する遺伝性疾患の確認や、繁殖犬の血縁関係、気質を見極めて、繁殖に用いても問題がないことを確認すべきだが、人気品種や人気の毛色を持つ個体を作出することが優先されると、健康や気質（行動）に問題がある個体の増加につながる。これは犬猫共通の問題である。遺伝性疾患や、特に人との関わりに問題が生じるような気質を持った個体の場合、病気

表4　人気犬種でみられる遺伝性疾患の例

犬種	遺伝性疾患（例）
トイ・プードル	進行性網膜萎縮症、遺伝性白内障、膝蓋骨脱臼
チワワ	進行性網膜萎縮症、水頭症
柴犬	緑内障、GM1-ガングリオシドーシス
ミニチュア・ダックスフンド	進行性網膜萎縮症、骨形成不全症、セロイドリポフスチン症
ポメラニアン	グリコーゲン貯蔵症、膝蓋骨脱臼

表5　人気猫種でみられる遺伝性疾患の例

猫種	遺伝性疾患（例）
アメリカンショートヘアー	肥大型心筋症、多発性嚢胞腎症
スコティッシュ・フォールド	骨軟骨異形成症、多発性嚢胞腎症、肥大型心筋症
ペルシャ	多発性嚢胞腎症、オリゴ糖蓄積症、ピルビン酸キナーゼ欠損
ノルウェージャン・フォレスト・キャット	グリコーゲン貯蔵病、ピルビン酸キナーゼ欠損症、進行性網膜萎縮症
マンチカン	骨軟骨異形成症、多発性嚢胞腎症

による個体の福祉の低下や、問題行動による飼育放棄にもつながる可能性がある。

　犬では約500の遺伝性疾患が知られており、約50の病気で遺伝子診断が可能といわれている。多くの純血種で好発する遺伝性疾患が知られている。表4は日本の人気犬種に好発する遺伝性疾患である。猫では約300の遺伝性疾患が知られており、特定の純血種で好発する遺伝性疾患もある（表5）。遺伝性疾患の起因となる遺伝子が特定されていない病気もあることから、遺伝子検査だけではなく、病気を発症している（発症するリスクのある）個体も繁殖に用いるべきではない。

5.3　品種改良

　犬や猫は、人による選択交配により、過去200年ほどの間に多様な大きさ、外見上の特徴、行動特性（特に犬）を備えた品種が生まれてきた。国際

畜犬連盟（Fédération Cynologique Internationale: FCI）には350品種を超える犬種が公認されている。また、世界最大の猫の血統登録機関である The International Cat Association（TICA）では、71品種の猫が登録されている。団体には、登録した品種ごとに理想とする姿を定めた品種標準（スタンダード）があり、このスタンダードとなるような繁殖が推奨されている。

人が改良して作り上げた品種の中には、動物の健康を脅かすほどまでに改良されたものもある。例えば、極端な短頭にたるんだ皮膚といった特徴的な外貌を持つブルドッグは、犬種の遺伝的多様性が非常に低いことが分かっている。限られた集団から選択的に交配が繰り返されたことによる結果である。また、ブルドッグやパグのような短頭種は、気道が狭いため高温多湿の環境では特に呼吸困難を起こしやすく、自然な頭部の形状を持つ同じくらいの大きさの犬種と比べると2年ほど寿命が短い。猫の例として、スコティッシュ・フォールドの前に折れた耳は、軟骨異形成症によるものであり、それにより耳だけでなく四肢等にも症状が現れると痛みが生じて歩くことが困難になることもある。このような健康上の問題を持つ品種の登録を認めない血統登録組織もあるが、日本ではスコティッシュ・フォールドは人気が高く、多くの個体が繁殖されている。ドイツ、オーストリア、イギリスなどのいくつかの国では、動物の健康や福祉に悪影響を与えるような特性を持つ動物の繁殖を禁止している。日本でも繁殖業者への規制も必要だが、特徴的な外貌を持つ犬や猫の見た目のユニークさや可愛さにひかれて、犬猫を入手してしまう消費者（飼い主）への教育も欠かせないだろう。

6. 断尾・断耳、声帯除去・狼爪除去、抜爪

犬種によっては、役割（牧羊、狩猟など）、見た目、管理上の理由、問題行動への対処などから、断尾、断耳、声帯除去、狼爪（ろうそう）除去、抜爪（ばっそう）などが施されることがある（図7）。ドーベルマンはもともと耳が大きく垂れており、長く細い尾を持って生まれるが、護衛犬としてのかつ

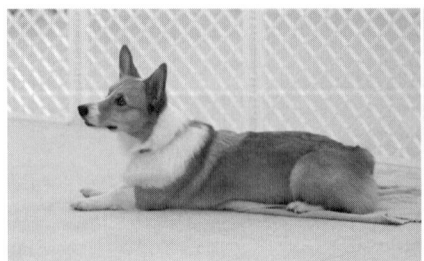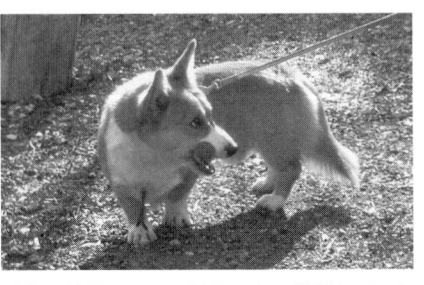

図7　ウェルシュ・コーギー・ペンブローク（左：断尾している個体、右：断尾していない個体）

ての役割では、威圧的な外見と、傷を負いやすい耳や尾を短くするといった理由で、幼齢のときに耳を切り立ち耳にし、尾も短く切られることが多い。護衛犬としての役割がなくなった現在でも、その習慣が続いている。プードルは手入れのしやすさから、前肢の狼爪と呼ばれる人の親指にあたる部分を切除することがある。吠え声が問題にならないように、声帯除去手術を施される個体もいるが、それにより全く吠え声をなくすことができるとは限らない。

　猫では問題行動としてよく挙げられる爪とぎを防ぐために、抜爪手術をすることがある。抜爪といっても爪を抜くだけではなく、爪が生えてこないように末節骨（指の第一関節より先の骨）から切除する手術が行われることもある。動物福祉上の理由から、これらの施術は医学的な理由によるものでない限り禁止されている国々もある。体の一部が除去されることは、他個体とのコミュニケーションや自然な行動を阻害することにつながる可能性もある。このような施術は手術による身体的な苦痛はもちろんのこと、生涯にわたり行動面に影響を与える可能性がある。

7. 動物保護収容施設

　日本の動物保護収容施設（アニマルシェルター）は主に行政が運営している。また、保護犬猫への意識の高まりから、民間の動物保護団体も多く、団体の施設や個人宅で保護される犬猫も数多くいる。本章第1節の図5に示し

た通り、年間の犬猫の殺処分数が大きく減少している背景には、法律の改正や自治体の取り組みはもちろん、民間団体の果たしている役割も大きい。

地域によって犬猫の置かれている状況には差がある。"殺処分ゼロ"を達成し、健康上や行動学上の問題により、譲渡が困難な個体を除いて殺処分することはなくなった地域もあれば、依然として行政施設での引き取り頭数が多く、健康な個体でも殺処分を行っている地域もある。

7.1 動物保護収容施設での飼養管理

動物保護収容施設では、日々スタッフやボランティアが動物の飼養管理に尽力している。しかし、一部の施設では、収容頭数が施設の許容範囲を超えており、限られたスペースで飼育されているケースや、人手が足りずに十分な運動やケアが行き届いていないケースもある。動物虐待の項目でも触れたとおり、結果的に多頭飼育崩壊による動物虐待につながるケースもある。不妊手術をしていない保護犬猫が施設内で繁殖してさらに個体数が増える、感染症が蔓延する、怪我や疾病があっても適切な治療が施されないというようなことも報告されることがある。

また、"殺処分ゼロ"という言葉が先行し、いかなる状態にある犬猫の安楽死をも反対する声がある。このような考えは、動物の"命"を大切にする反面、病気や怪我で苦痛を感じている個体が長期間飼養されたり、人への攻撃性から限られたスペースやリードで繋がれた状態で飼養され続けたりするなど、動物の生活の質を脅かすことにもつながりかねない。国内の行政施設では、近年は所有者からの引取りは犬で12％、猫で31％にとどまり、残りは所有者不明の個体である。人に馴れていない野良犬や野良猫は、サイズや性質から一般家庭での室内飼育が難しく、譲渡実現のためには多くの労力や時間を要することも多い。安易に安楽死を選択すべきではないが、動物の福祉を客観的に評価した上での現実的な判断も求められるだろう。

アニマルシェルターのように集団で飼われる動物を管理するため、シェルターメディシンという獣医学の分野が生まれている。シェルターメディシン

は単なる健康維持ではなく、飼育管理、感染症対策、野良犬猫の個体群管理、譲渡システムの開発など多岐にわたり、アニマルシェルターやその地域にいる犬猫の動物福祉に重要な役割を果たす分野である。

7.2　行政施設での殺処分

　現在行政施設で使用されている殺処分方法は、環境省による指針（平成19年環境省告示第105号）において、できる限り痛みや苦痛を与えない方法を取ることが求められている。殺処分には、薬物の投与や炭酸ガス（二酸化炭素）による方法が用いられている。前者は麻酔薬を注射や経口で投与することで、安楽な方法で死に至らしめる方法である。ただし、注射には人による保定が必要になることから、人や保定に慣れていない個体への精神的な苦痛への配慮も必要となる。一方、炭酸ガスには麻酔効果があり、高濃度の吸入による昏睡状態から死に至らす方法であるが、犬猫に苦痛をもたらす可能性も指摘されている。炭酸ガスによる殺処分は、個体ごとの薬物の注入よりも安価で一度に多くの個体を処分できるため、かつては多くの行政施設で導入されていたが、現在では殺処分頭数の減少と動物福祉への配慮から、他の処分方法への移行も見られ、ガスによる殺処分装置を設置しない施設も増えている。

8.　地域猫

　行政施設に引き取られる犬猫のうち、幼齢の猫が占める割合が高い。特に所有者不明の状態で引き取られる猫が7割であり、これは屋外で生活する野良猫が繁殖したものが多いと考えられる。猫は野外でも生き残る能力が高く、繁殖能力も高いため、野良猫をそのままにしておくと、いつまでも殺処分される猫の数を減らすことができない。この問題に対応するために TNR活動（Trap-Neuter-Return）という取り組みがある。この取り組みは、野良猫を捕獲し、不妊手術を施したのちに、再び元の場所か他の安全な場所に放す

ことにより、殺処分をせずに地域の
猫の個体数を管理するものである。
日本でも各地で、地域に住む猫の
TNR を行い、それらの猫の世話を
地域住民が共同で取り組む活動が行
われている（地域猫活動：図8）。野
外では交通事故や感染症等のリスク
が高まるため、野良猫の福祉状態は
飼い猫に比べると低くなることが多

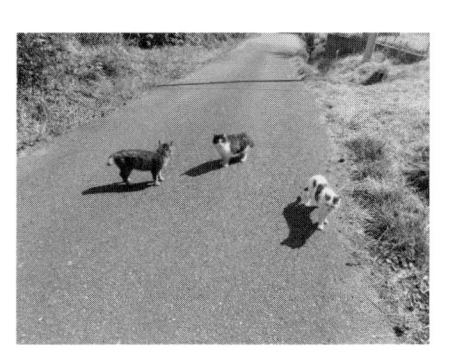

図8　地域猫

く、いったん捕獲した猫を戻すことは動物福祉を損なうという意見もある。
しかし、地域猫として住民がケアを担うことが、頭数が多すぎて収容場所が
確保できない場合のやむを得ない対応と考えられている。ただし、希少動物
等の捕食が問題となる地域では Return をすることはできず、捕獲された猫
を殺処分することにも反発が大きいため、保護・譲渡をする試みが各地で行
われている。

　野良猫に関しては、心ない人による虐待も毎年報告されている。起訴され
た事例には、野良猫による糞尿被害の腹いせを理由とするものもある。野良
猫を適切に管理することで過剰な繁殖を抑え、地域住民の猫への意識を変え
ることは、広い意味で猫の福祉の改善につながるといえるだろう。

9. セラピーアニマルと補助犬

　伴侶動物が人にもたらす良い効果を期待したセラピーアニマルや、学習能
力や適応力が高い犬の能力を生かした補助犬が社会で活躍している（図9）。
セラピーアニマルや補助犬のように、役割を持つ動物も福祉への配慮が最大
限求められる。従事する作業が個体にとって負担にならないよう、（特に補
助犬は）世代をさかのぼっての繁殖計画、社会化や馴致、丁寧なトレーニン
グを経て、最終的に補助犬やセラピーアニマルとしての適性があるか適性評

第3節　犬猫の福祉にかかわる問題 ● 221

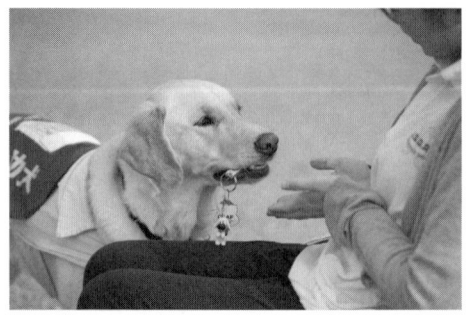

図9　介助犬（写真提供：社会福祉法人日本介助犬協会）

価（スクリーニング）を行う必要がある。単に攻撃性がない、安全であるという観点だけではなく、その作業を動物が受け入れているか（ポジティブな感情で作業を遂行できているか）という観点からの評価が望まれる。適性のない個体の選択は、動物への負荷が高く動物福祉に悪影響を与える。また、適性がある個体であっても、補助犬であれば炎天下や身動きも取れないような満員電車での移動、セラピーアニマルであれば長時間の活動や身体負荷の高い活動内容など配慮が不十分であると、いくらでも動物福祉が脅かされるポイントはある。人が得るメリットばかりではなく、動物の状態を正しく評価し、適切な活動内容を選択する責任がハンドラー（ユーザー）にはある。

10. 災害への備え

　日本は特に自然災害の多い地域である。阪神淡路大震災、東日本大震災、熊本地震など、大きな震災が起きるたびに、災害時のペットの避難や保護について対策が進められてきた。東日本大震災後に環境省から出されたペットとの避難マニュアルには、ペットの同行避難が盛り込まれた。それ以前は、避難時にペットを連れて行くことができずに、飼い主の避難が遅れたことや、やむを得ずペットを自宅に置いてきたことでペットが命を落とし、精神的苦痛を受けた被災者もいる。また、東日本大震災によって生じた原発事故の影響で、長期時に取り残されたペットが放浪する、それらが繁殖して頭数が増える、エサが得られずに餓死するなどの問題も生じたことは記憶に新しい。被災時にペットを置き去りにすることは、飼い主だけではなく、動物福

祉、そして、環境や公衆衛生にも悪影響をもたらす可能性がある。これらのことをふまえて、避難時にはペットを連れて避難する（同行避難）が基本となった。しかし、これは避難所の中にまでペットを連れ込むことを認めているものではなく、避難所での対応は自治体や避難所によって対応は異なる。

　ペットを受け入れる避難所であっても、人と同じ空間を共有するのではなく、ペット専用のスペースを作りケージの中で管理される場合もある。動物も被災し、慣れない環境に置かれた上に飼い主から隔離されることは動物にとって大きな精神的苦痛をもたらし、福祉を損ねることにつながる。日頃からケージの中で待つ練習をすることで、ケージの中は安心できる場所であることを教えていくことが望ましい。

　また、被災時に動物が逸走してしまうことも考えられる。2019年の動物愛護管理法の改正により、業者には犬猫へのマイクロチップの装着が義務付けられた。飼い主が飼育する犬猫に対しては努力義務にとどまっているが、マイクロチップは首輪や鑑札のように逸走した際に外れてしまう危険性がない。首輪や鑑札（迷子札）と合わせてマイクロチップも装着しておくことで、万が一逸走してしまったときに、すぐに飼い主のもとに戻ることができる。なお、マイクロチップは飼い主の引っ越し等に合わせて情報（住所や連絡先）を更新していなければ意味がない。飼い主はマイクロチップの情報が最新の情報になっているか、定期的に確認することが求められる。

さいごに

　伴侶動物がおかれる状況は多岐にわたるが、管理者または飼い主が犬猫の習性を正しく理解し、飼養管理に対する意識やモラルを高く持つことで、動物福祉が改善される場面も多い。とくに、専門知識のない一般の飼い主による消費行動が、結果的に犬猫の過剰生産につながったり、動物福祉を損ねる事態を容易に招いたりしている。伴侶動物の福祉問題に取り組むには、現在、生じている問題に目を向け、一人ひとりが責任を持った行動をとれるよ

う、教育や普及啓発をしていくことが不可欠である。

●──参考文献

一般社団法人ペットフード協会. 全国犬猫飼育実態調査（2023）.

環境省. 平成30年度動物の虐待事例等調査報告書（2018）.

Shindo A, Yamamoto, M. Do owners' attachments to their dogs and perceptions of dog intelligence differ by dog-keeping style?. Abstract Booklet of 29th International Society for Anthrozoology（2020）.

第4章
動物園動物の福祉

伊藤秀一・小針大助・山梨裕美・小倉匡俊

　動物福祉思想は、産業動物の劣悪な飼育環境への疑問から、1900年代半ばから発展してきた思想であり（第1章1節参照）、賛否両論あるが「ヒトが生きるという目的のために動物を飼育して、屠殺して食べる」状況で発展してきた思想とも言えるだろう。一方で動物園は、必ず必要な存在であるとは考えにくい。このことが動物園における動物福祉の問題を複雑にすることがある。

　本章第1節では動物園での動物福祉を考える前に「動物園は本当に必要なのか？」や「野生動物を捕獲・繁殖して飼育する必要があるのか？」について論じたい。動物園に存在価値がなければ動物福祉を考える必要が無いとも言えるからである。一方で、生産性が重視され、最終的に屠殺される産業動物とは異なり、動物園動物は終生飼養が基本であること、来園者が絶えず見ている状況であることから、大切に飼育されていると考えられているかもしれないが、実際には様々な問題が指摘されている。第2節では現在の動物園が抱えている動物福祉に関する様々な問題点と、それに対する解決法を紹介していく。さらに第3節では、それら動物福祉の問題点の定量化や解決法に寄与する研究について、具体的な例を挙げながら解説を行っていく。

第1節　動物園と動物園動物の
福祉の歴史

はじめに

　ここでは、時代と共に変化してきた動物園の役割や立場を考えるために、動物園の歴史を動物福祉の歴史も含めて解説し、今後の動物園が目指すべき方向を論じる。

1. 動物園の歴史とその役割

　動物園の歴史や存在意義については、動物園に関する専門書籍があることから、詳細はそちらに譲るが、動物園動物の福祉を考えるにあたり、本書でも簡単に歴史や役割について紹介する。

　動物園の歴史を考える上では「動物園とは何か?」は重要である。すなわち、動物園を「野生動物を飼育展示する施設」と定義すれば、その起源は紀元前まで遡るであろう。人類の歴史や世界の広さを考えると、様々な目的で野生動物の飼育展示が行われてきたと想像するのはたやすい。王侯貴族や権力者が自らの権力を一般市民に誇示するために、アフリカなどから当時の珍しい動物を移動して、檻に入れて展示した施設であり、動物を集めて管理するという意味のメナジェリー (menagerie) と呼ばれる動物園もそれに含まれる。一方で、動物園を「動物や人類の福祉に寄与する施設」として考えると、異なるスタート地点が考えられる。野生動物研究や生息環境の保護、来園者の環境教育などの学術・教育を目的としての動物園である。18世紀に

は、UK のロンドン動物園やフランスのジャルダン・デ・プラントなどの、博物館の生きている動物部門、つまり動物学の研究や展示を進めていく施設としての動物園が設立された。これは単に動物を集めて管理して展示するというメナジェリーから、"Zoological Park" つまり「動物学の園」として変化してきた施設である。これらは「野生動物を施設に入れて展示する」という形態という意味では何ら違いは無いが、その設立目的が大きく異なる施設である。一方で、近代の動物園（ZOO）が、全て「動物学の園」であるかというと、疑問が残るところも多い。

　動物園は、本来野生環境にいるべき動物たちを捕獲し、もしくは動物園内で繁殖して飼育・展示する施設である。そのため、現在の動物園では権力者の力の誇示をする施設であってはならないのはもちろんだが、多くの動物園は絶滅が危惧されている動物の保全、それらの動物や環境の研究、人々が動物や環境へと関心を持つことを促す教育、さらにはレクリエーション施設としての役割が求められている。

2. 動物園での福祉の歴史と法律

　動物園における動物福祉の重要性は、現在は欧米を中心に必須とされているが、近年になるまではそれほど注目されず、動物福祉に配慮されてきたとは言いがたい。当然、それ以前のメナジェリーにおいては、野生動物を戦わせる目的での飼育なども行われており、その多くは動物福祉どころでは無かったであろう。1980年代に入ってようやく動物園動物の状態が議論されるようになり、1994年に BBC が制作し放送された「動物園は今」という番組でも、ズーチェックなどの民間団体が動物の状態が悪い動物園を告発し、動物園に関する法律の整備を求める声が放送されている。現在の EU や UK 等では、動物園での低動物福祉問題を受けて、動物園関連の法律が施行され、動物園は厳密に定義され、開設に当たっては所定の手続きを経た後に査察を受ける必要がある。また、この査察は開園後も 4 年に 1 回実施され、一定基

準を下回ると閉園の命令が下ることもある。さらに、EU や北米を中心に、世界各国でサーカスも含めて野生動物のショー利用が禁止されている（2020年からは UK でもサーカスでの野生動物の使用が禁止されることが決定している）。一方、我が国では動物園関連の法律は非常に限定的で、法律上での、「動物園とは何か？」が定まっていない（2022年に札幌市動物園条例が制定され、その中で動物園のあるべき姿に保全への貢献を掲げ、動物福祉への配慮も必須なものとして位置付けた）。さらに、公立の動物園の多くは研究や教育施設としてではなく、公園や観光を担っている部門に入っていることが多い。このことが動物園動物の福祉を考える上での足かせとなっていると言えるかもしれない。現場には動物福祉についての知識があるスタッフがいるにもかかわらず、管理側には動物園の専門家がいないことや、動物福祉に関する理解不足のため、予算や職員の職務として動物福祉が扱われていないことが多いのである。そのため、現在でも動物福祉に配慮されていない施設の利用や管理が行われ、さらには絶滅危惧種を使ったショーなども行われている動物園も存在する。

　動物園・水族館業界内でも、動物福祉の底上げをはかる取り組みが行われている。公益社団法人日本動物園水族館協会（JAZA）でも2023年6月より動物福祉の監査制度を開始した。これは、同年に定めた JAZA 動物福祉規定・基準に基づき、各施設の動物福祉の評価を行うものである。これは世界動物園水族館が、各地域協会に動物福祉評価システムの構築を求めたことに起因した取り組みである。評価システムは各地域の実情に合わせながらも、国際的に共通した要素を含めて構築されている。これらに加えて、JAZA では一部の種に適正施設ガイドラインを策定したり、各施設でも動物福祉のガイドラインが策定されたりするようになってきており、今後の変革が期待される。

3. 存在を模索する動物園

　動物園と一言で言っても、旧態依然とした檻型の施設が並ぶ施設から、
「動物たちがのびのび生活している」と表現されるサファリパークまで、
様々な種類がある。当然であるが、動物園動物の動物福祉を考えるには、動
物種ごとに問題点があり解決方法がある。さらには、管理（展示）方式に応
じて対応が異なる。ここでは全て紹介することはできないがいくつかの方式
を紹介したい。

　動物園で最も一般的な方式は、来園者から動物がよく見えて、動物が逃げ
ない点を重視した檻型施設であろう。近年は少なくなってきたが、ピット式
と呼ばれる来園者が上からのぞき込むスタイルもこれに含めて良いだろう。
また、来園者とは檻で仕切るのでは無く、モート（堀）を使って動物の逃亡
を防ぎ、さらには複数の動物をモートで仕切ることであたかも同じ場所に混
在するように見せるハーゲンベック方式がある。さらには、展示施設の中
に、生息地と同じ植物（およびそのレプリカ）や岩などを設置して、完全に
再現するジオラマ方式や、動物が飼育されている側だけでなく、来園者側に
も樹木や池などを作り、動物と同じ環境にいるように錯覚させることを目指
す生息環境展示なども開発された。

　動物園における動物福祉を考える際に、展示方式の発展との関係が問題を
複雑にすることがある。すなわち、旧態依然の四方をコンクリートに囲まれ
たピット方式や、鉄の柵で囲われた方式などから、樹木が植えられた自然を
イメージした展示方式に変わると、まるで動物福祉レベルが一気に上昇する
と錯覚する場合がある。例えば、動物の生息環境を再現したランドスケープ
イマージョンや生息環境展示など、植栽が豊かで野生環境を想像させる管理
方式も増えてきたが、必ずしも古い方式に比べて動物福祉レベルが高くなる
とは言えないなどの研究結果もある。広いサファリ方式であれば、動物の正
常行動発現につながるとは限らないのも同様である。そのためにも動物園に

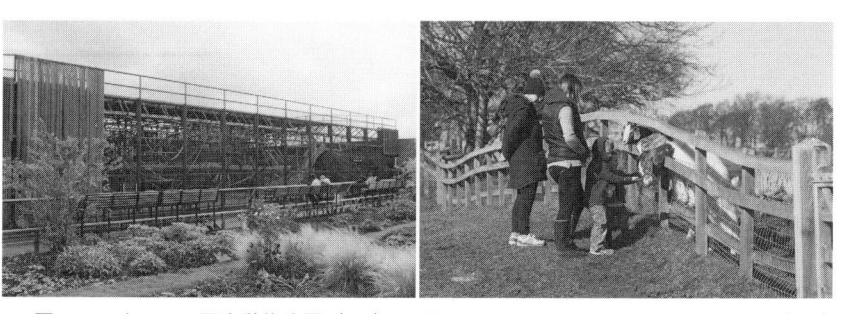

図1　ハウレッツ野生動物公園（UK）　　図2　コッツウォルドファームパーク（UK）

おける研究は重要で、動物福祉問題の解決は後述（第3節3.2 動物園における研究の実際）のように、客観的な評価が重要なのは言うまでもない。

　近年は、人工物で構成されながらも動物の行動の発現を促進する行動展示を目指した施設も増えている（第2節の2.1 環境エンリッチメントで解説）。さらに動物園によっては、動物種や施設の形式、ある役割に特化するなど、他の動物園との差別化を図っているものがある。例えばUKのハウレッツ野生動物公園は、動物園の役割の中でも種の保存に特に力を入れ、絶滅が危惧されている動物を動物園内で繁殖させて、生息地に放すというサイクルを重要な役割としている。そのため来園者からの見えやすさよりも、動物の正常行動が発現し、そして繁殖がうまくいくことを最も重視している展示法をとっている。また、いわゆる観光牧場の範疇に入れることもできるが、UKのコッツウォルドファームパークは希少な家畜を展示している。我が国においては、旭山動物園の行動展示が注目され、観光地としての地位を確立している。

4.　これからの動物園と動物園を巡る議論

　これからの動物園においては、動物福祉への配慮は必須の前提条件であり、特に野生動物を飼育しているという自覚のもとに管理を行っていくべきである。一方で、民間の動物園を中心に、経営は難しい現実もある。理由のひとつに動物園の数が多すぎることもあるだろう。また、入場料も公営の動

物園は高くても1000円以下であるのに対して、民間は2000円前後と、高くせざるをえない（海外では4000円前後の動物園もある）。そのため、来園者が希望する「餌やり体験」や「ふれあい体験」と呼ばれる動物と接触するイベントを集客の目玉とすることがあるが、これらの行為は野生動物との関わり方を提案する施設としては問題となる場合もあり、また人獣共通の疾病につながる可能性があることから今後の議論が必要である。

　現在は、動物園の役割を考えることで、動物園の存在意義を高めようとしているが、それでも動物園は存在すべきではないとの考え方も存在する。動物園が動物福祉に配慮することで、その存在意義が確定するわけではないが、少なくともその議論の舞台に上がるには、各動物園が動物福祉への配慮を行った飼育展示を行うことが必須である。「子ども達が楽しめれば良い」「地方の小さな動物園なので今まで通りの展示を行えれば良い」「レジャー施設であるから」、と考えて動物福祉に配慮しないことは、野生動物の飼育展示を行う上で福祉上の大きな問題を抱えることになると言えるだろう。

（伊藤秀一・山梨裕美）

第2節 **動物福祉の観点からの問題点とその解決**

はじめに

　動物園の役割が時代とともに変化する中で、動物園動物においても動物福祉の観点から様々な問題が指摘されるようになってきた。そこで本節では、動物園動物の飼育管理において、動物福祉上の問題とされているいくつかの項目について取り上げるとともに、動物福祉対策として、特に動物園を中心に実践されてきた「環境エンリッチメント（Environmental Enrichment）」の各項目や来園者ならびに飼育員との関係に関する取り組みについて解説する。

1. 動物園動物における動物福祉上の問題

1.1　動物園動物と栄養摂取の問題

　野生下の動物とは異なり、飼育下の動物においては、多くの場合、栄養摂取は管理者に依存している。食材の提供（給餌）内容は動物の食性によって異なり、大まかに植食動物には植物性飼料が、肉食動物には動物性飼料が、雑食動物には両者を含む飼料が給与される。また給餌方法としては、不断（非制限給餌）給餌と制限給餌に分けられ、各動物種における一日の必要エネルギー量と吸収効率（Gross assimilation efficiency：GAE）を考慮し、一定量の給餌が行われる。しかし、食材は野生で食べるものと全く同じものが提供されることはほとんどない。実際は栄養学的類似性や保管しやすさ、手に入れやすさなどの観点から、代替飼料として乾草やペレット、畜肉等が給餌され

第 2 節　動物福祉の観点からの問題点とその解決　233

ることが多い。そのため、給餌内容によっては、しばしば体内で生合成出来ないビタミン類や鉄分等の微量元素の欠乏状態を引き起こす。また、栄養要求の問題だけでなく、健康維持のために必要な食材中の構成成分の不足から、齲歯など口腔疾患を引き起こしている事例も報告されている。このほか、種によっては季節によって食性を変化させるものや、同じ種でも成育ステージや性、健康状態や活動量、妊娠や育児状況の違いによって要求量が変化することが明らかになっており、それぞれの動物の状況に応じた提供を心掛ける必要がある。一方で、飼育下においては、必要な食材が目の前に提供されるという点で、野生下で見られるような食物摂取に付随する探索や食物の処理に関わる行動発現及びそれに費やすエネルギー消費も少なくなる傾向にあり、栄養過多（肥満）の問題も生じている。肥満は、人と同様に循環器病や糖尿病、高血圧など健康の悪化につながることも指摘されており、注意が必要である。また、群れで飼育している動物においては、序列の高い個体によって提供食材が独占されてしまう場合もあるため、序列の高い個体は栄養過多、序列の低い個体は栄養欠乏状態になることも考えられる。したがって、提供食材の栄養学的な制御のみならず、群れの社会関係の制御の観点から提供方法の工夫なども必要となる。

1.2　動物園動物と防疫の問題

　動物園動物の多くは家畜伝染病予防法などの対象とならないが、鳥類を対象とした高病原性鳥インフルエンザや有蹄類を対象とした口蹄疫など、動物の罹患リスクは変わらない。また、飼育している動物から飼育員や来園者への人獣共通感染症の感染も考えられることから、動物園においても防疫対策ならびに予防措置等適切な対応が求められる（表1）。感染症は、病原体となるウィルスや細菌、寄生虫などが、動物の血液、分泌物、排せつ物、唾液などを介して動物体内へ侵入することにより感染する。その経路としては、飼養管理作業を通じた保菌動物の尿や糞などとの直接接触や飼育している動物間での汚染された食物・水等の経口摂取、また外傷の処置や動物による咬

傷・掻爬痕などを通じた「水平感染」と妊娠・出産、あるいは初乳摂取による「垂直感染（母子感染）」が指摘されている。したがって、防疫対策としては、第一に、これらの経路における関係者及び動物による動物園内への持ち込みの警戒、それと同時に園内での拡散または園外への持ち出しを防ぐ手段の準備が

表1　感染症法に基づく獣医師が届け出を行う感染症と動物について

感染症名	対象となる動物の種類
エボラ出血熱	サル
重症急性呼吸器症候群	イタチアナグマ、タヌキ、ハクビシン
ペスト	プレーリードッグ
マールブルグ病	サル
細菌性赤痢	サル
ウェストナイル熱	鳥類
エキノコックス症	イヌ
結核	サル
鳥インフルエンザ（H5N1又はH7N9）	鳥類
中東呼吸器症候群（MERS）	ヒトコブラクダ

厚生労働省 獣医師の届出基準（2014）より

必要となり、新たに導入する動物に対する検疫体制の確立、園内で死亡した動物の検死、飼育管理している動物に対する定期的な健康状態の記録並びに健康診断の実施が徹底される必要がある。一方で、不特定多数の人々の出入りがある動物園においては、来園者からの持ち込みおよび来園者への感染が大きな課題である。また、来園者だけでなく、イヌやネコなどのペットとの接触機会にも十分注意する必要があるだろう。動物園の立地条件として、比較的山林に接した郊外に作られやすいことや都市部においても貴重な緑地や水場がある環境であることから野生動物が集まりやすい状況となっているが、野生動物との接触による寄生虫やウィルスの侵入が、動物園に壊滅的な打撃を与えた例もある。したがって、げっ歯類や野鳥などの野生鳥獣やダニやアブなどの吸血昆虫類に対する侵入防止対策も大きな課題となっている。

1.3　動物園動物と行動の問題

本来の生息環境とは異なる条件下で飼育されることの多い動物園動物においては、様々な欲求を十分に満たせないこと、また、それぞれの動物種が持つ行動様式が十分に発揮できないことなどにより、行動上の問題を発生させ

表2　動物園動物で報告されている異常行動

動物種	異常行動	引用
アシカ	常同遊泳	Smith& Litchfield 2010
チーター	ペーシング	Quirke & Riordan 2011
トラ	ペーシング	Nevill & Friend 2006；Mohapatra ら2014
アフリカゾウ	ペーシング、揺動、頭振り	Posta ら2013；Hasenjager & Bergl 2015
アジアゾウ	ペーシング、揺動、頭振り	Rees 2009
ライオン	ペーシング	Bashaw ら2003；Kohari ら2017
ウォンバット	ペーシング、壁のぼり	Hogan ら2010
キリン	舌遊び、柵舐め、柵囓り、ペーシング	Sato & Takagaki 1991；Bashawら2001；Gatcliffe ら2002
オオアリクイ	ペーシング	Schmidt 2012；Nakayama ら2017
アカゲザル	とんぼ返り、ペーシング、常同跳躍	Coleman & Maier 2010
チンパンジー	眼／耳／肛門ポーキング、食糞、揺動、自咬、常同跳躍、毛抜き他	Wood 1998；Birkett & Newtion-Fisher 2011
ゴリラ	吐き戻し	Rooney & Sleeman 1998
マレーグマ	ペーシング、頭振り、揺動、舌遊び、常同跳躍、自咬、食糞他	Vickery&Mason 2004
ヒグマ	頭回し、頭振り、揺動、枝囓り、ペーシング	Montaudouin & Pape 2005；Sorianoら2017
ナマケグマ	自咬、陰部舐め、ペーシング、揺動、吸引	Anderson ら2010
ホッキョクグマ	ペーシング	Altman 1999；Wechsler 1992
ジャイアントパンダ	ペーシング、ピルーエット、頭回し、頭振り、吐き戻し、揺動	Liu ら2006
ヒョウ	ペーシング	Mallapur & Chellam 2002
ミーアキャット	ペーシング	Shepherdson et al., 1989
カナリア	スポットピッキング、ペーシング	Keiper 1969；Sargent & Keiper 1967
アオガラ	同経路移動	Garner ら2003
オウム類	羽毛つつき、恐鳴、無気力反応、自傷	Lanterrnann 1989；Westerhof & Lumeij, 1987；Roe 1991

ることがある。このような場合、動物は欲求不満状態や葛藤状態（ストレス状態）にあり、各種の行動抑制や過活動、転嫁・転位行動など、ストレス状態を解消するための一時的な適応反応として葛藤行動が出現する。また、葛藤行動の出現期間中に問題が解消されず、ストレス状態が長期化すると様々な異常行動（Abnormal behaviour）へと発達する（表2）。一部の葛藤行動も含め異常行動は、その自壊性や胃拡張・疝痛などの疾患の原因となることが指摘されており、出現する飼育環境においては飼養条件の見直しが必要となる。異常行動は実施自体が報酬系に働くことなどから、ストレス状態が解消されても行動自体は持続することが多く、出現する行動も定型化し、行動のみがひたすら繰り返されるようになる。特に単調かつ規則的に繰り返される

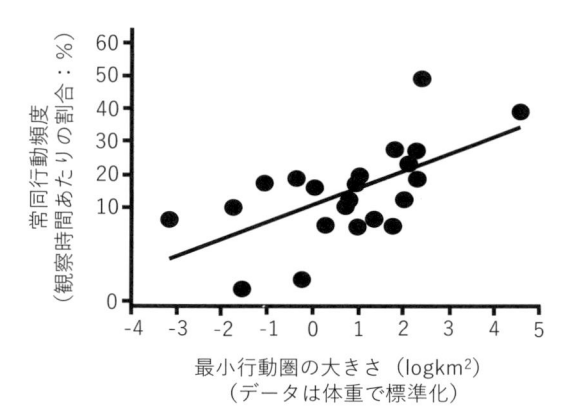

図1 各動物種のホームレンジサイズとペーシングの出
現頻度（Clubb と Mason 2003 を改変）

異常行動は、常同行動（stereotypic behaviour）と呼ばれ、様々な種で報告され
ている。動物園においては、飼育展示条件が園毎に異なることから、同じ異
常行動の出現条件も一様ではないが、一定のリズムで同じ経路の往復を繰り
返すペーシング行動（Pacing：常同往復歩行）が、各動物種の野生下での行動
圏の広さと関係すること（図1）や、植食動物における舌遊び行動（tongue
rolling）が、舌を使って草本や樹葉を巻取るという特異的な摂食行動が実施
できないことが原因となっていることも指摘されている。その他、食糞や吐
き戻しなどの異常反応も問題となっている。一方で、行動の実施や学習機会
を逸することで、本来保持すべき行動が実施できないという問題もあり、こ
のことから繁殖や育児に支障をきたすようになることも報告されている。

1.4 動物園動物と環境管理の問題

　飼育下の物理環境ならびに社会環境条件は、動物が安楽かつ快適に過ごす
ために重要な意味を持つ。例えば、飼育地の気候条件は、屋外で飼育展示さ
れることの多い動物園動物に大きな影響を及ぼす。特に暑熱は、摂食やその
他の運動を抑制するとともに、雄獣に対しては造精機能の低下、雌獣に対し
ては受胎能力の低下や発情停止、流産などの繁殖問題を引き起こす。一方、

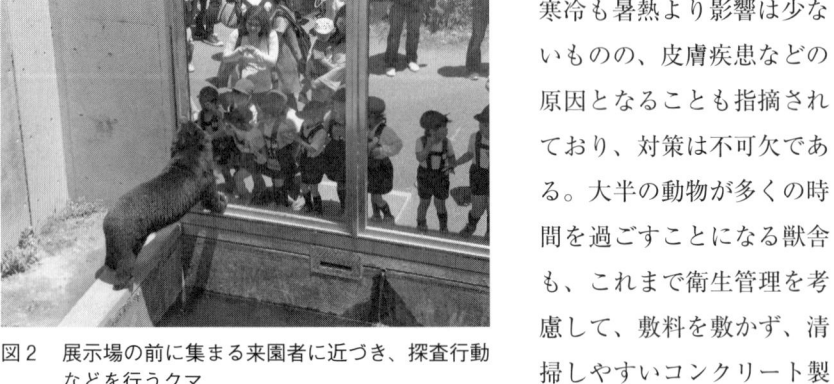

図2　展示場の前に集まる来園者に近づき、探査行動などを行うクマ
動物種や展示条件によっては、来園者が動物の社会的反応を刺激する役割を担う可能性もある（日立市かみね動物園）。

寒冷も暑熱より影響は少ないものの、皮膚疾患などの原因となることも指摘されており、対策は不可欠である。大半の動物が多くの時間を過ごすことになる獣舎も、これまで衛生管理を考慮して、敷料を敷かず、清掃しやすいコンクリート製の床が採用されることが多かったが、近年多くの有蹄類において跛行の原因となっていることが指摘されている。また展示場も、変化の少ない環境での飼育が続くことで、野生下で多くの時間を費やす摂食探査や環境探査などの活動が減り、退屈から様々な異常行動を誘発する。したがって、安楽性と刺激に対する工夫も必要となる。

　社会環境については、群居性の動物を一時的または恒久的に単飼することは、大きなストレスとなり、社会行動や生殖行動に大きな影響を及ぼす。特に幼齢動物の場合、社会性の発達を阻害し、将来群飼した際、同居個体への攻撃性が高まったり、成長時の子に対する母性行動に障害が生じる可能性が高い。一方で、成雄獣同士や非親和個体同士の同居は、自然下よりも敵対行動を活発化させる場合がある。また、社会関係が確立された群れの中への導入が、急性ストレスによる突然死を引き起こすこともあることから注意が必要である。動物園特有の社会環境条件として、来園者の存在もあるが、動物種によって観覧やふれあい展示がストレスとなることが指摘されている。一方で、展示場の構造や観覧条件によっては、ほとんど影響しないことや、むしろ刺激になる可能性も報告されており（図2）、今後の知見の集積が期待される。

1.5　動物園動物と繁殖の問題

　飼育下の母集団は有限であり、集団が小さければ小さいほど致死遺伝子や奇形の出現などの近交劣化の確率が高まる傾向にあることから、飼育集団の遺伝的多様性の維持は、動物園動物の維持につながる重要な課題である。一般に、集団の遺伝的多様性を維持できる個体数として、500個体程度を保持している必要があるとされるが、集団を構成する動物の性比や繁殖に供与できる個体数などを考慮すると、その3倍から4倍程度必要であるとも言われている。しかし各園館での収容能力には限界もあり、単独で遺伝的多様性を維持することは現実的に難しい。また、繁殖方法が確立されていない動物種やそもそも交配可能な個体数が少ないといった問題もある。

　一方で、繁殖成功度の向上だけでなく、動物福祉上、生殖行動の実施が推奨される場合があるが、限られた飼育下の個体間で繁殖を繰り返すことによる繁殖集団の血縁度の上昇は、結果として生まれてくる個体群の遺伝的近交度の上昇をもたらす。繁殖集団に組み込まれない動物やスペースの都合で適切な環境で飼育できない動物は、余剰動物（surplus animal）と呼ばれることもある。そのため環境条件の良くない施設で飼育されたり、場合によっては安楽殺される例も見られるが、希少動物の安楽殺には議論もある。ただし飼育下の資源には限りがあるので、今後国内外の動物園との協調及び動物園業界全体で動物福祉・保全・教育などの観点から飼育する動物種を選定していくこと（コレクションプランの策定）がますます必要になるだろう。

（小針大助）

2.　解決法のいろいろ（理論と実践）

　上述の動物福祉に関する問題を解決するために、様々な方法がとられてきた。この項ではそれに関わる理論的な枠組み及び動物園や水族館の動物を対象としてこれまで行われてきた具体的な取り組みについて紹介する。5つの自由や5つの領域モデルで扱われている要素を意識しながら、環境エンリッ

チメント・人と動物の関係・動物福祉に配慮した施設設計と個体群管理の3つを柱として概説する。

2.1　環境エンリッチメント Environmental Enrichment

　環境エンリッチメントの定義には様々なものがあるが、基本的には動物福祉の向上を目指して環境や飼育管理手法を変更するものである。動物の行動生態や自然史の知見をもとに、対象となる飼育動物の飼育環境と管理方法の改善もしくは向上を図ることで、動物福祉を向上させるための1つのプロセスを指す（Shepherdson, 2003）。環境中に動物がとりうる選択肢を増加させることで、種特異的な行動や認知能力の発揮など動物の本来の性質の発現を促し、動物たちの持つ行動・生理的な要求に応えられるようにするものである。また、それぞれの種・個体に合った要求を満たすことで、動物の心身の負担を減らし、究極的には生物学的機能性を高めることにもつながるものである。動物飼育の上では欠かせないものであり、近年は動物園や水族館でも広く取り入れられるようになった。行動展示などと混同されることもあるが、環境エンリッチメントは動物福祉向上を目指すもので、展示・教育効果も副次的にはあるもののあくまで付随的なものと捉える。エンリッチメントは採食・社会・物理・認知・感覚の5つのカテゴリーに分類されることが多い。それぞれが排他的なカテゴリーではなく、ひとつのエンリッチメントは複数のカテゴリーで捉えることができる場合も多く、それぞれの観点を合わせて考えることでより効果的なエンリッチメントにつながることもある。本稿ではこうした5つの分類に従い実例と共に説明する（Hosey, 2009）。

2.1.1　採食エンリッチメント：栄養と採食方法

　野生動物の多くは1日の多くの時間を食べ物の探索や摂食に費やしている。各動物種は本来の生息地の採食環境に適応するために、生理学的及び行動学的な特性を保持している。そうした各動物種が持つ異なる栄養・行動要求に合わせた、栄養バランス及び採食行動の発現を促すためのエンリッチメ

| Column | 山梨裕美 |

環境エンリッチメントの定義とその必要性

　環境エンリッチメントの重要性は、その用語がない1920年代頃から一部の実験動物の研究者や動物園関係者には認識されていた。その後、野生や飼育下の動物の生態や心理に関する知見が集まる中で、動物福祉への配慮にはより関心が高まるようになった。そうした中で環境エンリッチメントは欧米の動物園では1980年代以降広まっていき、日本でも1990年代以降各地の動物園に広まっていった。産業動物や実験動物、伴侶動物にも環境エンリッチメントは行われているが、動物園でもっとも多様な形で取り入れられている。環境エンリッチメントの定義には今回本文中に紹介した以外のものもあるが、基本的にはどれも動物福祉向上のために飼育環境を改善するプロセスを指している。たとえば、よく使われているものとして「動物の心理的・生理的の両視点から適切な福祉の状態を実現するために不可欠な環境の刺激を特定し、環境に加えることで動物の飼育管理の質を高めるために行う動物飼育の原則（Shepherdson, 1998）」や「飼育環境の様々な条件を改善することで、飼育下の動物の生物学的機能の改善を図ること（Newberry, 1995）」などがある。こうした環境エンリッチメントの必要性は、科学的な知見をもとに議論することができる。たとえば、動物たちはそれぞれに特定の行動を発現する要求を持っており、こうした要求が満たされないことが異常行動の発現につながる場合も多い。環境エンリッチメントで行動発現の機会を提供することはこうした問題を事前に予防することにつながる。またマウスなどの実験動物の研究からは、環境の複雑性を増すことが記憶力向上につながるなど神経系への影響も示されている。他にも、環境エンリッチメントが行われた環境で育つことでストレス耐性が増加するといった知見もある。このように環境エンリッチメントの必要性を支持する知見が多くあるものの、その多様な効果についてはわかっていないところもある。さらに動物園動物は、生態も認知も欲求も異なる多様な分類群の動物たちが含まれるという点が特異なところである。また動物園と一口にいっても場所も環境も様々である。そうした中で、それぞれの動物たちにどのような環境エンリッチメントを行っていくのがよいのかということは、まだまだ試行と評価を繰り返しながら議論していく必要のある問いだと言える。

ントが採食エンリッチメントである。よく行われる例として、動物の暮らす運動場のあらゆる場所に食べ物を隠すことで、探索行動を引き出すことがある。一度にまとめて与えるのではなく分散させることで、採食時間を延ばし、野生の活動時間配分に近づくことにもつながる。肉食の動物であれば、狩猟行動を発現するために、肉を箱などに隠して高いところに置いたり、バンジーロープを用いて肉を吊るすなどして、飛び掛かったり、皮をはぐような行動を同時に発現できるようにする例もある。草食動物の中には、ブラウザー（木本食）やグレイザー（草本食）、中間型といった分類が存在する。ブラウザーの動物であるキリンには、高いところに枝を吊るし、長い舌で絡めとる行動が発現できるようにされている。特徴的な長い舌を利用して、穴から食べ物を取り出すようなパズルフィーダーも使われることもある。グレイザーの動物であるシマウマなどにはヘイネットを用いて牧草を提供するなどが行われる。ヒョウモントカゲモドキといった爬虫類などでも、食べ物を隠すといったエンリッチメントで行動変化が見られたという報告もある（Bashaw et al., 2016）。与えるタイミングなどについても考慮する必要がある。動物園では給餌時間に近づくと動物の常同行動が増加することなどは様々な研究で報告されている。動物にとって予測しやすいタイムスケジュールであることがひとつの要因と考えられている。そのため食べ物を与えるタイミングを、ある程度予測不可能にすることが、必要なのではないかという考え方もある。フェネックを対象として、自動給餌装置を用いて食べ物が得られる場所やタイミングを変えて予測不可能な状況を作り出し、行動の評価を行ったところ警戒行動などの頻度が変化したことを報告している（Watters et al., 2011）。

　栄養の観点からも、野生で食べる栄養構成に近づけることも重要視されている。飼育下では本来の生息地で食べている食べ物そのままを与えることはできないため、栄養組成に注目して考えることが多い。同じカテゴリーの食べ物と考えられるものでも、野生と飼育下では栄養組成が異なることも多いので注意が必要である。たとえば、野生動物が食べる果実と比べて、栽培さ

れている果物は糖度が高
く、繊維分が少ないことが
多い。歯の問題や肥満につ
ながることもあるため、野
生で果実をよく食べる動物
であっても、枝葉や野菜な
どを多くあげるようになっ
ている。大型類人猿に見ら
れる吐き戻しなどの異常行
動の発現には、採食構成が

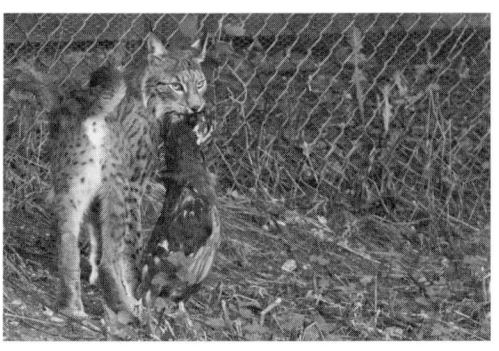

図3　ニワトリの屠体をリンクス（*Lynx lynx*）に与
　　える（ウィップスネード動物園、イギリス）。

関わっている場合もあるので、採食品目の変更が行動変容にもつながる場合
もある。肉食動物についても、野生で食べる肉には皮や骨など様々な部位が
含まれている。近年では、処理された肉ではなく、屠体を与えるなどの取り
組みも行われることがある（図3）。

2.1.2　社会的エンリッチメント：同種・異種との関係性

　その種に適した社会環境で暮らすことは、動物の精神的な安定、種特異的
な行動習得含め心身の発達の観点から非常に重要である。また、社会環境は
常に変化する刺激を与えることにもつながることや、動物園や水族館の限り
ある空間の中で1個体が利用できる空間が広がるといったメリットもある。
そのため、本来群れで暮らす動物が単独で暮らすことは避けるべきである。
たとえば大型類人猿の場合、幼少期の社会環境によって種特有の発現に差異
があることが示されている。人工保育で育った個体は、交尾行動や養育行
動、道具使用やベッド作りなどの行動発現割合が低くなる。幼少期の適切な
時期に、適切な社会環境で暮らすことが、その後の動物の生活に大きく影響
する例である（図4）。野生では交尾期や幼少期以外は単独で暮らす動物で
も、動物園では恒常的に同種他個体と暮らすこともある。たとえば、ホッ
キョクグマは野生では単独で生活していることが多い。しかしアメリカの20

第2節　動物福祉の観点からの問題点とその解決　243

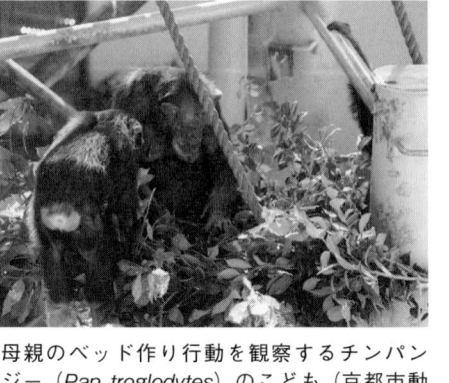

図4　母親のベッド作り行動を観察するチンパンジー（*Pan troglodytes*）のこども（京都市動物園）
幼少期に適切な社会・物理環境が整ってはじめて習得可能な行動の1つの例でもある（Yamanashi et al. 2020）。

園の動物園のホッキョクグマの調査から、同居個体の数と常同歩行の頻度には負の相関があったことが示されている（Shepherdson et al. 2013）。野生での社会構成は、動物種の特性に合ったものとなるので、動物園や水族館でも実現しやすい形となる。しかし動物種にもよるものの、社会構成は野生でも資源量や捕食圧などによって変化するものでもある。そうした可塑性を考慮し、動物種本来の社会性を理解しながらも、動物園での社会構成は柔軟に捉えることによって、個体の福祉を向上させることに加えて、余剰個体の問題の対処にもつながる。

　上述の通り社会的な要求に応えることは非常に重要だが、環境や個体間関係によっては激しい闘争や過度なストレスにつながることがある。攻撃行動自体は本来の行動レパートリーの一部であるが、広さなどに限りのある飼育環境では攻撃行動が過剰になることや、大怪我、時に死につながることもある。さらに社会関係は一定ではなく変わりゆくものでもある。そのため、動物がお互いの距離感を選べるように適切な空間の広さや複雑さを確保し、社会的に低順位の個体など時に他個体から隠れることができるような工夫を同時に行うことでバランスをとる必要がある。

　同種だけでなく、異種と同居することもある（混合飼育）。たとえば、キリンとシマウマは本来の生息地であるアフリカでも同所生息しているが、動物園でも混合飼育されることも多く、時に異種間で社会行動が見られる。混合飼育においては、その中の特定の種が大きなデメリットをこうむることが

ない種同士で行われる。その
ため、鳥類と地上性の哺
乳類などニッチの異なる動
物種の混合飼育などもよく
見られる。例外的に肉食動
物と草食動物も体サイズや
環境によっては共存が可能
である場合もある（図5）。
こうした事例については、
まだ事例も定量的な評価も
少ないため、今後検討して
いく必要がある。

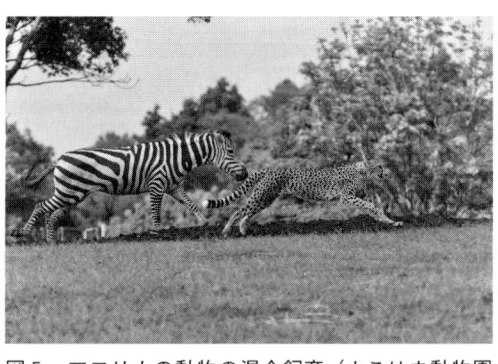

図5　アフリカの動物の混合飼育（よこはま動物園
　　　ズーラシア）
草食動物が複数混合飼育される例は多くあるが、肉食動物
と草食動物の混合飼育はめずらしい（写真提供：よこはま
動物園ズーラシア）。

2.1.3　物理的エンリッチメント

　ある程度の広さを確保することだけでなく、環境を複雑化し、動物がとり
うる選択肢を増加させることは動物福祉の観点から欠かせない。たとえば、
樹上性の強い動物の場合には、植樹や三次元構造物を導入したり、消防ホー
スやロープなどを用いて可動域
を広げたりすることで、樹上性
に伴う移動様式を促すことがで
きる。樹木は日陰や退避場所と
しても機能する。暑さや寒さに
対処できるようにするために、
人工的な屋根や寒冷紗を設置す
る、ミストをつける、冷暖房装
置を屋内外に設置して、動物が
自分で快適な気温条件を選ぶこ
とができるようにすることも重

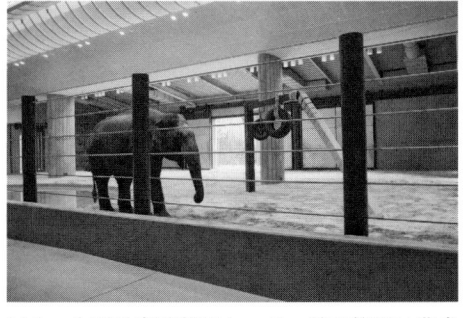

図6　大型の有蹄類にとって、肢の管理は非常
　　　に大切である（スミソニアン動物園、ア
　　　メリカ合衆国）。
蹄や足の裏のパッドの状態を健康に保つために、アジ
アゾウ（*Elephas maximus*）の屋内施設にも砂がある
程度の深さで敷かれている。

第2節　動物福祉の観点からの問題点とその解決　●　245

要である。また、昼夜を問わず、季節や安全上可能な範囲で屋内と屋外の施設を行き来自由にすることも1つの選択肢である。爬虫類や両生類など気温や湿度に影響を受けやすい動物についてはより注意が必要となる。活発に行動できるような工夫だけでなく、安心して休息できる環境作りも大切である。個体が望んだ時に来園者や同居個体から離れて落ち着けるような場所を作り、巣やベッドを作る動物には適切な素材を与え、鳥類には適切な太さ・素材の止まり木を準備する。コンクリートではなく、砂やおがくず、わら、ウッドチップ、土などを用いて敷材を工夫することは、快適な休息、大型動物の足への負担軽減に加えて、採食エンリッチメントのために食べ物を隠して探索行動を引き出すことへもつながる（図6）。

2.1.4 認知エンリッチメント

　野生動物は食べ物や繁殖相手、安全な隠れ場所などを探す、捕食者から身を守るなど、様々な課題に直面しながら生活している。こうした課題を解決するためには、動物がそれぞれ認知的なスキルを持っている必要がある。こうしたスキルは動物の暮らす現在・過去の環境及び進化の過程で獲得してきたものである。過去の研究から、こうした課題があると動物たちは自ら進んで向かっていくことが示されている。有名な現象として、コントラフリーローディングがある。コントラフリーローディングは、食べ物などの資源を得る際に何もせずに得られるものと、なんらかの操作が必要なものを呈示した際に、動物があえてコストのかかる後者を選択することがあるという現象である。こうした現象のメカニズムははっきりわかっていないが、1つの説明として予測不可能な資源をモニターし将来に備える必要のある環境では適応的な行動なのではないかと言われている。動物はそれに伴った好奇心や探索欲求を持ち合わせているとも捉えることができる。動物にとって予測可能性が高すぎる、単調な環境は退屈につながり、予測可能性が低すぎる環境はストレスや不安につながると考えられている。そのため適度な予測可能性を保ち、動物の主体性を発揮できるような環境を整えることがポジティブな動

物福祉の状態を考えるうえで大切なポイントにもなる。そのため、動物が自発的なモチベーションで対処できる範囲内のものであれば、認知的な課題となるような機会を提供することが動物福祉の向上につながると考えられるようになっている。

こうした背景から近年、飼育環境において課題解決及び動物が環境のある側面をコントロールできるような機会を提供することで動物種本来の認知能力が発揮できるようにするためのエンリッチメント（認知エンリッチメント）が注目されるようになった。たとえば、大型類人猿などでは自ら道具を準備しなければ食べ物が得られないような装置を提供するな

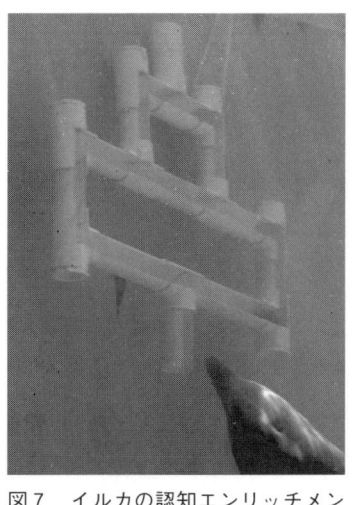

図7　イルカの認知エンリッチメント装置（Six Flags Discovery Kingdom, CA）
塩ビパイプを組み合わせたもので、イルカがボールを中で動かすことができる（Fay Clark 博士のご厚意で提供いただいた）。

どが良く行われている。ハンドウイルカでも、塩ビパイプを組み合わせて作成したパズルフィーダーを用いてハンドウイルカの探索行動や物体操作を引き出した例もある（図7：Clark et al. 2013）。コンピューターを利用した課題を使用する例もある。

2.1.5　感覚エンリッチメント

動物の視覚・聴覚・嗅覚といった感覚を刺激するようなエンリッチメントの導入も行われている。たとえば、探索行動などを引き出すために、肉食動物に、嗅覚刺激（草食動物の匂いがついた藁や枝葉など）を与えることがある。騒音の低減やリラックス効果などを期待して音楽や自然音を流すなどのエンリッチメントが試行されることもあるが、その効果については一貫していない。視覚的な刺激としては液晶ディスプレイやプロジェクターなどを用

いて、動物が普段見ることができないような映像を提供する例などもある。動物種によって優位な感覚や、感覚の特性（視覚であれば色覚、聴覚であれば可聴域等）は異なるので、その点には注意する必要があるだろう。

2.1.6　個別の事例への対応

　上述の通り、環境エンリッチメントは多岐にわたり、その重要性は示されているものの、個別の事例に合わせてその種類や導入プロセスは工夫する必要がある。急激な環境変化は、ある動物にとっては大きなストレスにもなりうる。食べ物の変化が、鼓脹症や消化不良を引き起こすこともある。そのため、個体の様子を監視しながら、変化は徐々に与えることや、変化に適応できるように日ごろから慣らすという観点も重要である。他にも誤飲や誤食、体の一部が隙間に挟まるなどの事故も起こりうる。安全性に配慮して環境エンリッチメントを行うことが大切である。衛生面への配慮も必須であるため、維持管理のしやすさなども持続するためには大切なポイントである。また、老齢個体や病気の個体など、運動機能が低下している場合もある。逆に若い個体などは、同じエンリッチメントを繰り返すことで飽きるなどの問題も起こりやすいかもしれない。年齢を問わず動物福祉は考える必要はあるものの、個体のライフステージに合わせて必要なエンリッチメントを提供するという考え方が重要である。

2.2　動物と人（来園者・職員）の関係

2.2.1　ハズバンダリートレーニング

　動物園での健康管理などの場面での採血や麻酔、施設間移動など動物にとって痛みや恐怖を伴う可能性のある行為が必要な場合がある。獣医学的な検査や処置は動物の健康を保つ・向上させる上で必須なことであるが、それに伴う苦痛や恐怖を減らすことが重要である。こうした様々な処置に動物が自発的に参加することで、人と動物双方にかかる負担を最小限に抑えることができる。こうした動物福祉への配慮を主目的とした、諸動作の行動形成を

ハズバンダリートレーニングと
言う（伴ら，2017）。たとえば、
動物が開口動作を学習すること
で、歯の状態などを定期的に観
察できるようになる。ハズバン
ダリートレーニングを通して、
ネコ科動物の尾部やキリンの頚
部、ゾウの耳などから採血を定
期的にできるようにすること
で、血液性状やホルモン濃度の

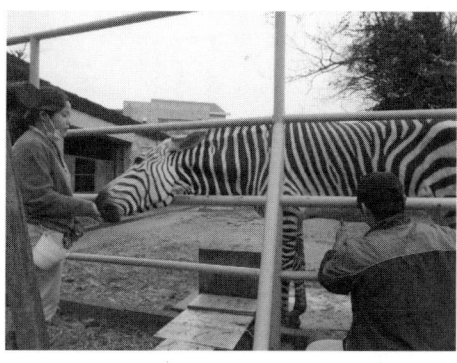

図8　シマウマ（*Equus zebra hartmannae*）の
採血（日立市かみね動物園）

測定が可能になる（図8）。心疾患が問題となっているゴリラなどでは、血
圧測定、心電測定、心エコーなどの健康診断の処置が無保定でできるように
なった例もある。正の強化を用いて少しずつ行動を形成していくことで、こ
れら最終目標となる処置に近づけていく。正の強化を用いたトレーニングの
過程は、動物にとって新しい学習を促すことにもなるので、認知エンリッチ
メントとして捉えることができるのではないかという指摘もある。動物園の
チンパンジーを対象とした研究から、ハズバンダリートレーニングを行った
日には行わない日と比べて異常行動の頻度が少ないといった報告もある
（Pomerantz et al. 2009）。

2.2.2　来園者と動物の関係

　来園者が動物の行動や福祉にどのような影響を与えるかということについ
て様々な検討が行われてきた。動物種や環境によってネガティブに働く場合
もあれば、ポジティブまたはほとんど影響しない場合まであることがあきら
かとなってきた。同じ種内でも環境による違いが見られることから、動物が
来園者から適切な距離をとったり、隠れたりできる環境であるか否かが重要
な点であることが示唆されている。たとえば、動物園のヤマネコの飼育環境
に隠れられるような場所を追加したところ、常同行動の頻度と尿中グルココ

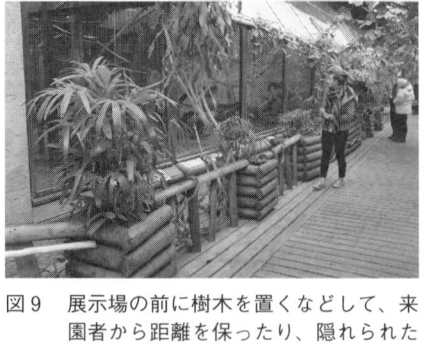

図9 展示場の前に樹木を置くなどして、来園者から距離を保ったり、隠れられたりすることで、動物が安心して暮らせるようにする工夫（チェスター動物園、イギリス）

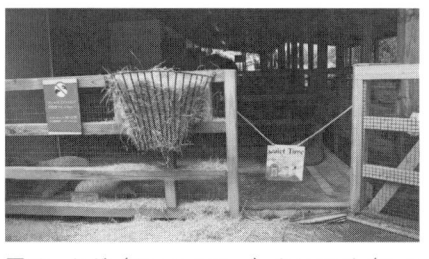

図10 ヤギ（*Capra hircus*）とヒツジ（*Ovis aries*）のふれあいコーナーに設けられた退避場所（アトランタ動物園、アメリカ合衆国）

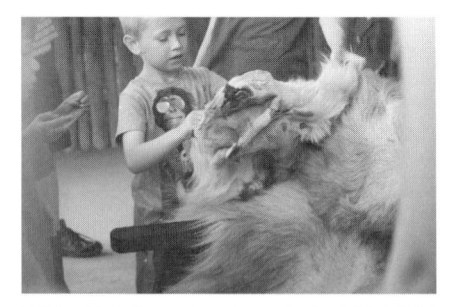

図11 ライオン（*Panthera leo*）の毛皮を触るこども（ウィップスネード動物園、イギリス）
生きた動物に触れる行為から人は何を学ぶのだろうか。

ルチコイド代謝産物の濃度が減少した事例がある（Carlstead et al. 1993）。また、ニシゴリラの研究から、来園者数が多い時にはグループや個体によって、攻撃行動や常同行動が増加したことが報告されている（Stoinski et al. 2012）。種差や個体差に対応するためにも、環境中に動物が望んだ時には来園者から視覚的・聴覚的に隠れることができる場所を提供することが重要である（図9）。

　動物園には、生きた動物に直接触ったり、餌を与えたりなど直接かかわることができるプログラム（以下、ふれあい）を持っているところが多い。対象となる動物種は昆虫などの無脊椎動物から、爬虫類・鳥類・哺乳類まで動物園によって様々である。鳥類・哺乳類では家畜化された動物が一般的ではある。また、動物が普段暮らしている囲いの中で来園者が触れたり、餌をあげたりするものから、ふれあい活動のために特定の場所に連れ出されるものまで手法も多

Column | 山梨裕美

エンターテイメントと動物福祉

　人は動物園で動物を見て楽しむが、動物園が来園者を「楽しませる」手法も歴史的に変容してきた。１つの例としてエンターテイメントショーがあげられる。古い時代には、クマやチンパンジーが自転車に乗る、玉に乗るなど、動物に擬人的な行動を訓練し来園者に見せるようなショー（以下エンターテイメントショー）が広く行われていた。しかし、エンターテイメントショーは、動物福祉レベルを低下させるような行為を伴うことも多く、後年に減少していった。たとえば、乳児期における母子分離が、多くの哺乳類で種本来の行動習得や精神面の発達に悪影響を与えることが知られている。そのため、動物園では母親の死亡やネグレクトなどやむを得ない場合を除いて人工保育は避けられるようになっている。一時的に人工保育になったとしても可能な限り早く同種他個体との暮らしに戻すことが基本となってきている。しかし乳児期は人による訓練も容易な時期でもあるため、エンターテイメントショーのために母子分離及び長期的な人工保育を継続する場合もある。特定動物など人に危害を与えるおそれのある動物のエンターテイメントショーは、幼少期のみに限られることも多いが、幼少期の数年の経験がその後の数十年の生活に不可逆的な影響を与えることになる。また、エンターテイメントショーを行う環境やタイミング、訓練される行動が、動物の生態や自発的なモチベーションに合わないものとなる場合には、ショーや訓練そのものが動物にストレスを与えるものにもなりうる。さらに、エンターテイメントショーのための飼育に、野生からの捕獲を前提としていることもある。野生からの捕獲には、対象となる個体だけでなく、その群れの個体にも影響を与えるため、野生個体群への影響も懸念される。こうしたことから近年では、動物福祉に配慮された環境の中で、動物の観察や関わりを楽しむということが動物園の主流のスタイルとなっている。しかし、エンターテイメントショーが人に与えるインパクトは強く、現在でもチンパンジーなどの霊長類やイルカなど様々な動物種を対象として行われることもある。動物種や内容によっては、動物福祉レベルの低下を避け、むしろ向上させるように行うことができる場合もあるかもしれない。一方それらを避けられない動物種や形式もある。様々な娯楽がある中で、わたしたちの社会は、わたしたちの楽しみのために、何を是とするのかということが問われている。

岐に渡る。動物に触れる行為は、人にとっては楽しいもので、動物とかかわることからは学ぶことも多い。そのため、生きた動物を飼育する動物園・水族館の教育のひとつの手段として世界各地で実施されている。しかし、やり方によっては動物にとって大きなストレス源になりうる。また、人獣共通感染症のおそれもある。そのため、ふれあい活動から得られる教育的効果と動物への負担について近年議論が活発化している。またふれあい活動が動物に与える影響についての研究も、種や環境により結果は様々である。世界動物園水族館協会のガイドラインでは、動物と直接的に関わることが、来園者の教育に一定の効果があることを認めながら、来園者の保全意識向上につながる教育の促進とふれあい活動が動物にとってポジティブなものであるべきであるという2つの視点が重視されている（World Association of Zoos and Aquariums, 2020）。動物福祉の観点からは、動物の様子をモニタリングすることと、動物自身がふれあい活動に参加するか否かを決定できることが望ましい。たとえば、来園者がアクセスできない退避場所を設けることで、動物が時に来園者から触れられずにいられるようにする。または、ある特定の場所に動物が寄ってきた時のみに来園者がかかわることができるような形式も可能である（図10・11）。

2.3　動物福祉に配慮した施設設計と個体群管理

　上述した環境エンリッチメントやハズバンダリートレーニングは、大規模な施設改修を必ずしも必要とせずに導入可能な、動物園における「ソフト」の部分である。そうした活動を十分に行うためには、施設設計といった「ハード」面やコレクションプランや個体群管理といった複数の動物園の協力が関わる部分は非常に重要である。

　動物の暮らしは24時間続くものなので、職員の帰宅後の動物の生活まで考慮した施設設計が欠かせない。動物園や動物種によっては、動物が日中使用する場所と、夜間使用する場所が異なる場合も多い。安全面などを考えての措置である場合が多いが、結果的に1日の大半で利用する場所が狭くなるこ

とがある。そのため、施設設計の段階で24時間を通じて、動物が必要な環境の広さ・機能が確保できるように考慮する必要がある。屋内・屋外ともに立体的な空間利用ができるようにすることや、個体間の距離を保てるようにすることなども重要である。また、複数の空間に仕切ることができるようにすることで社会的な状況などに応じて複数の群れに分けるといった柔軟な管理ができるようになる。新規個体の導入においても、複数の空間があることは役に立つ。樹木を維持するためには日当たりなどの条件についても考慮する必要がある。他にも、動物の監視がしやすいシステムや清掃のしやすい構造などにも配慮する必要がある。

　動物の繁殖は個体の動物福祉にとってもポジティブなものと捉えられることができる。しかしそれに伴う個体数増加によって、余剰個体が生じることもある。終生飼育を基本とする動物園においては、動物福祉に関する問題を生み出すことにもつながる場合がある。たとえば、オス同士は飼育下では同じ空間で共存するのが難しい場合が多くの種で存在するため、時に社会性の強い動物が単独飼育となったり、狭い獣舎での飼育となったり、その動物種に適した環境を提供できない動物園に移動することなどがおこりうる。遺伝的多様性を保つために飼育下の個体群管理のために複数の動物園が協力して繁殖を行っているが、こうした全体の繁殖計画の中に動物福祉の視点をより強く取り入れて、繁殖した個体の動物福祉のレベルが低下することのないようにする工夫が必要だろう。近年、繁殖のためだけでなく動物福祉を向上させるための施設移動なども行われる例もでてきている。動物福祉の視点を施設設計、個体群管理、コレクションプランの策定に含めて計画的に動物の管理を行うことが、現場での動物福祉の取り組みを行う上での基盤となる。

（山梨裕美）

第3節 動物園における研究活動

はじめに

　動物園では多くの動物、特に絶滅が危惧されている動物種を飼育しており、その目的として4つの役割——レクリエーション、環境教育、種の保存および調査研究を掲げている。これは日本のみならず、世界的にも共通した動物園のミッションだとされる（Mellor et al. 2015, 村田・野田、2020）。動物園における研究活動は、詳細を後述するとおり多くの特色があるが、その最たるものは絶滅危惧種を含む多くの野生動物（非家畜化動物）を研究対象とできることだろう。そのため、本書のテーマである動物福祉の観点から動物種ごとの適正な飼育管理法を探る研究はもちろんのこと、動物種ごとの基礎的な生態特性を調べる研究や、繁殖生理や分子生物学的な観点から保全に焦点を当てる研究、教育施設としての役割に基づき展示の教育効果を探る研究など、動物園で行われる研究トピックは多岐に渡っている。したがって動物園における研究活動は、動物園自身のミッションに含有されるものであるとともに、多くの研究者にとって興味の対象となっている。そのため現在では動物園に所属する職員が実施する研究のみならず、大学との共同研究など多様な実施形態で動物園動物を対象とした研究が行われるようになってきている（詳細は261頁コラムを参照）。本節では動物園で行われる研究の具体例を紹介する（261頁コラムで述べるように動物園における研究活動は海外の事例が豊富であるが、ここでは本書を和文で記していることを鑑み、和文で公表されているか日本人が著者となっている論文を中心にピックアップした）とともに、動物園で研究を実施する際に注意すべき点について概観する。

1. 動物園における動物福祉研究の具体例

動物園ではさまざまなトピックについての研究が実施されてきている。その中でも、特に本書の焦点である動物福祉に関係する研究にはどのようなものがあるのだろうか。動物園では多様な動物種を、園ごとに異なる環境で飼育している。動物種によって要求する環境要因は異なり、それを実現するためになすべき配慮の具体的な方法も園ごとに異なる。それらについての科学的な知見の蓄積が動物福祉に配慮した飼育管理手法の確立には欠かせず、そのための研究が多くなされている。科学的知見に基づいた動物福祉への配慮を実践するために動物福祉をテーマとする研究を動物園で実施することは大きな価値を持つ。

1.1 行動観察を用いた飼育環境の評価

研究手法としては行動観察が多く用いられる。特別な実験機器がなくとも記録が可能であることや侵襲性が低いことがその理由である。たとえば小倉ら（2017）ではニホンザルを対象に複数の環境エンリッチメントを実施し、空間利用および攻撃行動の頻度の観察に基づいて環境エンリッチメントの効果を調べている。また、岡ら（2019）ではアムールトラを対象に、複数種類の環境エンリッチメントを設置することが常同歩行の減少に効果的であることを明らかにしている。これらの研究

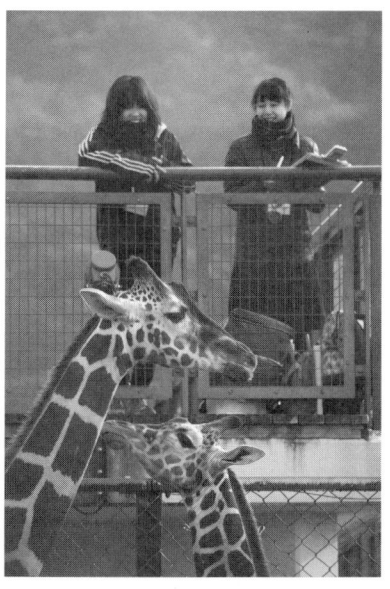

図1　目視と映像記録を併用した行動観察（撮影場所：京都市動物園）

では目視による直接観察を実施しているが、ビデオカメラによる映像記録もよく用いられている。これは直接観察を行うことが難しい夜間の行動を把握したり夜行性動物の行動を記録したりするために有用であるのみだけではなく、特に飼育担当者が観察者を兼ねる際に強く影響しがちである観察者の存在による動物の行動の変化を避けるためにも役立つ（ただしビデオカメラの存在が行動に影響することも考えられるため、事前の馴致を十分に行う、動物から死角となる場所に設置するなどの工夫も欠かせない）。目視による観察あるいは映像記録のいずれの場合も、特定の個体（あるいは個体群）を一定の期間にわたって継続して観察し、研究内容によっては複数の観察条件（環境エンリッチメントの有無など）を設けそれらを比較する研究が一般的である（図1）。

1.2　生理指標を用いた飼育環境の評価

　生理指標としては動物の身体に計測機器を装着しなくとも測定が可能なものがよく用いられている。ストレスに関連して副腎皮質からの分泌量が増減するグルココルチコイドは動物園でもよく用いられる生理学的なストレス指標で、糞や毛、尿、唾液などの非侵襲的に収集可能なサンプルからも測定が可能である。たとえば Yamanashi et al.（2021）ではピグミースローロリスの社会環境変化の前後におけるストレスレベルの変化を糞中のグルココルチコイド代謝産物を指標に調べている。また国内いくつかの動物園では、体表面や飼育環境の温度測定に赤外線サーモグラフィーが利用されている（図2）。詳細は動物園における問題点として後述するが、動物園動物を対象とする場合は特定の個体を対象に繰り返し測定を

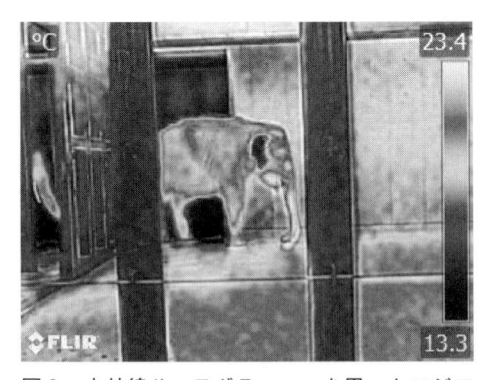

図2　赤外線サーモグラフィーを用いたアジアゾウの体温測定（撮影場所：京都市動物園、写真提供：土佐祐輔）

行うことが欠かせない。そのため生理学的指標を用いる際には非侵襲性への配慮が強く求められる。動物園ではいわゆる「猛獣」も多く飼育されており、研究者や職員の安全性を確保するためにもこうした個体との直接的な接触を必要としない方法は有効である。動物園動物以外の動物でもよく用いられている体重や便状、ボディコンディションスコアなどの指標についてももちろんよく利用されている。またサンプル採取の際の動物福祉への配慮の観点から、これらのサンプル採取や計測のためのハズバンダリートレーニングについての研究も近年では多くなされるようになってきている（例えば、伴ら（2017, 2019）など、2節2.2も参照）。

1.3　その他の動物福祉研究

　上記で例に挙げた研究では「2節2　解決法のいろいろ（理論と実践）」で挙げた取り組みに対する科学的な裏付けを主たる目的としている。その他に動物園での動物福祉研究に特徴的な研究トピックとして、高齢個体の福祉への配慮が挙げられる。一般に、動物園で飼育される個体は野生環境下における寿命よりも長生きすることが多い。これは野生個体に比べて栄養状態が良好であること、適切な獣医学的なケアを受けられること、天敵が不在であることなどに起因している。そのため高齢個体の存在は終生飼育を基本とする動物園に特異的であり、特別な配慮が求められるため、有用な手法をデータに基づいて実証することは重要である（Krebs et al. 2018）。日本国内における研究としてはたとえば田中ら（2018）は野生個体のみならず海外の動物園と比しても国内で飼育している個体は長寿であるとされるレッサーパンダを対象に、国内の飼育園に対して飼育管理手法についてのアンケート調査を行い、高齢個体の福祉への配慮として効果的な手法を探っている。

　また他にも、本章の著者の専門からは外れるため具体例を挙げつつ詳述することは避けるが、獣医学的な症例研究や飼育下繁殖についての研究は枚挙に暇がなく、これも5つの自由のうち「痛みや傷害、病気からの自由」への配慮につながる研究トピックと言える。

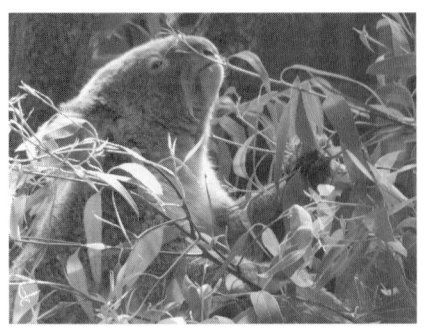

図3　匂いを手がかりに餌を選択するコアラ
（撮影場所：名古屋市東山動植物園）

2. 動物園におけるその他の研究の具体例

　ここまで動物園における動物福祉研究を紹介してきたが、動物園における研究テーマはそれのみに留まらない。本節の冒頭にも述べたように、むしろ動物の基礎的な生態特性を調べる研究や保全に焦点を当てる研究、教育施設としての役割に基づき展示の教育効果を探る研究などが動物園の担うべき研究意義であると言える。種ごとに異なる特性に、特に行動面から迫った研究としてはセキショクヤケイにおける Crowing の概日リズムを調べた研究（Ito et al. 2017）やコアラにおける食物選択場面での嗅覚が果たす役割を明らかにした研究（Ogura et al., 2019）などが該当する（図3）。保全に焦点を当てた研究としては、たとえば飼育下における繁殖行動を調べた研究（前田ら、2012や嶋田ら、2012など）のほか繁殖生理を調べた研究（木下、2020や Kinoshita, 2011など）、繁殖記録から年齢やペア形成の年数などの影響を調べた研究（石井ら、2015や寺沢、2012など）、フィールド調査に基づき生息状況を調べ保護活動を実践した研究（田口、2017や阿部ら、2001など）が実施されている。動物園の教育効果に焦点を当てた研究としては来園者に対するアンケート調査やワークシートへの記録内容の分析、発話内容の聞き取り調査、イ

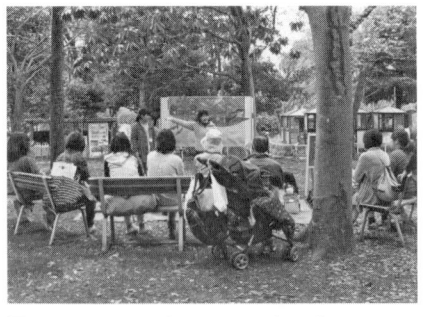

図4　ShoeZ によるコツメカワウソについての保全教育（撮影場所：狭山市立智光山子ども動物園、写真提供：並木美砂子）

ベント参加中の行動記録などが手法として利用されている。並木ら（2018）は自身らが立ち上げた団体「ShoeZ」を通して行っている保全教育のイベントについて、その活動内容を紹介するとともに参加者へのアンケート調査から活動の評価を行っている（図4）。また松本（2018）は小学生を対象にした教育プログラムの効果を、プログラム参加中の指導者との対話を分析することで評価している。スタンダードな手法として確立された定量的データの収集方法が限られているという問題点はあるものの、教育施設としての視点から動物園を扱う研究はさらに充実が図られていくべきだろう。動物園における研究活動としては、こうした動物についての理解を深める研究や保全活動や教育分野に貢献できる研究こそが求められる。ただし動物福祉研究から得られた知見を応用できる場合もあり、その実例をコラムで紹介した（261頁）。

3. 動物園における研究活動で注意すべき課題

3.1 研究に求められる要素とは

研究活動を実施していくにあたって、注意すべき点にはどんなものがあるだろうか。まず、研究を価値あるものにしていくためには新規性と有効性が求められる。新規性とは新しい知見が得られることであり、有効性はその知見が役立つものであることである。これまでにない新しい発見があり、かつそれを広い範囲で活用していくことができれば高い価値を持つ研究であるし、反対に既に分かっていることの繰り返しであったり、役立てることのできる場面が限定的であったりすると研究としての価値は低くならざるを得ない。また研究の科学性を担保し信頼できる結論を得るためには、客観性と再現性の確保が求められる。研究の客観性は、研究者の思い込みによってではなく説得力のあるデータに基づいて主張を裏付けることで得られる。綿密な研究計画に基づき、比較条件や対照（コントロール）群の設定などを考えていく必要がある。また再現性を得るためには、他の研究者が追試をできるよう十分な情報量の研究方法を記述したり、あるいは自身が同じ実験を別の個

体群を用いて反復したりすることが欠かせない。

　たとえば動物福祉の観点から、ある動物種においてある環境エンリッチメントの効果を行動観察によって調べる研究を実施する場合の理想的な進め方を考えてみよう。最初に研究目的を明確化する。この際に注意すべきなのが上述の新規性と有効性である。新規性を確保するためには先行研究の十分な調査が欠かせない。もし先行研究において既にまったく同様の調査がなされているのであれば、これから行う研究の新規性は低い。広く文献調査を行い、これから行う研究によって新しい発見が得られることを確認しておく。また研究対象とする環境エンリッチメント手法が他の動物種や個体、飼育環境などで広く活用できうるものであれば有効性は高いし、反対に対象とする動物種を飼育している施設が少なく他の動物種への応用も期待できない、非常に限定された場面においてしか活用できないエンリッチメント手法である、などであれば有効性が低い。これらの観点を踏まえたうえで、研究で明らかにする課題を設定する。次にその課題を実証するために相応しい研究計画を策定する。ここで客観性と再現性の確保を意識する。対象とする個体数を可能な限り多くし、観察時間も可能な限り長くすることでデータの客観性は増す。また記録する行動のリストを作成するが、リストに含まれる行動は明確な定義を持ち、互いに排他的で、環境エンリッチメントの効果を表すものである必要がある。このような行動リストを作成するためには事前に十分な予備観察を行うべきである。行動の記録方法には行動観察法を用い、場合によっては生理指標の記録なども併用することで深い考察が可能となる。観察条件の設定においては、環境エンリッチメントを実施していない条件を対照とし、実施している条件との比較を行うことで、効果を見ることができるだろう。ここでは環境エンリッチメントの有無以外の要因が同一であることに注意すべきである。たとえ得られるデータに影響がないという予測が立っていたとしても、飼育管理の方法などの要因を変化させることは望ましくない。もし変化させてしまった場合、結果として条件間で行動に違いが見られた場合にそれが環境エンリッチメントの有無に起因するのか同時に変化した

Column | 小倉匡俊

動物園における研究の実施形態

　日本では動物園における研究活動が十分でないと指摘されてきた（村田・野田，2020）。これは、公立動物園においては多くの自治体が動物園を文化事業を担う部署ではなく公園整備などを担当する部署に所属させていること、私立動物園においては採算性が厳しく求められること、また研究機関に所属する研究者の動物園との関係が適切でなかったこと（3.3.2参照）などが原因であった。しかし日本の動物園における研究活動は少しずつ改善の向きにあり、現在ではさまざまな実施形態で研究活動が行われている。

　まず動物園が自前で実施する研究として、研究部門を設置し研究者を動物園に在籍させる場合がある。このパターンの実例として欠かせないのが公益財団法人日本モンキーセンター（以下JMC）である。JMCは1956年の設立当初から研究部門を設けており、専属の研究者を雇用している。研究トピックは変遷してきているが、霊長類の形態とゲノムから進化を探る研究と、野外調査から大型類人猿の生態と保全にアプローチする研究を主に扱っている。海外では専任の研究者を置いている動物園がいくつか見られるが（例えばエジンバラ動物園（イギリス）やスミソニアン国立動物園、ディズニーアニマルキングダム（ともにアメリカ合衆国）など）、日本においては長らくJMCのみであった。しかし近年は他の動物園においても同様の例が見られ、1999年によこはま動物園ズーラシアに横浜市繁殖センターが設立され、「希少動物の保全および繁殖を通して、地域から地球規模の生物多様性の保全に貢献」する研究に取り組んでいる。2006年には多摩動物公園に野生生物保全センターが設置され、「生息域外保全の推進」、「生息域内

京都市動物園におけるゴリラの知性に関する実験（撮影場所：京都市動物園、写真提供：田中正之）

保全への貢献」、「バイオテクノロジーの応用」の3つを活動の柱に据えている。これらはともに野生動物の繁殖や保全に焦点を当てているが、やや分野を異にしているのが京都市動物園に2013年に設置された生き物・学び・研究センターである。「霊長類の知性に関する比較認知科学的研究」と「動物福祉向上と環境保全に向けた研究」を主要な研究トピックとしている。これ以降も豊橋総合動植物公園や千葉市動物公園など研究員を配置している動物園が現れてきているものの、その他の動物園の多くは研究専任のスタッフを持っていない。これらの動物園が自前で研究を行う際には、飼育担当者や獣医師などがその役割を担う。こうした草の根的な研究活動は多くの動物園で実施されており、さまざまな学会の研究発表会や学術誌でその成果を目にできる。また日本飼育技術学会や日本動物園水族館教育研究会、日本動物園水族館協会が発行する学術誌「動物園水族館雑誌」など独自の成果公表の場も持っている。このように、動物園は研究専任のスタッフを雇用する、あるいは飼育担当者や獣医師などが兼務するなどして研究活動に取り組んできている。ただし、特に後者の場合において研究を専任としていないために、充てることのできる業務上の時間や予算が少ないことや必要な知識や技術を得るための教育機会が少ないなどの問題も存在する（石田・中山，2023）。

　こうした問題点を解決するため、独自に研究を実施するのではなく、大学など外部の研究期間と共同で研究に取り組む事例も存在する。たとえば京都大学が2008年に開設した野生動物研究センターは、2020年時点で国内18の動物園・水族館と連携協定を結び、共同研究を実施している。茨城大学は日立市かみね動物園と研究教育連携プロジェクトを2015年から開始して、その後千葉市動物公園とも協力して研究・教育活動を推進している。熊本市動植物園と東海大学農学部は研究や教育に関する覚え書きを交わして研究のみならず、授業等での活用や職員の勉強会なども実施している。

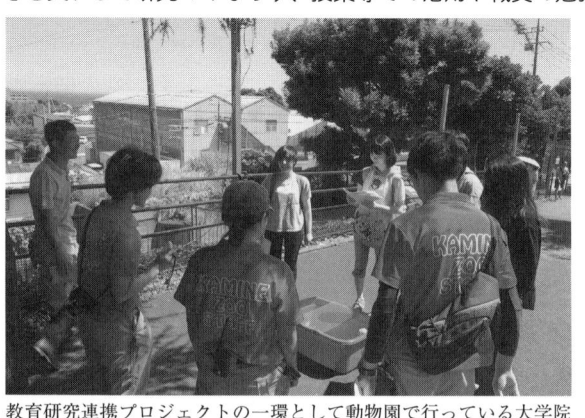

これら組織間レベルでの協力関係だけでなく、研究室や研究者単位で動物園と協力関係を構築している例も、多く見られるようになっている。石田郁貴，中山侑．動物園が研究することの可能性と難しさ〜 一飼育係の視点から〜．日本野生動物医学会誌，28, 13-18 (2023).

教育研究連携プロジェクトの一環として動物園で行っている大学院の授業（撮影場所：日立市かみね動物園）

他の要因に起因するのかが不明となってしまう。またもし行動に違いが見られなかった場合にも、環境エンリッチメントの効果を他の要因の変化によって覆い隠されてしまったとも考えられてしまう。この問題を防ぐためにABデザインではなくABAデザインの研究計画が望ましい。これは対照（A：環境エンリッチメントなし条件）で観察をし、比較条件（B：環境エンリッチメントあり条件）を調べたあとに、もう一度「A」の観察を行うものである。これにより、時間経過に伴うさまざまな要因の変化（気温や季節の変化、対象動物の馴れなど）を排除した比較が可能となる。再現性を確保するために、ここまでで策定した研究計画を詳細に記述しておくとともに、同じ調査を別の動物園でも実施したり、あるいは時期を変えて同じ個体群を対象に繰り返したりして同様の結果が得られることを確認する。このような調査計画に基づいて、実際の観察調査を進めていく。

3.2　動物園における研究の実際

　しかし現実的には、動物園で研究を実施する場合においてこのような理想的な進行の障害となる課題も存在する。以下にそのいくつかを紹介する。

　上述のとおり、研究活動は動物園が掲げる4つの目的に含まれる重要課題として位置づけられているが、それは同時に研究のみを目的に動物飼育がなされているわけではないことの裏返しでもある。動物園で飼育されている動物は研究だけではなく、環境教育やレクリエーション、種の保存の目的のためにも利用される。たとえば環境教育やレクリエーションを目的としては、来園者に対するガイドイベントに用いられるため一時的に動物や研究者、あるいはその両方の利用空間が制限されたり、動物への給餌時刻や内容が変更されたりすることなどがある。種の保存を目的として、単一園内でのペアリングの組み替えが行われたり、他園との間で個体が搬出入されたりすることなどがある。また、4つの目的を担うための基礎となる動物の飼育管理の部分においても、動物園で飼育されている動物種は多様であるため、家畜や伴侶動物、実験動物などに比べると適正な飼育手法が明確に確立されていない

Column | 小倉匡俊

動物園における動物福祉への配慮の応用

　動物園における動物福祉への配慮の取り組みが、動物園の4つの目的へと還元される事例が国内でも見られるようになってきている。その好例が、認定NPO法人ボルネオ保全トラスト・ジャパンによる吊り橋プロジェクトであろう。オランウータン（*Pongo* spp.）は樹上性が強く、ほとんどの時間を樹上で過ごす。こうした特徴を飼育下でも再現すべく、動物園においても放飼場内に立体的な構造物が設置されることが主流である。その際に廃消防ホースを素材として、張り渡すことでオランウータンのための移動経路としたり、ハンモック状の構造を作り休息場所として利用したりすることが多い。これは消防ホースが安価な素材であるとともに、十分な強度を備えつつ、耐水性であるため水洗いにより衛生管理がしやすいためである。また、野生個体に目を向けると、オランウータンは絶滅危惧種であり、その一因としてアブラヤシのプランテーション拡大により生息地である森林が分断されてしまうことがある。その解決手段として、動物園で利用されているような消防ホース製の吊り橋を川のうえに架け、分断された森林どうしをつなぐ取り組みが日本の動物園関係者の協力のもとボルネオ島で実施されている。実際にオランウータンが吊り橋を渡る様子も観察されている。日本の動物園での環境エンリッチメントの取り組みが、オランウータンの域内保全に役立てられている。

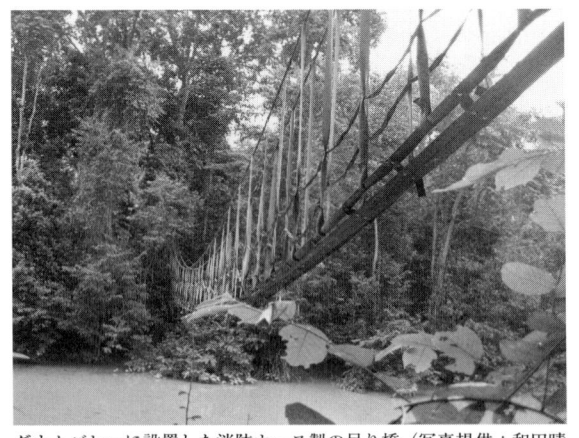

ダナムバレーに設置した消防ホース製の吊り橋（写真提供：和田晴太郎）

場合も多い。そのため、動物の健康状態や環境変化などを踏まえた飼育作業の変更などが日常的、突発的に起こりうる。このように動物の飼育環境が日々変化することは、研究活動の妨げになる場合もある。研究において条件比較が手法に盛り込まれている場合、影響を明らかにしたい要因以外を統一した上で条件間の違いを比べていくことが必須である。しかし上記のように、さまざまな変化が日々起こりうるため、意図しない要因が条件間で異なる場合も生じてしまう。質の高い研究を実施すべく解決しなければならない問題であり、そのためには（対象動物の飼育担当者と研究実施者が別であるならば）研究計画立案の段階において両者間での情報共有を綿密に行ったうえでその後に起こる変化をなるべく排除した計画のもとに研究を開始すべきである。また研究開始後には許される限り比較要因以外の変更を避けるよう注意すべきであるが、当然のことながら研究遂行だけでなく飼育動物の健康状態や動物福祉への配慮も優先される。そのような場合に備える意味でも（これも後述のように困難を伴うことが多いが）十分に余裕のある対象個体数や研究期間を確保しておくことが望ましい。

　来園者が存在することも動物園には欠かせない特徴である。4つの目的のうち、レクリエーションと環境教育は来園者の存在があってこそ成立する。また多くの動物園は来園者から入園料を徴収しており、経営的な観点からも無視することができない。したがって動物園は広く一般市民に公開していることが成立要件として見なされている（International Union of Directors of Zoological Gardens & Captive Breeding Specialist Group, Species Survival Commission, International Union for Conservation of Nature, 1993）。ただし研究の観点からは、来園者の存在が障害となりうる場合も往々にしてある。来園者の存在の有無や来園者数の多寡が動物の行動に影響を与えるという研究がいくつか知られている（Larsen et al., 2014; 岡ら、2019など）。動物園動物の行動を調査する際に、来園者の存在が意図しない交絡因子になりうることを意味している。また来園者も立ち入る区域を利用して研究調査を行う場合には、（特にこどもが多いが時としてそれに限らず）来園者から話しかけられたり、来園者が調査機器に触れたり

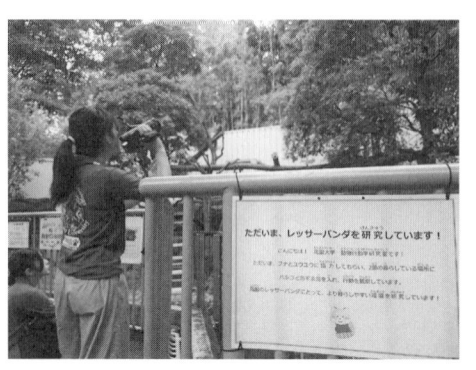

図5　来園者に対する注意書きを設置した行動
　　　観察（撮影場所：江戸川区自然動物園）

する場合がある。だからと言って来園者の存在を排除するのではなく、当たり前に存在するものとして注意深い研究計画が求められるだろう。たとえば来園者の存在が動物の行動に影響するのであれば特定の曜日や学校休日などに偏らない調査日程を予定する、来園者エリアを調査に利用するのであれば来園者に対する注意書きを設置しておく、などの工夫で問題の大部分は解消される（図5）。むしろ教育普及活動の実践の場として捉え、積極的に協力を得るような形で、来園者の存在を有効活用していくべきである。これは研究成果を公表する際にも意識したい。学会発表や論文出版として、あるいは動物園関係者だけの間で成果を共有するのではなく、掲示板や配布物、講演会、SNSでの情報発信などを通じて研究成果を来園者など広く一般市民に向けて還元していくことで、動物園が持つ研究の場としての役割の認知度を向上していくことにつながる。

　動物実験施設や家畜の生産現場などの動物飼育施設と比べて動物園に特徴的な点としては、飼育動物の種数が多い一方で、1種あたりの飼育個体数が少ないことが挙げられる。動物の生体を用いた研究では一般に個体差が大きく、その結果への影響を可能な限り排除するため多くの個体を対象とした反復実験を行うことが多い。しかし動物園では飼育個体数が限られており、反復実験が難しい場合も往々にしてある。これを解決するには、飼育園の多い動物種であれば、複数の動物園間で協力して同一の研究に取り組むことで可能であるが、飼育環境が異なるなどのために条件統一への注意が不可欠である。これは単に対象個体数が少ないことへの解決策としてだけではなく、複数園の比較を行うことで多様な環境で共通して動物に起こる反応を調べるこ

とができるなど、新たな研究課題の創出にもつながる。また動物園で飼育される多様な動物種にはいわゆる「猛獣」や毒性を持った動物など危険な種も含まれる。こうした動物を研究対象にする場合には、調査者の安全性にも十分に配慮すべきである。特に研究者が動物に直接触れたり動物と同じ空間に立ち入ったりする場合には、対象動物種についての知識を持ち合わせているだけでは不十分であり、対象個体の個性を熟知した者による指示に従うことが不可欠である。

　大学など外部機関に所属する研究者が動物園をフィールドとして研究を行う場合には、研究成果の帰属にも注意を払うべきである。研究活動からはさまざまな成果物を得ることができる。動物園での研究においては研究データのみならず、絶滅危惧種に由来する生体サンプルや来園者のプライバシーに関わる情報も含まれる場合がある。研究を開始するにあたってあらかじめこれら成果物の取り扱いについて、研究者と動物園の両者で取り決めをしておくべきである。また論文や研究発表にあたっても、改めて両者の役割を確認し発表内容と帰属を明確化したうえで臨みたい。過去には動物園からサンプルなどを提供してもらったにも関わらず、研究者が事後に連絡をしないまま研究成果を公表しトラブルになった例も数多い（村田・野田、2020）。こうした事例を防ぎ研究をスムーズに遂行していくためにも、研究成果の帰属と公表については十分に相談するとともに、何よりも両者の良好な信頼関係の構築に努めるべきである。動物園によっては研究倫理上の指針を定めている場合もあり、これを遵守することにも注意を払いたい。

　また、特に日本においては動物園動物を専門とする研究者が少なく、それに起因して研究数が少ないことも大きな問題であろう。これは一朝一夕に解決できるものではないが、研究者の育成や研究を志す動物園職員への知識や研究費の提供と研究に充てる時間の確保が望まれる。

　動物園を研究フィールドとするが故に生じてしまう研究計画上の障害や困難、課題が存在するが、一方で動物園でしか実施し得ない価値の高い研究も存在する。現実的に何ができて、何ができないのかを整理し適切な研究課題

と研究計画を設定した上で、動物園をフィールドとする研究に積極的に取り組み情報発信を行っていくことにより、科学研究のさらなる発展に貢献できる。またそれのみに留まらず、社会における動物園のプレゼンスを高め、動物園が持つ社会的意義について適正な評価を受けることにもつながるだろう。

(小倉匡俊)

●——参考文献

阿部敏計，加藤博企，Gerasimov, N.N., Gerasimov, Y.N., 呉地正行. 極東地域の野生シジュウカラガンの羽数回復事業その (1) (1994—2000年). 動物園水族館雑誌 43, 45-55 (2001).

伴和幸，小野亮輔，川瀬啓祐，齋藤礼，椎原春一. 大型ネコ科動物における採血のためのハズバンダリートレーニング. 動物園水族館雑誌 59, 1-6 (2017).

伴和幸，江﨑美貴子，川瀬啓祐，冨澤奏子，杉山尚子，椎原春一. マンドリル (*Mandrillus sphinx*)における採血のためのハズバンダリートレーニング. 霊長類研究 35, 73-79 (2019).

Bashaw MJ, Gibson MD, Schowe DM, Kucher AS. Does enrichment improve reptile welfare? Leopard geckos (*Eublepharis macularius*) respond to five types of environmental enrichment. *Applied Animal Behaviour Science* 184, 150-160. (2016).

Caring for Wildlife: The World Zoo and Aquarium Animal Welfare Strategy. (Mellor DJ, Hunt S, Gusset M eds.). WAZA Executive Office (2015).

Carlstead K, Brown JL, Seidensticker J. Behavioral and adrenocortical responses to environmental changes in leopard cats (*Felis bengalensis*). *Zoo Biology*, 12, 321-331 (1993).

Clark F, Davies S, Madigan A, Warner A, Kuczaj S. Cognitive enrichment for bottlenose Dolphins (*Tursiops truncatus*): Evaluation of a novel underwater maze device. *Zoo Biology* 32, 608-619 (2013).

Inglis IR, Forkman B, Lazarus J. Free food or earned food? A review and fuzzy model of contrafreeloading. *Animal Behaviour*, 53, 1171-1191 (1997).

石井裕之，白石利郎. カンムリシロムクの飼育下繁殖の成否に関わる要因. 動物園水族館雑誌 56, 45-49 (2015).

International Union of Directors of Zoological Gardens & Captive Breeding Specialist Group, Species Survival Commission, International Union for Conservation of Nature. The World Zoo Conservation Strategy; The Role of the Zoos and Aquaria of the World in Global Conservation (1993).

改訂版 新・飼育ハンドブック動物園編 (改訂版 新・飼育ハンドブック編集委員会). 日

本動物園水族館協会（2020）.

木下こづえ. 近赤外分光法を用いた動物の簡易かつ迅速な生理モニタリング法の開発について. 哺乳類科学 60, 297-305（2020）.

Kinoshita K, Inada S, Seki K, Sasaki A, Hama N, Kusunoki H. Long-term monitoring of fecal steroid hormones in female snow leopards（*Panthera uncia*）during pregnancy or pseudopregnancy. *PLoS ONE*, e19314（2011）.

Krebs BL, Marrin D, Phelps A, Krol L, Watters JV. Managing aged animals in zoos to promote positive welfare: A review and future directions. *Animals* 8, 1-22（2018）.

Larsen MJ, Sherwen SL, Rault JL. Number of nearby visitors and noise level affect vigilance in captive koalas. *Applied Animal Behaviour Science* 154, 76-82（2014）.

前田さくら，白石利郎，石井裕之，村田浩一. オオミカドバトの音声行動に関する研究〜鳴き声のタイプおよび繁殖行動との関係〜. 動物園水族館雑誌 53, 33-40（2012）.

松本朱実. 動物園教育で子どもたちがアクティブに！〜主体的な学びを支援する楽しい観察プログラム〜. 学校図書（2018）.

並木美砂子，栗原七保子，正木美舟，松井乃梨子，下村友維子. 動物園における保全教育の実践—Shoez の活動が目指すこと—. 日本動物園水族館教育研究会誌 25, 57-68（2018）.

Newberry RC. Environmental enrichment: Increasing the biological relevance of captive environments. *Applied Animal Behaviour Science* 44, 229-243（1995）.

Pomerantz O, Terkel J. Effects of positive reinforcement training techniques on the psychological welfare of zoo-housed chimpanzees（*Pan troglodytes*）. *American Journal of Primatology* 71, 687-695（2009）.

Second nature: Environmental enrichment for captive animals（Shepherdson DJ, Mellen JD, & Hutchins M eds.）. Smithsonian Institution Press.（1998）.

Shepherdson DJ. Environmental enrichment: past, present and future. *International Zoo Yearbook* 38, 118-124（2003）.

Shepherdson D, Lewis KD, Carlstead K, Bauman J, Perrin N. Individual and environmental factors associated with stereotypic behavior and fecal glucocorticoid metabolite levels in zoo housed polar bears. *Applied Animal Behaviour Science* 147, 268-277（2013）.

嶋田浩明，川田正樹. 飼育下グラントシマウマの発情日数と発情周期. 動物園水族館雑誌 53, 1-5（2012）.

Stoinski TS, Jaicks HF, Drayton LA. Visitor Effects on the Behavior of Captive Western Lowland Gorillas: The Importance of Individual Differences in Examining Welfare. *Zoo Biology* 31, 586-599（2012）.

田口勇輝. オオサンショウウオの生態と保全の現状. 安佐動物公園飼育記録集 40, 42-51（2017）.

寺沢文男. 国内血統登録書から見たゴマフアザラシの飼育下繁殖の年齢と回数. 動物園

水族館雑誌 53, 15-21 (2012).

Watters JV, Miller JT, Sullivan TJ. Note on optimizing environmental enrichment: a study of fennec fox and zoo guests. *Zoo Biology*, 30, 647-654 (2011).

World Association of Zoos and Aquariums. WAZA Guidelines for Animal - Visitor Interactions (2020).

Yamanashi Y, Bando H, Matsunaga M, Tanaka M, Nogami E, Hirata S. Development of bed-building behaviors in captive chimpanzees (*Pan troglodytes*): Implication for critical period hypothesis and captive management. *Primates* 61, 639–646 (2020).

Yamanashi Y, Nemoto K, Alejandro J. Social relationships among captive male pygmy slow lorises (*Nycticebus pygmaeus*): Is forming male same-sex pairs a feasible management strategy? *American Journal of Primatology* 83 (2), e23233 (2021).

Zoo Animals: Behavior, management and welfare (Hosey G, Melfi V, Pankhurst S eds.). Oxford University Press (2009).

第5章
実験動物の福祉
佐々木宣哉

ここでは、適切な動物実験とはどういうことなのか、実験動物に対してどのような動物福祉への取り組みをしているかを述べる。実験動物は研究所や大学の中で飼育されており、関係者以外には、普段意識されることがない動物であるが、医薬品の開発や安全性の確認に必要不可欠なことから、産業動物とともに、人間は計り知れない恩恵を受けている。伴侶動物、展示動物は終生飼養動物であるが、実験動物と産業動物の多くは、寿命を全うする前に安楽死させられるという特徴を持つ非終生動物である。第1節では、動物実験の歴史や動物実験に対する考え方・思想について、第2節では、実験動物の福祉や基本原則である3Rsや5Fs、関係法規について、第3節では、実験動物の福祉を実践するための仕組みについて、第4節では、実験動物の福祉を向上させるための飼育環境や獣医学的ケアについて説明する。本章から、現在の実験動物の現状や問題点、伴侶動物、展示動物、産業動物に対する考え方や取り組みの違いについて考察されることを期待したい。

第1節　動物実験とは

はじめに

　文部科学省の「研究機関等における動物実験等の実施に関する基本指針」によると、動物実験とは、動物を教育、試験研究又は生物学的製剤の製造の用その他の科学上の利用に供することをいう。動物実験は、（1）動物の生態や行動を人間と比較し、人間とは何かを知ろうという研究、（2）人間の代替として動物を利用し、病気の発症機構、予防、治療法の開発を行う研究、（3）食品や医薬品、化学物質の安全性を確認するための試験（塗料・染料から家庭用洗剤、食品添加物を含む）、（4）獣医学における愛玩動物や家畜の治療法の研究・開発、（5）農学分野における家畜の経済形質の研究・開発など、多岐にわたる。使用される動物の種類は、代表的な実験動物であるマウス、ラットのほか、モルモット、ウサギ、イヌ、ネコ、ブタ、ウシ、ヒツジなどの哺乳類から、鳥類、爬虫類、魚類、両生類、昆虫などの無脊椎動物まで多種多様である。

1. 動物実験の必要性

　動物の権利を主張する人々の中には、科学の進歩が既に十分であり、動物実験を廃止すべきだと考える人もいる。しかし、残念ながら、がん、認知症、免疫疾患、遺伝性疾患などの治療法が未だ確立されていない病気が多数存在する。さらに、高病原性鳥インフルエンザ、エボラ出血熱、COVID-19などの新興感染症が次々と出現しており、地球環境の変化や環境汚染物質が

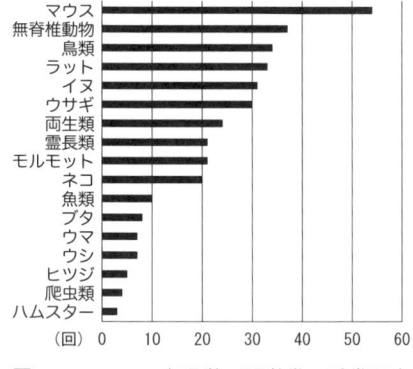

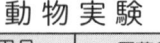

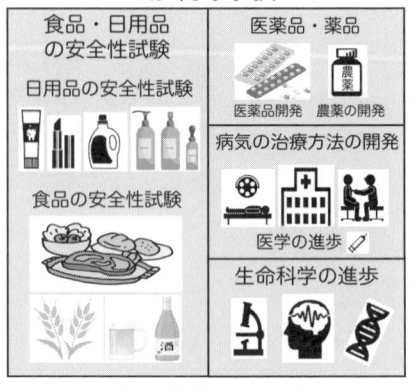

図1　ノーベル生理学・医学賞の受賞研究に用いられた実験動物の種類と回数（1901年—2023年）
http://www.animalresearch.info/en/medical-advances/nobel-prizes/

図2　動物実験の目的

人間や野生動物に与える影響も、まだ多くが不明である。近年、iPS 細胞などの幹細胞の研究開発により、再生医療が現実のものとなりつつある。これらの研究や開発において、動物モデルは不可欠であり、動物実験の必要性や有用性はますます強まっているのが現状である。ノーベル生理学・医学賞の受賞研究（1901年から2023年まで）のうち、70％以上で実験動物が用いられており、動物実験が生物医学研究にいかに大きく貢献してきたかが明らかである（図1）。さらに、今後もしばらくは動物実験が研究手段として必要不可欠であることが示されている。この他にも、我々が日常で使用する様々な製品の背後には、動物実験を用いた安全性試験が存在する（図2）。

2.　動物実験の歴史

　動物実験は古代ギリシャ文明に源を発する。紀元前4世紀頃、哲学者であり生物学者でもあったアリストテレスによって著された『動物誌』や『動物部分論』には、人間や様々な動物の解剖図と共に、臓器や器官の役割に関する記述が見られ、膨大な数の動物種の解剖が行われていたことがうかがえ

る。紀元前3世紀には、エラシストラトスがブタを用いた実験で、気管が気道として機能し、肺が呼吸器であることを示した。ローマ時代においては、ガレノスが医師としての経験と、様々な動物に関する解剖学的知見を統合し、ギリシャ・ローマ時代の医学を確立した。しかし、キリスト教化したローマ帝国では、これらの知識を伝承し、さらに発展させることはなく、科学研究の必要性を認めなかったため、医学の進歩は停滞した。ルネッサンス時代に入ると、医学研究がようやく復興した。例えば、ウィリアム・ハーベイは従来の解剖学的な観察に加え、生体への実験処置を通じて、血液の循環が心臓の拍動によって行われることを明らかにした。1865年には、クロード・ベルナールが『実験医学序説』において、近代医学の在り方を示した。この著書では、今日では常識となっている対照群設定の重要性、動物種の選択、飼育環境の整備、その他動物側の諸条件が実験結果に与える影響について指摘している。また、人体の構造や機能を理解せずに治療を行ってきた観念的な伝統医学に取って代わり、医学は実験に基づく実験医学へと進化すべきだと主張している。大昔から行われてきた人体実験については、「害のみを生じるようなものは禁止すべきであり、無害なものは許可され、有益なものは奨励されるべきである」としている。動物実験に関しては、「人類のために動物実験で動物に苦痛を与えることや、犠牲を強いることは道徳に反しない」と述べている。また、動物愛護派から寄せられる動物実験反対の声に関しては、「すべての人を満足させることは到底不可能であるため、学者は自分を理解する他の学者の意見のみを顧慮し、各自の良心に基づいて行動の規範を決定すべきである」と主張している。ベルナールの考え方は医学生物学研究の基礎を形成し、19世紀後半から20世紀初頭にかけて、動物実験はルイ・パスツールによるワクチンの開発やロベルト・コッホによる感染症研究に大きく貢献した。さらに、チャールズ・ダーウィンの『種の起源』の出版は、人間と動物の類似性に科学的根拠を与え、動物を人間のモデルとして使用する概念を普及させた。日本においても、ノーベル賞候補となった北里柴三郎のワクチン研究や、山極勝三郎と市川厚一による人工発がん研究が示す

ように、医学生物学研究における動物実験の必要性は不可欠となった。

3. 実験動物の利用の拡大

　従来、実験動物としては、身近な野生動物、家畜、愛玩動物が利用されていた。マウスやラットが、人間との類似性が高いこと、小型でおとなしい性質のため飼育が容易であること、そして多産で性成熟が早いことから、医学生物学研究の盛んになるにつれて急速に普及した。19世紀の後半には、欧州で研究者向けに実験用マウスやラットの生産と販売が始まった。ベルナール以降、動物実験は実験条件の統一という点で向上を見せたが、実験動物の質についてはまだ十分とは言えなかった。初期の研究者が取り組んだ課題の1つに、主要な実験動物となりつつあった、げっ歯類の遺伝学的品質の向上があった。1909年、クラレンス・リトルはトーマス・モーガンの遺伝学研究からヒントを得て、個体間の遺伝的差異がほとんどない近交系マウスを作出した。その後、多くの近交系が作出されるようになった。リトルは1929年に、マウスの研究開発と系統の保存を行う現在でも著名なジャクソン研究所を設立した。近交系マウスやラットの確立により、遺伝的差異が原因の実験データのばらつきは低減した。第一次世界大戦と第二次世界大戦の間には、軍事兵器の研究を含む抗生物質などの治療薬の開発のため、動物実験の需要が増大した。第二次世界大戦終了後、各国ではがんや心臓病などの一般的な疾患の治療法の開発研究が活発になり、また、アメリカで発生した薬害事件を契機に、医薬品開発における動物実験を用いた安全性試験が義務化された。これにより、実験動物の需要が一層増大した。1980年代からは遺伝子改変マウスの普及が進み、実験動物の系統数も急速に増加した。この時期から多くの実験動物のブリーダーが事業を開始し、遺伝学的管理、微生物学的管理、環境管理が施された実験動物が生産・維持されるようになった。

| Column | 佐々木宣哉 |

江戸時代にあったマウスのルーツ？

　遺伝学は変異株の分離に始まる。20世紀後半からは遺伝子組換え技術が普及し、CRISPR/Cas 法（2020年ノーベル賞）の開発により、遺伝情報を書き換える、すなわち変異体を自由自在に作出できるようになった。ところがマウス変異体のルーツを辿ると江戸時代の愛玩マウスに行きつく。ネズミはその多産故、商売繁盛、子孫繁栄の神様としても民間の信仰を集めた。1787年には珍玩鼠育草（ちんがんそだてぐさ）という飼育手引書が出版された。本書には、パンダに似た白黒模様の「豆ぶち」など15種類の変異体が紹介され、繁殖や飼育方法が記載されている。驚くべきことに毛色や斑などの遺伝法則の解説もある。1865年のメンデルの法則の発表前に、江戸時代の町民は顕性（優性）や潜性（劣性）遺伝の違いを認識していたのだ。1980年代にデンマークで豆ぶちに似たマウスが存在することがわかり、国立遺伝研のグループが、このマウスの遺伝情報を解読すると、日本産マウスと極めて似ていることが判明した。日本で絶滅した愛玩マウスは、江戸時代に欧州へ伝わり継代されていたのだ。このマウスは、日本に里帰りし JF1 と命名され実験動物として系統維持されている。また、ペットショップではパンダマウスとして入手できる。更に、代表的な実験用マウスの遺伝情報の内、約10% が日本産マウス由来であることが判明した。150年以上前に、ヨーロッパで現地産と日本産が交配され、これらが米国に渡り、米国の研究所で実験動物化されたものが、現在、世界中で用いられているマウスなのである。古の日本産マウスの遺伝子が現在のマウスに導入され、生命科学の発展に貢献するとは、誰も予想だにしていなかった。

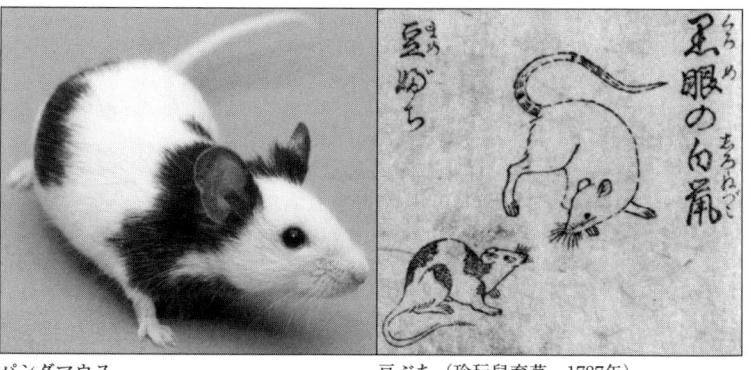

パンダマウス　　　　　　　　　　　豆ぶち（珍玩鼠育草、1787年）

4. 動物実験への批判

　実験医学序説が著された頃には、動物実験への批判はすでに始まっていた。麻酔が普及するまで、医学生理学研究の多くは無麻酔で行われていた。実際、ベルナールの妻娘は動物実験を批判し、彼の死後、動物愛護運動を展開したとされる。当初の動物愛護運動は使役動物である牛馬の虐待防止を目的としていたが、医学研究に犬猫が使用されるようになったために、動物愛護運動は犬猫の動物実験への批判に拡大してきた。この時期、パスツールは動物実験によって、家禽コレラ、炭疽菌、狂犬病などのワクチンを開発し、動物や人間の感染症制圧に、計り知れない貢献をした。彼は、ベルナールと異なり、動物実験には必ずしも賛成でなかったが、その手段を使わなければ学問の進歩が望めないので、やむなく動物を研究に用いたという。動物の権利（アニマル・ライツ、Animal rights）とは、動物には人間から搾取されたり残虐な扱いを受けることなく、それぞれの動物の本性に従って生きる権利があるとする考え方である。歴史上、様々な思想家・哲学者が人間と動物の関係性について述べているが、多くは人間と同等の権利を認めていない。これに対して、功利主義で有名なジェレミー・ベンサムは、正しい行為や政策とは「最大多数個人の最大幸福」をもたらすものであると論じた。彼は、『道徳および立法の諸原理序説』で、動物の苦痛は人間の苦痛と同じくらい確かで類似したものであるとし、「人間以外の動物が専制政治の手によってしか奪うことのできない様な権利を手にする日がいつか来ることであろう」と述べた。彼は、理性があるかどうかではなく、苦しむかどうかということこそが、我々が人間以外の存在を扱う際の基準であるべきだと主張し、もし理性的能力が基準となるのであれば、赤ん坊や障害者などを含む多くの人間が物の様に扱われることにならなければならないと論じた。この思想の流れを汲む哲学者ピーター・シンガーは、1975年、『動物の解放』を出版し、そこで動物の道徳的地位に対する基本的な考え方として、「すべての動物は平等で

ある」と述べた。つまり、人間は人間以外の動物を差別しており、これを
「種の差別」と呼んだ。これは人種差別や性差別と同等であるとして、平等
の基本原理は人以外の動物にも拡張すべきであると主張した。種差別に反対
する立場から生まれた動物の権利思想は、畜産、動物実験、狩猟、サーカ
ス、動物園に対する批判や、ヴィーガニズムや菜食主義の推進といった形で
実践されている。動物実験を世界に先駆けて推進してきた欧米諸国は、この
ような世論を受けて、動物実験の規制や動物福祉の向上のための法律を制定
し、また時代の変化に応じてその改正に取り組んでいる。

第2節　実験動物の福祉

1. 動物の5つの自由（The five freedoms for animal: 5 Fs）

　"動物の5つの自由"という概念は、わが国における実験動物の飼養及び保管、ならびに苦痛の軽減に関する基準（2013年）に取り入れられている。以下に該当する文章を記載する。

（1）空腹と渇きからの自由に該当する箇所
1　動物の健康及び安全の保持
ア　実験動物の生理、生態、習性等に応じ、かつ、実験等の目的の達成に支障を及ぼさない範囲で、適切な給餌及び給水、必要な健康の管理並びにその動物の種類、習性等を考慮した飼養又は保管を行うための環境の確保を行うこと。

（2）不快からの自由に該当する箇所
ウ　床、内壁、天井及び附属設備は、清掃が容易である等衛生状態の維持及び管理が容易な構造とするとともに、実験動物が、突起物、穴、くぼみ、斜面等により傷害等を受けるおそれがない構造とすること。

（3）痛み・損傷・疾病からの自由に該当する箇所
イ　実験動物が傷害（実験等の目的に係るものを除く。以下このイにおいて同じ）を負い、又は実験等の目的に係る疾病以外の疾病（実験等の目的に係るものを除く。以下このイにおいて同じ）にかかることを予防する等必要な

280

健康管理を行うこと。また、実験動物が傷害を負い、又は疾病にかかった場合にあっては、実験等の目的の達成に支障を及ぼさない範囲で、適切な治療等を行うこと。

（４）恐怖と苦悩からの自由に該当する箇所

①実験等の実施上の配慮：実験実施者は、実験等の目的の達成に必要な範囲で実験動物を適切に利用するよう努めること。また、実験等の目的の達成に支障を及ぼさない範囲で、麻酔薬、鎮痛薬等を投与すること、実験等に供する期間をできるだけ短くする等実験終了の時期に配慮すること等により、できる限り実験動物に苦痛を与えないようにするとともに、保温等適切な処置を採ること。

②事後措置：実験動物管理者、実験実施者及び飼養者は、実験等を終了し、若しくは中断した実験動物又は疾病等により回復の見込みのない障害を受けた実験動物を殺処分する場合にあっては、速やかに致死量以上の麻酔薬の投与、頸椎脱臼等の化学的又は物理的方法による等指針に基づき行うこと。

（５）正常行動発現の自由に該当する箇所

ア　実験等の目的の達成に支障を及ぼさない範囲で、個々の実験動物が、自然な姿勢で立ち上がる、横たわる、羽ばたく、泳ぐ等日常的な動作を容易に行うための広さ及び空間を備えること。

イ　実験動物に過度なストレスがかからないように、実験等の目的の達成に支障を及ぼさない範囲で、適切な温度、湿度、換気、明るさ等を保つことができる構造等とすること。

エ　異種又は複数の実験動物を同一施設内で飼養及び保管する場合には、実験等の目的の達成に支障を及ぼさない範囲で、その組合せを考慮した収容を行うこと。

第2節　実験動物の福祉　281

2. 適正な動物実験と Three Rs（3 Rs）

　近交系動物や後述する SPF 動物の作出による遺伝や感染症の統制、飼育実験環境の統制と並行して、動物福祉への配慮も英国を中心に発展した。1936年に英国では動物福祉のための大学連合が設立され、動物実験の福祉向上のために活発な研究と活動が行われ、1959年には Russell と Burch による『The Principle of Humane Experimental Technique（人道的な実験技術の原理）』が出版された。彼らは「実験動物への人道的な配慮や扱いが良い実験結果をもたらすためには不可欠である」と述べている。非人道性を排除する方法として、3 Rs の原則、すなわち、Replacement（代替）、Reduction（削減）、Refinement（実験方法の洗練、実験動物の苦痛の軽減）を提唱した。Replacement は可能な限り動物を使用しない実験への置き換えを意味し（数学的モデル、コンピューターシミュレーション、臓器や細胞・組織培養、系統発生学的に下位の動物種や苦痛を感じる神経系の発達が乏しい動物種への置換を含む）、Reduction は使用する動物数を可能な限り減らすこと（より少ない動物数で同等の情報を得る、または同じ動物数からより多くの情報を得ることを意味する）、Refinement は実験方法の改良により動物の負担を軽減しつつ、有効な情報をより多く得られるようにすることを指す（下図）。1980年代から欧米を中心に多くの国や地域

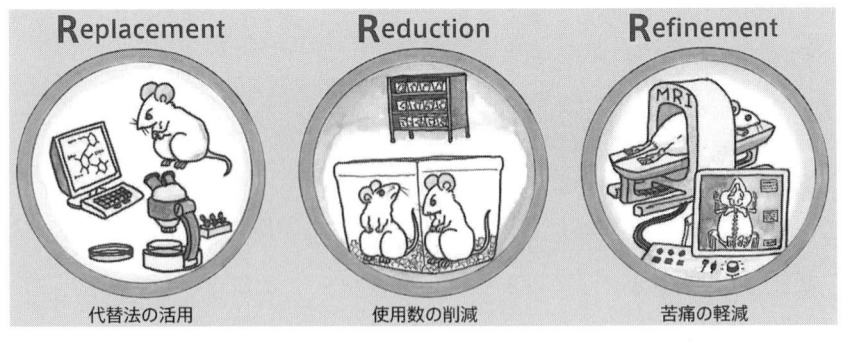

図1　環境省「実験動物の適正な飼育保管等を推進するために」より
https://www.env.go.jp/nayure/dobtsu/aigo/2_date/pamph/h2602a.html

の法規等に取り入れられてきた3Rsの原則は、1985年に国際医学団体協議会（Council for International Organizations of Medical Sciences: CIOMS）によって明文化され、「動物を用いた医科学研究の国際原則」として公表されたことで、実験動物を用いる研究者の間に広く普及した。さらに、1999年にイタリアのボロニアで開催された「第3回生命科学における代替法と動物使用に関する世界会議」では、人道的な科学を達成するための3Rsの強力な推進をうたったボロニア宣言が採択された。わが国でも、2005年の「動物の愛護及び管理に関する法律」の改正に際して、3Rsの概念が取り入れられた。現在、世界各国は、様々な形で3Rsの原則を動物実験に反映している。

　下記に、わが国の「動物の愛護及び管理に関する法律（動物愛護法）」の中の、3Rsの原則と人道的エンドポイントが記載された条文を記載する。

（動物を科学上の利用に供する場合の方法及び事後措置）
第四十一条
1．動物を科学上の利用に供する場合には、科学上の利用の目的を達することができる範囲において、できる限り動物を供する方法に代わり得るもの(1)を利用すること。できる限りその利用に供される動物の数を少なくすること(2)等により動物を適切に利用することに配慮すること。
2．動物を教育、試験研究又は生物学的製剤の製造の用その他の科学上の利用に供する場合には、その利用に必要な限度において、できる限りその動物に苦痛を与えない方法(3)によってしなければならない。
3．動物が科学上の利用に供された後において回復の見込みのない状態に陥っている場合には、その科学上の利用に供した者は、直ちに、できる限り苦痛を与えない方法(4)によってその動物を処分しなければならない。
（1）Replacement、（2）Reduction、（3）Refinementを示す。（4）は人道的エンドポイントのことを示す。

3. わが国の実験動物関係法規の歴史

　わが国の動物福祉に関する法律は、1973年に「動物の保護及び管理に関する法律」として制定された。環境大臣は、関係行政機関の長と協議して、動物の飼養及び保管に関して基準を定めることができるとされており、家庭動物等、展示動物、産業動物及び実験動物について飼養及び保管に関する基準が定められた。実験動物については、総理府が本法を所管していた1980年に「実験動物の飼養及び保管等に関する基準」が制定された。文部省は1987年に大学等の研究機関において適正な動物実験の実施を図るために「大学等における動物実験について」を通知した。それを受けて各大学や研究機関は「動物実験指針」を制定し、動物実験委員会を設置した。1999年に「動物の保護及び管理に関する法律」が改正され「動物の愛護及び管理に関する法律（動物愛護法）」となった（動物愛護法の対象は、哺乳類・鳥類・爬虫類に属する動物であり、その他の両生類や魚類は含まれていない）。2005年の改正で、動物を科学上の利用に供する場合の方法として、Replacement 及び Reduction がが新たに盛り込まれ、既に規定されていた Refinement と合わせて 3 Rs が定められた。これを受けて、2006年に基準が改正され、「実験動物の飼養及び保管並びに苦痛の軽減に関する基準」となった。基準には、「3 Rs の原則」や「教育訓練の実施」が追記された。動物実験に関する規制は関係省庁が定める基本指針に委ねられ、文部科学省から各研究機関に対して適正な動物実験の実施を推し進めるために「研究機関等における動物実験等の実施に関する基本指針」が出され、農林水産省および厚生労働省からも同様の基本指針が出された。さらに、各研究機関で管理基準に格差を生じないように、日本学術会議からは「動物実験の適正な実施に向けたガイドライン」が出された。研究機関はこれらの基本指針およびガイドラインにもとづき「機関内動物実験規程」を制定し、研究機関長の下で動物実験の自主管理に努めることとなった。2012年に行われた法改正を受けて基準が一部改正され、「点検結

284

果を公表すること」及び「外部の機関等による検証を行うよう努めること」
等の項目が追記された。2017年に環境省は、「実験動物の飼養及び保管並び
に苦痛の軽減に関する基準の解説」と題し、動物福祉の実践を具体的に記し
た文書を公表している。実験動物の飼養・保管および苦痛の軽減に関して
は、法令等によって規制されている。しかし、動物実験そのものに関する法
的規制は存在せず、それぞれの機関が内規程に基づいて自主規制を行ってい
る。

　動物の安楽死処置については、動物愛護法第40条において、動物を殺さな
ければならない場合、できるだけその動物に苦痛を与えない方法で行うこと
が規定されている。また、2007年に環境省から発表された告示「動物の殺処
分方法に関する指針」では、動物を殺処分しなければならない場合には、そ
の動物の生理、生態、習性を理解し、生命の尊厳を尊重する基本理念のも
と、苦痛を与えない方法を取るよう努めることが求められている。

第3節　実験動物福祉の実践

　実際、研究機関において、どのように動物福祉や3Rsを実践しているかを以下に述べる。

1. 研究機関等の長の責務

　大学長など、研究機関の長は、当該研究機関における動物実験の実施に関する最終的な責任を負う。これには、動物実験委員会の設置、機関内規程の策定、動物実験計画の承認、動物実験の実施状況の点検・評価、外部検証などの必要な措置を講じることが含まれる。

2. 教育訓練の実施

　実験動物の飼育管理および実験操作において、獣医学的ケアは重要な柱である。これは、実験動物の疾病の予防・治療を的確に行い、無用な苦痛を与えない配慮をすることであり、動物実験における動物福祉で最も重要な点である。具体的には、検疫により疾病に罹患した動物を実験に使用しない、新しい飼育環境への馴化、感染症予防、疾病の診断と治療、苦痛軽減のための麻酔薬や鎮静剤の適切な投与、実験終了後の安楽死処置、手術と術後管理を含めた処置が必要である。また、動物実験を行う者は、獣医学的ケアに加えて、関係法規、実験動物学の基礎、実験動物の感染症、動物実験方法等に関する教育訓練を受講しなければならない。

3. 実験計画の立案と審査

　科学的に適正な動物実験とは、研究の目的と意義が明確であり、普遍性を持ち、実験操作が科学的根拠に基づいており、結果の再現性が確保されていること、そして３Rsへの配慮がなされている研究を指す。動物実験計画書には、これらの点を明確に記述することが求められる。実験責任者は、実験の目的・意義及び予想される成果の明示に加え、動物実験を行う必要性（代替法の不在を、当該分野の文献やデータベース検索を通じて確認する）や、選択した動物種や系統の科学的妥当性（結果の再現性を保証し、計画された実験目的に適しているか）を検討する必要がある。さらに、統計学に基づく使用動物数の算出根拠を明らかにすることも重要である（可能な限り最小限の動物を用いて有意義なデータを得る、しかし、動物の使用数を減らすために、大きな苦痛を伴う実験を同一個体で繰り返すことは避けるべきである）。実験責任者は、実験動物が被る苦痛を正確に把握し、動物実験委員会が的確に審査を行えるように、実験動物に対して行う全ての処置や投与等の情報を詳細に記載し、各処置や投与等における苦痛の程度（カテゴリーＡからＥまで、表１、通常、Ｅが認められることはない）を査定して、計画書に記述しなければならない（表２）。苦痛の程度が高い実験では、実験の目的を損なわない範囲での苦痛軽減策を検討し、可能な場合には、その措置（麻酔・鎮痛等）を計画書に記述する必要がある。これは、動物が痛みで苦しむ状態では、信頼性のある実験結果が得られないためである。苦痛度が高い実験では、実験の目的を損なわない範囲で人道的エンドポイントの適用（安楽死処置）を考慮しなければならない。どのような症状や数値的変化が現れた時に動物を適切な方法で安楽死させ、苦痛から解放するかを実験計画書に明記する必要がある。科学者が研究成果を科学雑誌に投稿し公開する際、国際的な科学誌は、動物実験委員会の承認、動物に施した処置、苦痛の軽減方法、人道的エンドポイント等を具体的に記述することを掲載条件としている。

表1 苦痛のカテゴリー（SCAW の区分）

A	生物個体を用いない実験あるいは植物、細菌、原虫、又は無脊椎動物を用いた実験
B	脊椎動物を用いた研究で、動物に対してほとんど、あるいはまったく不快感を与えないと思われる実験操作
C	脊椎動物を用いた実験で、動物に対して軽微なストレスあるいは痛み（短時間持続する痛み）を伴う実験
D	脊椎動物を用いた実験で、避けることのできない重度のストレスや痛みを伴う実験
E	麻酔していない意識のある動物を用いて、動物が耐えることのできる最大の痛み、あるいはそれ以上の痛みを与えるような処置

国立大学法人動物実験施設協議会ＨＰより

https://www.kokudoukyou.org/index.php?page=siryou_index

表2 実験計画書における実験方法の記載例

腎臓病（カテゴリーD）を自然発症するY系統マウスに対し、治験薬Zの治療効果を確認するために、下記の実験を行う。

・8週齢のY系統の雄マウスを用手保定し（カテゴリーB）、治験薬Z（10mg/kg）を腹腔投与する（カテゴリーB）。投与後、飼育ケージに戻して経過を観察する。

・投与後7日後に、三種混合麻酔薬［塩酸メデトミジン0.75mg/kg、ミダゾラム4mg/kg、酒石酸ブトルファノール5mg/kg］を腹腔内投与し（カテゴリーB）、麻酔下で開腹し、後大静脈から採血を行う（カテゴリーB）。

・その後、吸入麻酔薬（イソフルラン）過剰投与により安楽殺を施す（カテゴリーB）。膀胱穿刺により採尿を行い、腎臓を摘出する。腎機能を評価するために尿検査、血液検査及び腎臓の組織学的評価を行う。

・なお、Y系統マウスが腎臓病により顕著な削痩（15%以上の体重減少）また著しい体重減少、貧血、活動低下を示した場合（カテゴリーD）、人道的エンドポイントを適用し、吸入麻酔薬による安楽殺を行う（カテゴリーB）。

4. 動物実験委員会の審査と承認

　実験責任者は動物実験計画書を作成し、機関の長に提出する。機関の長は動物実験委員会に諮問し、その意見を参考にして実験計画の承認または非承認を判断する。動物実験委員会には多くの場合、獣医師が委員として参加し、計画の審査や研究方法への助言を行う。また、動物実験を行わない有識者（人文科学系等）が委員として参画することも求められている。委員会は、動物が被る苦痛と実験の意義を比較して実験の妥当性を審査する。このような相対評価を harm-benefit 分析と呼ぶ。ここでいう harm とは動物の負担を、benefit とは実験の成果を指す。benefit は harm を上回らなければいけない。実験動物は人間と異なり、言葉を話すことはできないため、現在の科学の水準では実験動物の苦痛の程度を定量的に示すことは困難である。そこで、CIOMS は国際原則の中で、「相反する証拠がない限り、実験処置に対して動物が感じる苦痛は人間と同等と考える」と述べており、苦痛度査定の基準となっている。実験終了後、実験責任者は実験結果報告書を機関の長に提出する。機関の長は動物実験委員会に諮問し、実験が適正に実施されたかをモニターする。

　計画書の審査に関わる内容をさらに深く理解したい方や、審査のプロセスにおける麻酔、鎮静、安楽死処置等の専門知識を深めたい方は、尾末の参考文献を参照されたい。

5. 情報開示と外部検証

　動物実験に対する社会的理解を促進するため、自主管理の透明性を高めることが必要であり、情報の開示と外部による検証は必須である。1965年に米国で事業を開始した NPO 団体、AAALAC International（Association for Assessment and Accreditation of Laboratory Animal Care International：実験動物ケア評価認定協

会）は、国際的な認証団体として最もよく知られている。現在、50カ国で1000以上の大学、公的研究所、製薬企業などが AAALAC の認証を受けている（本邦においては、企業ではイナリサーチ、大学では北海道大学獣医学部が初めて認証を受けた）。日本国内では、2009年から文部科学省、厚生労働省、農林水産省所管の関係団体による外部検証事業が開始され、現在では約半数の大学や研究機関の動物実験プログラムが書類審査および現地調査を通じて検証されている。

第4節　実験動物飼育の実際

1. 実験動物施設（飼養保管施設）

　以前は、実験動物は各研究室で飼養されていた。しかし、複数に分散していた飼育室を1か所に集約することで、光熱水のコストや管理コストを低減し、至適な環境で実験動物を飼育することが研究の精度向上に寄与し、専門職員による獣医学的ケアを通じて3Rsと動物福祉の充実を図るのが、実験動物施設の目的である。実験動物施設には、飼育管理や衛生管理に従事する飼育技術者、事務担当者、設備・機器の管理担当者など多くのスタッフが必要である。欧米では既に動物福祉の観点から個々の動物に対する獣医学的ケアが義務付けられており、日本でも実験動物の疾病管理や動物福祉に基づく

表1　一般的な実験動物の環境条件の基準値

	げっ歯類	ウサギ	サル、ネコ、イヌ
温度	20〜26℃	18〜24℃	18〜28℃
湿度	40〜60%（30%以下、70%以上は不可）		
塵埃	ISOクラス7（清浄度クラス分類）		
落下細菌	3個以上		
臭気	アンモニア濃度、20ppm以下		
気流速度	0.2m/sec以下		
気圧	周辺廊下よりも静圧差で20Pa以上		
換気回数	6〜15回／時間		
照度	150〜300ルクス（床上40〜85cm）		
騒音	60dbを超えない		

最新ガイドライン実験動物施設の建設および設備　アドスリー社（2007）

適正な実験を指導するために、実験動物医学専門医等の管理獣医師が配置されつつある。実験動物が実験目的とは無関係に傷害を負うか疾病に罹患した場合には、目的の達成に支障がない範囲で適切な治療を施す必要がある。したがって、実験動物管理者、動物実験責任者及び飼育者は、実験動物の健康状態に関する情報を相互に提供し、関係者間で協力して速やかに必要な措置を講じることが求められる。信頼性、再現性、普遍性の高い動物実験結果を得るためには、各種環境因子の変動を基準範囲内に収めることが重要である。実験動物の環境を標準化することは、複数の独立した研究機関からの実験結果を比較する上でも重要である。現在では、給餌や給水、飼育環境の衛生管理の向上、実験動物の飼育機材の改良に加え、各実験動物の飼育に最適な環境条件を検討し、温度、湿度、換気回数、気流速度、気圧、粉塵、落下細菌、臭気、照明、騒音などについて基準値が設けられている（表1）。動物実験施設では、これらの環境因子が定期的に検査される必要がある。

2. 消毒と滅菌

滅菌とは、全ての微生物を対象にして、それらを完全に死滅させる方法である。一方で、消毒は、有害な微生物や特定の細菌、ウイルス等を、感染症が発生しないレベルまで殺滅または減少させる処理方法である。したがって、消毒時には、対象となる微生物の種類や減少させたいレベルを考慮し、適切な薬剤や使用方法を選択する必要がある。飼育室への入室時には、滅菌された無塵衣、シューズカバー、ディスポーザブルキャップ、ラテックスグローブを着用し、手指のアルコール消毒を行うことが一般的である。これらの措置は、人による微生物の持ち込みを防ぐために有効である。同様に、飼料や実験用器具、機器等を搬入する際にも、飼料の外装を消毒したり、器具を滅菌または消毒するなど、微生物の持ち込みを防ぐ対策が必要である。加えて、飼育室内の消毒は、飼育環境を清潔に保つために欠かせない作業である。飼育室、洗浄室、廊下、処置室等は、定期的に清掃および消毒を行うこ

とが推奨される。

3. 実験動物の飼育環境

実験動物の飼養および保管に際しては、動物の種類、年齢、生理状態、生態、習性等に応じて、適切な給餌、給水および健康管理を行うことが必要である。これに加え、動物の種類や習性等を考慮した飼育環境を確保するためには、適切な施設および設備の整備が求められる。

3.1 ケージ

実験動物は管理のしやすさから、ケージ飼育されることが一般的である。この際、ケージは動物にとって安全な材質と構造を持ち、排泄物を容易に除去でき、内部の衛生を保持できる設計である必要がある。また、給餌と給水が容易であることも重要な要件である。ケージは、5Fsの観点から動物が生活する上で必要な広さと高さを確保し、日常的な動作を無理なく行えるようにすることが条件である。例えば、動物が無理なく方向転換でき、横臥できる広さと、立ち上がっても耳や頭がつかえない高さが必要である。サル類やネコなど上下運動を好む習性を持つ動物では、高さを十分に確保できるよう配慮すべきである。「実験動物の管理と使用に関する指針（Guide for the Care and Use of Laboratory Animals, 第8版）」では、群飼育される動物1匹あたりの必要最小床面積およびケージの高さについて、動物の種類と体重別に推奨値が示されている（表2）。この推奨値と各施設で使用されているケージのサイズを基に、1ケージあたりの収容可能匹数を算出し、これを最大収容匹数の基準として用いている。ケージの床には、格子式と板底式の2種類があり、前者はメッシュやスリット形状で排泄物が下に落下しやすく設計されている。金網床は足蹠部の損傷の可能性があるため推奨されず、金網を使用する場合は休憩用の板を部分的に設置するなどの配慮が必要である。板底ケージでは、快適性や清潔性維持のために床材が使用され、一般的に木屑や

表2　実験動物の最小飼育スペースの推奨値

動物種	体重	床面積／一匹当たり（*はcm²、その他はm²）	高さ（cm）	動物種	体重	床面積／一匹当たり（m²）	高さ（cm）
マウス	<10g	38.7*	12.7	サル類（ペアまたは群飼育）	<1.5kg	0.2	76.2
	～15g	51.6*	12.7		～3kg	0.28	76.2
	～25g	77.4*	12.7		～10kg	0.4	76.2
	>25g	≧96.7*	12.7		～15kg	0.56	81.3
ラット	<100g	109.6*	17.8		～20kg	0.74	91.4
	～200g	148.35*	17.8		～25kg	0.93	116.8
	～300g	187.05*	17.8		～30kg	1.4	116.8
	～400g	258*	17.8		>30kg	≧2.32	152.4
	～500g	387*	17.8	ブタ	<15kg	0.72	ペン型ケージ
	>500g	≧451.5*	17.8		～25kg	1.08	
モルモット	～350g	387*	17.8		～50kg	1.35	
	>350g	651.5*	17.8		～100kg	2.16	
ウサギ	<2.0kg	0.14	40.5		～200kg	4.32	
	～4.0kg	0.28	40.5		>200kg	≧5.4	
	～5.4kg	0.37	40.5	ニワトリ	<0.25kg	0.0023	楽に直立できるような十分な高さ
	>5.4kg	≧0.46	40.5		0.5kg	0.046	
イヌ	<15kg	0.72	ペン型ケージもしくは直立できるような十分な高さ		1.5kg	0.093	
	～30kg	1.08			3kg	0.186	
	>30kg	≧2.4			>30kg	≧0.279	
ネコ	≦4kg	0.28	60.8				
	>4kg	≧0.37	60.8				

実験動物の管理と使用に関する指針　第8版より一部抜粋

特殊加工された紙屑が利用される。脱臭作用が優れた素材、摂取しても安全な素材、また動物がほぐしたり巣作りに使用できる素材など、環境エンリッチメントを考慮した床材が市販されている。床材交換の頻度は、動物の種類、ケージのサイズおよび収容匹数の比率、床材の種類によって異なる。ケージ内のアンモニア濃度上昇を抑制し、動物が清潔な環境を維持できるよう努めるべきである（図1）。

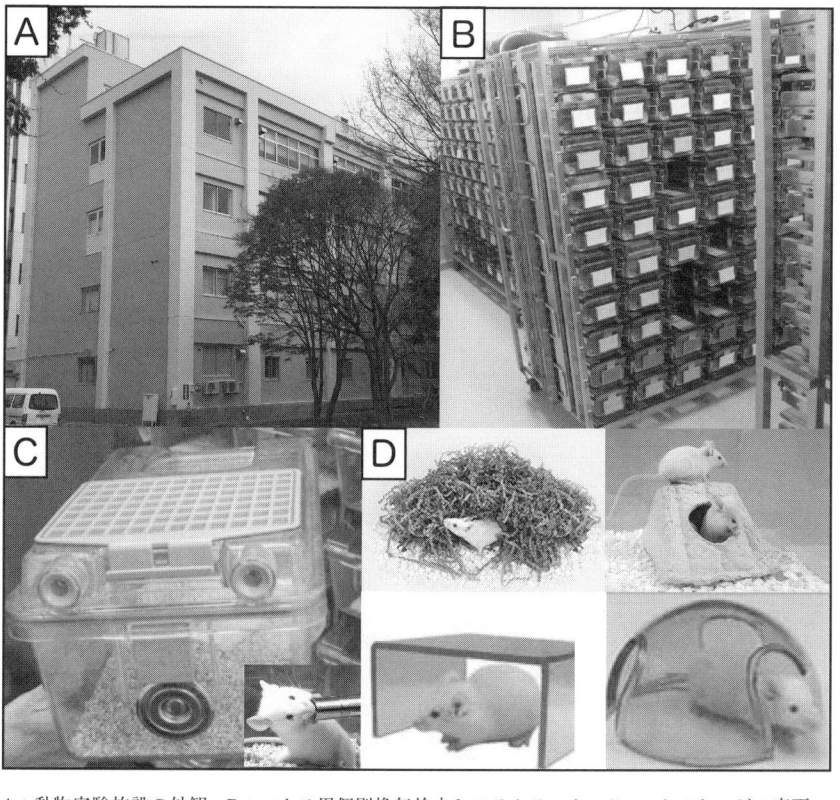

A：動物実験施設の外観、B：マウス用個別換気給水システムラック、C：マウスケージの裏面：2つの給気口と金属製の自動給水ノズル差し込み口が見える。右下の図は、ノズルより水を飲むマウス、D：各種床敷、隠れ家などの環境エンリッチメント

図1　標準的なげっ歯類の飼養及び保管法

3.2　給餌器

　給餌器については、マウスやラットの場合、一般的にケージの網蓋に取り付けられた餌入れが使用される。一方、モルモット、ウサギ、サルなどでは餌箱が、イヌやネコでは皿が用いられることが多い。これら給餌器の構造は、飼料の形状や各動物の摂餌行動を考慮しており、動物が食べやすく、床材や糞と混ざりにくいように工夫されている。給餌器は、ケージへの着脱が容易であること、また動物の行動を妨げないような大きさや形状であること

第4節　実験動物飼育の実際　295

が望ましい。

3.3　餌

実験条件の一貫性を確保するためには、餌のカロリーや栄養価を一定に保つことが必須であり、この目的を達成するために通常、専門メーカーによって生産される固形配合飼料が一般的に用いられる。固形配合飼料は、実験動物の種類ごとに必要とされるタンパク質、炭水化物、脂肪、ビタミン、無機質がバランスよく含まれている。特にサル類やモルモットなど、ビタミンＣを自身で合成できない動物を対象とした専用飼料には、ビタミンＣが追加で配合されている。

3.4　給水器

給水器に関しては、動物の種類や収容数に応じて、適切な給水ビンを使用する。給水ビンには微生物が繁殖する可能性があるため、定期的に洗浄および滅菌を行う必要がある。近年では、手間がかからない自動給水装置が普及している。自動給水装置は、1日に数回、ダクト内を自動で洗浄する機能を持っており、微生物の増殖が抑えられる。動物が飲水を通じて病原微生物や有害化学物質を摂取することを防ぐためには、飲水中の微生物や化学物質の汚染に関する品質検査を定期的に実施することが望ましい。

3.5　ラックの給排気

一般的に、げっ歯類はケージラックで飼育される。各棚段にフィルターを通じて清浄化された空気を供給するシステムは、アイソラックと称される。このシステムには、用途に応じて陽圧型と陰圧型の2種類が存在する。陽圧型はラック内へ室内空気が侵入しないようにすることで、外部からの汚染を防ぐ。一方、陰圧型は、飼育動物が感染性微生物や有害物質を保持している場合に、これらが室内に漏れ出すことを防止する。空気はフィルターによって清浄化されてから排出される。ケージ単位で強制換気を行い、動物を感染

から守る飼育装置は、個別換気ケージシステムと呼ばれる。各ケージは外気から隔離され、フィルターを通じて清浄化された空気が供給されて陽圧が維持される。ケージ内の空気は排気ダクトを通じてフィルターで清浄化された後に排出される。このシステムにより、ケージ内環境は常に良好な状態に保たれる。また、動物性アレルゲン、臭気、粉塵などの室内への放出が少なく、人の労働安全の観点からも推奨される。

3.6 環境エンリッチメント

　飼育環境に問題がある場合、食欲不振、体重減少、運動活性の低下、繁殖障害、発育障害、異常行動などが観察されることがある。衛生管理だけではなく、動物の精神状態を考慮した配慮も必要である。これを実現するためには、動物の本来の性質を理解し、物理的および社会的環境を変化させることで、動物が本来持っている習性に近い行動を促すことが環境エンリッチメントとされる（表3）。飼育環境が単調になりがちな場合は、玩具や噛み砕くことができる営巣材を提供することが有効である。また、遊びや自由な行動を促すための広さや構造を備えたケージの改良やドッグランなどの運動場の設置が重要である。集団で生活する動物種に対しては、個別飼育を避けることが社会的環境の改善に繋がる。単独で飼育された動物は攻撃的な行動を示すことが多いが、群飼育された動物は温順な性質を示す傾向にある。人との積極的な交流は、ラット、ウサギ、イヌ、ネコ、サル類など多くの

表3　環境エンリッチメントの分類

〈空　間〉行動特性に配慮した空間。広さ・高さに加えて空間内容を充実
（例）自由な行動ができるケージサイズ
　　　立ち上がれる、垂直行動が可能
　　　多様な行動が可能なケージ構造
　　　隠れ家、床材、止り木、ハンモック
〈運　動〉運動能力の高い動物に運動の機会を与える
（例）広いスペースでの運動
〈社会性〉動物間の社会性、ヒトへの馴化
（例）群れ飼育、隣接ケージの動物との物理的・視覚的・社会的な交流、ヒトへの馴化・親和性の向上
　　　飼育環境・実験への馴化
〈感　覚〉五感を刺激して、環境の変化をもたせる
（例）動物種に見合った玩具・鏡
　　　餌の多様化・給餌方法の多様化、巣材・かじり木、音楽、映像

動物に対して良い影響を与えることが知られている。特にイヌにおいては、散歩や運動場での活動、社会的接触や遊びの機会の提供が必要である。

4. SPF 動物と微生物モニタリング

　動物実験において、人獣共通感染症を引き起こす可能性のある微生物をコントロールすることは極めて重要である。マウスやラットでは、健康や実験結果へ影響する特定（specific）の病原生物（pathogen）が存在しない（free）、すなわち SPF 動物が開発され、これにより実験データの再現性が大幅に向上した。現在、ブリーダーから購入されるマウスやラットの大多数は SPF 動物である。SPF 動物は、施設内の清潔な環境下で飼育される。動物施設や飼育室は、外気が飼育室内に流入しないよう陽圧で設計されている。室内は定期的に消毒され、外部から入室する人は滅菌処理された無塵衣、マスク、グローブを着用し、持ち込まれる器具等はすべて消毒される。また、飼育ケージは換気・吸気装置を備え、外部環境から隔離されている設計となっている。この設計により、万が一 1 ケージで感染事故が発生しても、他のケージへの感染拡大を防ぐことが可能である。実験動物は、ストレスによって免疫力が低下し、通常は無症候性である微生物による感染症が発症することが問題視されている。この不顕性感染の顕在化は、実験結果に誤差をもたらすだけでなく、動物コロニー全体の汚染という深刻な問題を引き起こす可能性がある。これを防ぐためには、実験動物を特定の検査項目で定期的に検査し、不顕性感染動物を除去することが必要である。これは、マウスやラットの集団における微生物学的品質管理、すなわち微生物モニタリングとして行われる。動物実験施設では通常、3〜4ヶ月ごとに微生物モニタリングを実施している。SPF でないイヌやブタなど、研究に使用される動物も、人間に感染し疾病を引き起こす可能性のある人獣共通感染症や、重篤な症状を引き起こす病原微生物感染について検査され、陰性であることが確認された動物が販売されている。

5. 実験動物のリホーミング

　日本学術会議が定める「動物実験の適正実施ガイドライン」によれば、動物実験は原則として、安楽死により終了する。本章の冒頭で述べたように、実験動物の大多数は、寿命を全うする前に、安楽死処置を受ける非終生動物である。一方、実験動物の「リホーミング」とは、実験や教育の目的で使用された後に、新しい飼い主を見つけて新たな家庭での生活を提供するプロセスを指し、「養子縁組 : Adoption」とも称されることがある。アメリカ合衆国では、国立衛生研究所が実験動物のリホーミングに関するガイドラインを提供しており、特定の州では法律で実験後の動物のリホーミングを義務付けている。欧州では、欧州連合が動物実験に関する規定を設け、加盟国はこの規定に従って国内法を整備している。この規定は実験動物の福祉を考慮し、可能な限りリホーミングを促進することを目的としている。米国・欧州では主にイヌやネコが譲渡の対象となり、健康で人間に危害を与えないと判断された動物が選ばれる。日本では、リホーミングを義務付ける法規制はないが、動物実験に対する社会の認識や動物保護への意識の高まりを反映して、一部の獣医学部や企業で自主的なリホーミングが行われている。

おわりに

　CIOMS の国際原則では、動物実験を法律で規制する必要性が述べられている一方で、「必要な生物学的試験の実施や医学生物学の進展を過度に妨げるような制限であってはならず、同時に、医学生物学者は使用する動物に対して人道的な敬意を持つ道徳上の義務を見失ってはならない」とも強調されている。環境省が発表した「動物の愛護及び管理に関する施策を総合的に推進するための基本的指針」では、「個々の人々の動物愛護及び管理に対する考え方は、いつの時代においても多様であり、その多様性は尊重されるべき

である。しかし、社会的規範としての動物の愛護及び管理の考え方は、国民全体の合意に基づき形成されるべきであり、普遍性と客観性を持つものでなければならない」と記述されている。動物実験を動物愛護の観点から必要以上に規制することは、科学の創造性を損なう可能性があるため、各個人が責任を持って現行の関連法令や指針に従い、また改正し、動物福祉や3Rsの実践に努めることが求められる。

●──参考文献

米国獣医学会 動物の安楽死指針：2020年版，日本実験動物医学専門医協会編 アドスリー

動物実験における人道的エンドポイント，ILAR Journal 41（2），中井伸子（翻訳）アドスリー

Eラーニング「動物実験の実践倫理」鍵山直子，伊藤茂男
　公益社団法人日本実験動物学会ホームページ　https://www.jalas.jp/edu_training.html

フレックネル実験動物の麻酔と鎮痛 第5版─齧歯類からネコ・イヌ・鳥類まで─P Flecknel（著），笠井憲雪（翻訳）アドスリー

実験動物の飼養及び保管並びに苦痛の軽減に関する基準の解説
　環境省ホームページ　https://www.env.go.jp/nature/dobutsu/aigo/2_data/pamph/h2911.html

第6章

野生動物の福祉

加瀬ちひろ

　動物福祉は産業動物を中心に発展してきた概念であり、飼育環境や繁殖などを人が管理する飼育動物においては、彼ら・彼女らをなるべく良い状態になるように配慮する責任がある、という考え方である。この動物福祉の概念は、飼育動物には位置付けられない野生動物にも当てはまるのだろうか？　実は人と野生動物の関係性は非常に根深く、古来から人は生物資源を利用しながら生活を営んでおり、その中には野生動物も含まれる。また、全ての産業動物は野生動物を由来としている。近年では野生動物と人との距離が近づくことで、様々な軋轢問題も生じている。日本において野生動物は「無主物」とされているが、狩猟や野生動物管理の目的により捕獲することで、人が野生動物の生存を脅かす場合もあり、それとは逆に農作物や放棄果樹など人により提供される高栄養な餌を摂取することで野生動物の繁殖を促進している場合もある。このように、実際には人は野生動物の生存・繁殖などに対して意図的・非意図的な干渉をしており、私たちが干渉する場面においては、野生動物に対しても動物福祉への配慮が必要になるだろう。飼育動物と比べると野生動物の福祉は世界的にもまだまだ発展途上な分野ではあるが、本章では国内外の動向に加え、野生動物が置かれた状況別（人による制御下か、自由な状態か）に動物福祉の観点からの問題点について紹介する。

第1節　歴史的背景

1. 人と野生動物の関わり、野生動物とは

　人は生物資源を利用しながら生活を営んでいる。品種改良をされた産業動物にしても、元々は全てが野生動物を由来としていることからも人と野生動物との関係性は非常に根深く多様である。古くは、生物資源の際限のない利用から種の絶滅等の生物多様性への強い負の影響が問題となっていたが、現在では持続可能な資源利用の方針のもと、種の保全や野生動物と人との軋轢問題の解消等を目標とした野生動物管理が展開されている。

　ところで、野生動物とは何か？　広辞苑には「野生動物」という単語は掲載されておらず、「野生」という単語の説明が掲載されている。「野生」とは動植物が自然に山野に生育すること。また、その動植物。とあることから、「野生動物」は自然に山野に生育している動物、と定義されるだろう。野生動物を家畜化し、人にとって有用な乳、肉、卵などのタンパク質を生産する目的で飼養される動物が産業動物である。家畜（すなわち産業動物）とは、人間の制御により繁殖が可能であり、人間の都合の良い方向に野生型から遺伝的に変化している動物と定義されている。そうであるなら、野生動物とは家畜ではない状態の動物、つまり基本的には繁殖は人間の管理下になく、人の都合による遺伝的な改変をされていない動物、とも定義できるだろう。実際に日本の法律では、野生動物は「無主物」とされており、誰のものでもなく、勝手な捕獲行為は禁止されている。しかし、人による捕獲行為や餌資源の提供により、野生動物の繁殖が抑制・促進されているケースや、外来種の持ち込みにより在来種と交雑することで、意図せず遺伝的な改変が生じてい

野生動物		家畜

・自然に山野で生育している動物
・日本では「無主物」

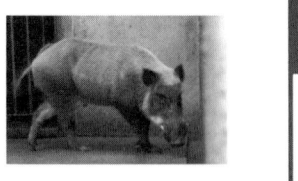

・人間の都合の良いように野生型から
　遺伝的に変化している動物
・人間の制御により繁殖

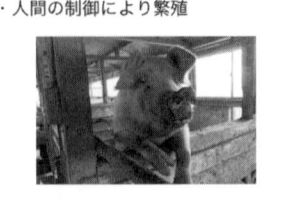

家畜化

現代の野生動物

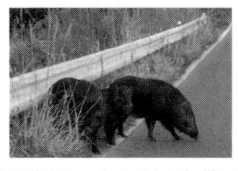

人間の近くで、人間により提供された
餌・ねぐらで生育している動物

図1　野生動物と家畜の違い

るケースもある。日本に限らず人と野生動物の距離が近づいてきている現代
においては、私たちがイメージしているような「手付かずの、自然の中で生
きる野生動物」は幻想であり、人との関係性は家畜のそれに近づきつつある
という意見もある（図1）。

2. 野生動物に動物福祉の考え方は当てはまるのか

　動物福祉は産業動物を中心に発展してきた概念であり、飼育環境や繁殖な
どを人が管理する飼育動物においては、彼ら・彼女らの状態をなるべく良い
状態になるように配慮する責任がある、という考え方である。日本では、野
生動物は法的に無主物であり、基本的には生存・繁殖や生活環境を人が管理
しているわけではない。そのような野生動物においても、動物福祉の考え方

		人的介入	
		①直接的な介入	②間接的な介入
動物の状況	①人による制御下	例）・捕獲後の取り扱い ・殺処分方法	例）・一時飼育時の環境
	②自由な状態 （Free-living）	例）・捕獲行為 ・餌付け	例）・道路建設による森林の分断 ・夜間の照明点灯

図2　野生動物の福祉に影響を与える人的介入と動物の状況

は当てはまるのであろうか？

　まず、生存・繁殖について見てみると、狩猟や野生動物管理のための有害捕獲等により捕獲されることで、生存が脅かされる場合がある。また、捕獲による個体群密度の低下や農作物など人により提供される高栄養な餌を摂取することにより、繁殖が抑制・促進される場合がある。さらに野生動物の生活環境は、土地の改変や過疎高齢化による里山の管理不足などの人間活動に影響を受ける。これらのことから、野生動物においても、生存・繁殖、生活環境に人による何らかの干渉を受けており、このように私たちが干渉する場面においては動物福祉への配慮が必要であると考えられる。

　では、人が野生動物に介入する場面とは具体的にどのようなケースがあるだろうか。世界中の動物福祉科学コミュニティと協力して、科学的・教育的活動を通じて動物福祉の改善を開発・促進している団体である Universities Federation for Animal Welfare（UFAW）は、野生動物の福祉に影響を与える人的介入を①直接的な介入（個体数管理、狩猟、野外調査など）と②間接的な介入（生息地の除去、動物の動きを妨げる構造物の設置、汚染など）に分けて整理している。また、これらを動物が置かれた状況別に分類すると、①人による制御下と②自由な状態（Free-living）に整理される（図2）。

　動物福祉は動物の状態であることから、ここからは動物が置かれた状況別に述べてゆく。①人による制御下とは、具体的には捕獲時や捕獲後の取り扱い、殺処分、負傷による救護時などが挙げられるだろう。例えば、野生哺乳類の捕獲方法には、銃器捕獲とわな捕獲があるが、銃器捕獲の中にも忍び猟

や巻狩りといった方法がある。忍び猟とは、一般的には単独で野生動物の足跡や糞といった痕跡を追って獲物を見つけて銃で狙撃したり、野生動物がよく休んでいるスポットに行き、獲物がいた場合には銃で仕留める方法である。それに対して巻狩りは、勢子（せこ）と呼ばれる役割の人や犬が、山の中に隠れている野生動物を追い出し、それを射手が待ち構えて撃って仕留める方法である。いずれの方法も1発で仕留めることができた場合、忍び猟は比較的動物が落ち着いた状態から致死するのに対し、巻狩りは追い出されることによる影響があることから、それぞれの方法で捕獲された際の動物の心理的状態は異なることが想像できる。わなには、脚や首などをワイヤーで括って捕獲するくくりわなや、餌で誘引して捕獲する箱わな、箱わなと同じく餌で誘引する方法だが、より広い範囲を囲うことで一度に多数の個体を捕獲できる囲いわな、などがある（図3）。このように、捕獲といっても様々な方法があり、どの方法を選択するかによって動物の状態は大きく異なると考えられる。また、捕獲後の取り扱いについても、動物福祉について検討すべきポイントはいくつか挙げられる。例えば、捕獲から殺処分されるまでの拘束時間や拘束方法、放獣する場合の取り扱い方、殺処分される場合の方法などである。これらについては、第2節2にてもう少し詳しく紹介する。

②自由な状態（Free-living）で人による干渉を受けるケースは様々である。Wilsonら（2020）によると人の存在や捕獲行為（動物にとって自分自身が捕獲される状況だけでなく他の個体が捕獲されるという間接的影響も含む)、人為的な動物の導入、餌や住処といった資源の提供、汚染と気候変動、土地改良により、様々な野生動物の活動性、移動、採食行動、繁殖行動と子育て行動、警戒行動などに影響を与えていることが示されている。例えば、Gaynorら（2018）は、世界中の野生動物は人の存在によって夜行性化傾向にあることを科学論文76本のメタ解析により示している。これも人の存在や人間活動による野生動物への影響であり、5つの自由と照らし合わせてみると、恐怖と苦悩からの自由や正常な行動発現の自由に関連していると考えられる。しかし、Free-livingの野生動物にとって、人の存在は生態系の一部であるという

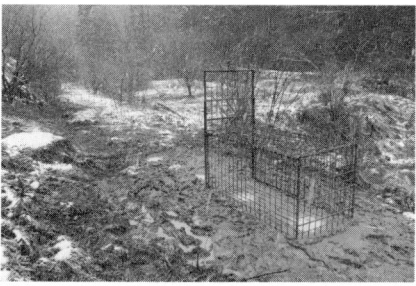

(a) 片扉の箱わな

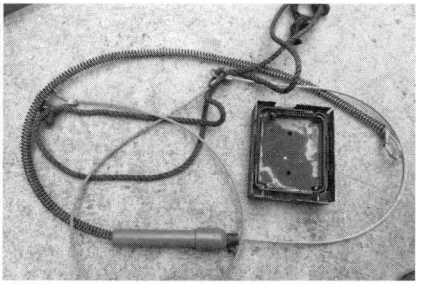

(d) くくりわな

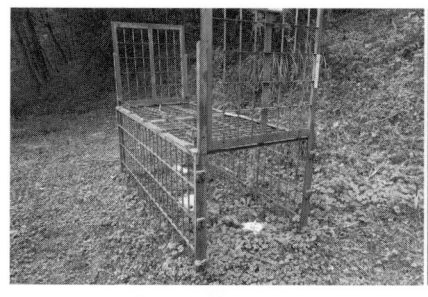

(b) 両扉の箱わな

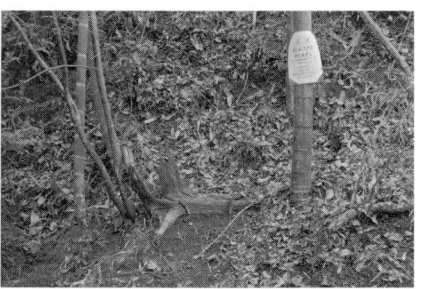

(e) くくりわなの設置状況

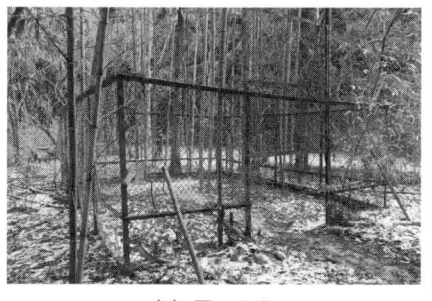

(c) 囲いわな

図3　捕獲に用いる様々なわな
（e）では、くくりわなのワイヤーを竹に固定し、野生動物が足を置きそうな横木の手前の土を掘って、足をくくる部分を設置している。

捉え方をすれば、人は捕食者の一種に過ぎず（ただし武器も使える最強の捕食者だが）、野生動物が捕食者に対して恐怖や苦悩を示すのは当たり前のことであるという考え方もできるのかもしれない。また、行動は適応的な反応であり、野生動物には餌資源の状況等に応じて行動を変化させる柔軟性が見られることから、人の存在や人間活動により野生動物の行動が変化したとしても、適応的反応の範疇である可能性もある。自由な状態の野生動物に関する福祉的な問題については、第2節3.2にて他の例もあげながら紹介する。

3. 世界的動向と法律

　国際的な動物保護団体である World Animal Protection は、Animal Protection Index を公表しており、その中には各国の野生動物に関する動物福祉の評価も含まれている。最高評価がAランク、最低評価がGランクの7段階評価であるが、2020年版では、Aランクは該当国がなく、最も評価が高い国でBランクとなっている。全体評価でBランクだったイギリスでも、野生動物に関する評価はCランクに落ちる。全体評価がBランクの他の国においても、野生動物の福祉についてはCもしくはDランク評価となっており、飼育動物と比べて世界的にも発展途上な分野と言えそうだ。ちなみに、全体評価がEランクである日本は、野生動物に関してもEランク評価となっている。

　野生動物の福祉に関して先進国と言えるイギリスでは、Animal Welfare Act という動物福祉に関する法律の中で野生動物に関する記述もある。「人がコントロールできる状況下（一時的含む）もしくは野生の状態に住んでいない場合では野生動物についても動物福祉に配慮すべき」としており、捕獲時や捕獲後、保護時、自然環境を乱された場合に適用されるとしている。また、Wild Mammals (Protection) Act では、多くの哺乳類に対して身体的損害行為を規制しており、Wildlife and Countryside Act や Hunting Act では動物福祉の観点から捕獲方法を規制している。つまりイギリスでは、法律によって①人による制御下、② Free-living のいずれにおいても野生動物の福祉に配慮し、

308

向上させるような規制がなされているのである。

　一方で日本は、動物愛護法にて動物福祉に配慮するよう記載があるものの、適用範囲は飼育動物に限られている。鳥獣保護管理法では、野生動物の保護、管理、狩猟の適正化を図ることを目的としており、捕獲や採取等の規制をしているものの、動物福祉に関する記載はみられない。野生動物に関する法律である、種の保存法、生物多様性基本法についても同様に、動物福祉に関連する項目はない。唯一、鳥獣保護管理基本方針に「捕獲個体を致死させる場合は「動物の殺処分方法に関する指針」に準じて、できる限り苦痛を与えない方法にするよう（自治体が捕獲許可を受けたものに対して）指導する」とあるが、指針であるため罰則はない。このように日本では、野生動物について①人による制御下であっても、② Free-living であっても動物福祉に配慮しなければならない、とする法的規制はない状況である。

4. 近年の日本の動向

　野生動物管理（ワイルドライフ・マネジメント）は野生動物を狩猟しながら個体数をいかに増やすか、その方法や技術を編み出す狩猟管理学から発展した考えであり、欧米で広く浸透している。日本では1999年に鳥獣保護法が改正されたことが、科学的・計画的な野生動物管理への転換点だったとされている。欧米では、野生動物をいかに管理するかという考えが古くから存在していたのに対し、日本では「自然」という言葉が表すように、「野生動物は自然のまま、ありのままが良い」とする傾向にあることからも、特に Free-living の野生動物に対して配慮する必要があるのか疑問に思う傾向が強いように感じる。

　一方で、学術研究を行う上では、調査対象とする個体やその生息環境への配慮が必要であるという考え方が浸透してきており、学術研究会で倫理指針として発信されているものもある。例えば、日本霊長類学会では「霊長類の野外研究に関する倫理指針」を示しており、その中には調査対象への配慮と

第1節 歴史的背景 ● 309

して、野外調査に際しては調査によって調査対象に与えるストレスを最小限にしなければならないとしている。ストレス状態のモニタリングも必要とされており、行動に現れるストレス反応（身体を掻く、落ち着きなく動き回るなど）や社会行動の変化（攻撃的交渉の増加など）の評価、非侵襲的手法によるストレス関連ホルモン動態のモニタリングが推奨されている。そして、野外調査によって過度のストレスを受けていると判断された場合には、調査時間の短縮、調査人数の制限、対象との距離をとる、場合によっては調査を中止する等の検討をすべきとしている。また日本哺乳類学会においても、2017年の学術集会にて哺乳類の野外研究に関する倫理的課題と今後の展望について議論がされている。その中では、シカやイノシシなどの研究材料の多くは個体数管理を含む研究以外の目的により捕獲された個体やそのデータから収集されている場合が多いことを指摘しており、研究目的だけでなく管理目的の捕獲に関しても倫理面や動物福祉への配慮を検討する必要性が問われている（鈴木ら2018）。このように、特に研究対象とする野生動物に関しては、調査時の配慮に加え、捕獲や捕獲後の殺処分の方法について動物福祉的観点から検討する気運が高まりつつあると言えるだろう。しかし、動物福祉について厳密に評価してゆくことで今までのように研究が進められなくなるのではないか、と懸念する意見もあり、分野を跨いだ動物福祉の概念の浸透と議論の機会が必要となっている。

第2節　動物福祉の観点からの問題点

1. 半管理下の野生動物

　日本の独特な野生動物との関わりとして、野猿公園というものがある（図1）。野猿公園は野生下のニホンザルを餌付けし、間近でニホンザルを観察することができることを観光資源として利用したものであり、1952年の幸島野猿公苑を皮切りに、最も多い時には30を超える野猿公園が日本全国に開園されていた。現在では過度な餌付けにより野生的な姿が見られないといった魅力の低下、個体数の増加、サルによる被害の増加、批判の集中等の理由により、多くの野猿公園が廃園となっている。一方で、餌場や給餌量の管理の適正化、人員・予算の確保、来園者に対してサルに餌を与えないなどトラブル防止のためのルールを整備することで、現在も世界的に有名な観光地として、また教育・研究の場として運営を継続している野猿公園もある。いずれの野猿公園でも、過去には餌付けによる個体数増加やサルの地域への依存、周辺でのサル被害の増加等が問題になり、また、廃園となった後もその後のサルをどうするかが課題とされた。また、個体数増加を調整するために、サルの避妊手術が行われるなど、野生動物の私物化ではないかと疑問視されるケースもあった。動物福祉の観点からこのような野猿公園の取り組みが評価されたことはないが、餌付けによる急激な個体数増加や餌場への集中は、資源をめぐる競争の激化が想像される。闘争により損傷が生じる可能性や、多くの個体が一箇所に集中することで感染症の伝搬が促進される可能性があり、痛み・損傷・疾病からの自由や不快からの自由が損なわれる危険性があるだろう。このような餌付けを伴う半管理下の野生動物に関しては、野生動

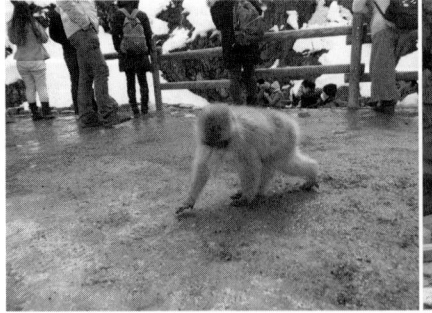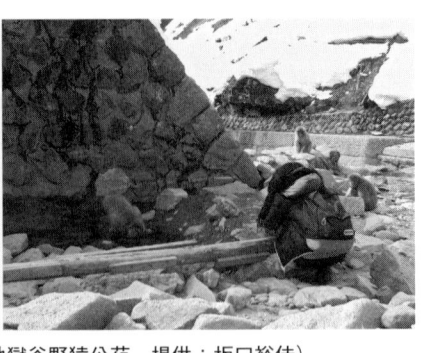

図1　野猿公園の様子（場所：地獄谷野猿公苑、提供：坂口裕佳）

物と人との関わりとしては最も干渉度が高いものと言え、餌付けによる影響とそれに伴い生じる問題が動物福祉に与える影響について、受益者に配慮責任が生じるであろう。

2. 一時的な人の制御下での問題

　一時的に人が野生動物を制御する場面としては、捕獲から殺処分もしくは放獣までの間が該当すると考えられる。捕獲については、学術研究を目的としたものから有害鳥獣駆除等、管理捕獲まで様々な目的が存在するが、いずれにおいても福祉的な配慮を検討する必要があるだろう。特に学術捕獲後に放獣をする場合は、適正なデータ取得をするためにも、捕獲から放獣までの間に損傷を最小限にすることや、放獣後に正常な行動を発現できるように、より高いレベルでの配慮が必要とされるだろう。

　捕獲方法別の動物への影響については、シカやイノシシ等を対象にいくつかの報告がされている。例えばシカでは、足くくりわなによる捕獲個体の血中コルチゾール濃度は、銃による捕獲の4.5～28倍であることが示されており（山田ら2013; 図2）、長時間の拘束とわなから逃れようとする激しい運動や骨折等の損傷の発生が原因であると考えられている。このように足くくりわなは、捕獲に伴うストレスが課題として考えられており、EU、カナダ、

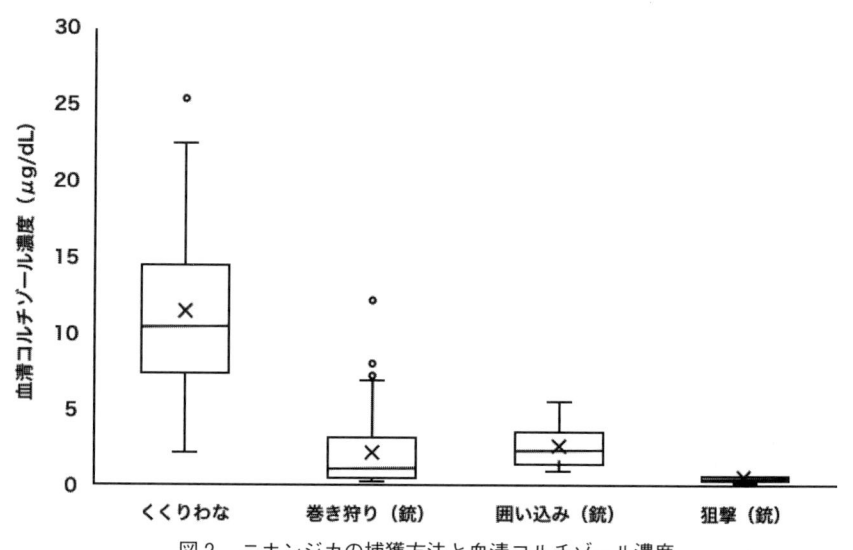

図2　ニホンジカの捕獲方法と血清コルチゾール濃度

猟犬を用いた巻き狩り、柵で囲われた放牧場に閉じ込めてから銃殺、ライフル銃による狙撃の3種類の捕獲方法と比べて、足くくりわなで捕獲されたニホンジカでは結成中のコルチゾール濃度が高い。山田ほか（2013）の計測値を図化した大場（2020）を一部改変。

ロシア連邦、米国間で1998年に締結された AIHTS（Agreement on International Human Trapping Standards：国際人道的捕獲基準に関する協定）では、動物福祉の観点から Leghold Trap（足を捕捉するタイプのわな）は基準を満たさないとして、使用が禁止されている。この協定が対象としている動物種には、イノシシやシカは含まれていないが、AIHTS にて示している「捕獲動物の福祉は生理的状態、行動発現、損傷状況に基づいて評価し、動物福祉の観点から許容可能な捕獲方法を検討すべき」という考え方は捕獲に対する基本的な考え方として、締結国内で広く普及している。一方で日本では、足くくりわなは軽量であるため持ち運びがしやすく、一人でも簡単に複数個設置できること、餌による誘引を伴わないため不適切な餌付けを防げること、などの利点から野生動物管理においては必要不可欠な捕獲方法として運用されている。くくりわなに関しては、メリットもある一方で捕獲された個体が暴れることで足を千切って逃走してしまう問題や、空間に閉じ込めて捕獲する箱わなや

囲いわなと異なり、止め刺しの安全性確保には技術が必要であること、目的とは異なる動物を捕獲してしまう錯誤捕獲が発生することなど、動物福祉の観点以外にも様々な課題があることから、運用については国内でも議論がされている。

　囲いわなでの捕獲が、イノシシの行動や損傷、血中コルチゾールに及ぼす影響についてもいくつかの報告がある。囲いわなの扉が閉じた時と、捕獲後に囲いわなに人が近づいた時とでは、後者の方がイノシシの壁への突進が多かったことや（Fahlman et al. 2020）、単独のハンターが銃で捕獲した場合より

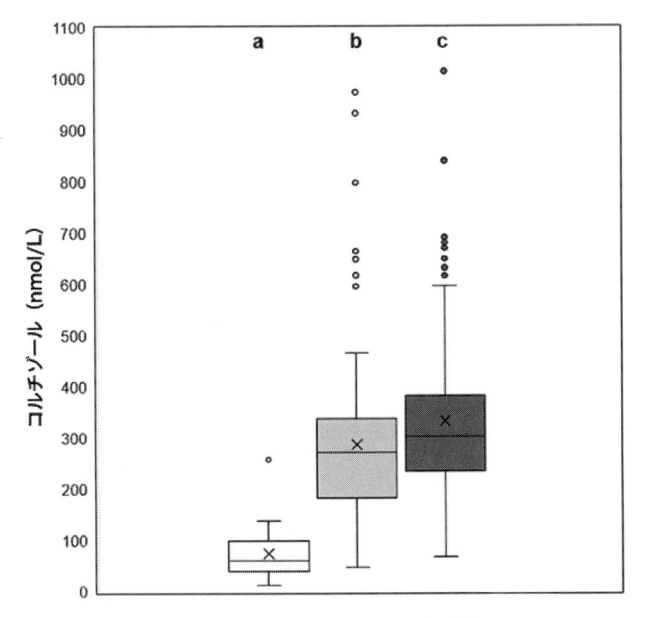

図3　イノシシの捕獲方法と血清コルチゾール濃度
単独銃猟、追い込み猟、囲いわなで捕獲されたイノシシの血清コルチゾール濃度。
囲いわなで捕獲された後に銃で殺処分されたイノシシ（n＝138）は、単独銃猟（n＝37））追い込み猟（n＝90）と比べて比べてコルチゾール値が高い。
異なる文字間（a, b, c）で有意差あり（P＜0.05）（Westhoff et al. 2022）

も、イノシシの血中コルチゾール値が高いことが報告されており（Westhoff et al. 2022; 図3）、わなの扉の閉鎖に加えて人の接近が捕獲時のイノシシにおける主なストレッサーであると解釈されている。また、1頭で捕獲された場合よりも複数頭で捕獲した方が、捕獲後の逃避行動が少なく、血中コルチゾール値も低かったという報告がある。これらのことから、餌で誘引することで空間内に留めるタイプのわなでは、わな内の滞在時間や止め刺しに要する時間を最小限に抑えることが必要であると考えられる。また、壁への衝突により怪我を防止するために鋼鉄製から木材などに転換することや、捕獲個体のストレスを軽減するためのさらなる工夫としては、単独よりも複数頭で同時に捕獲することが有効かもしれない。

　また、動物の受けたストレスは、その動物を食肉利用する場合に肉質に対して大きな影響を与えることが知られている。渡邊ら（2020）の報告によると、足わなで捕獲した肉のpHは箱わなや囲いわなで捕獲した肉よりも有意に高く、畜肉と比較しても高い値であるためDFD肉と呼ばれる肉の色調が暗く、表面がパサついており、雑菌が繁殖しやすいため不快な匂いが生じることのある異常肉になる危険性がある。足わなは身体拘束を伴うことから、疲弊による筋肉中の貯蔵グリコーゲンの減少および肉のpH上昇が引き起こされることで、DFD肉になる場合があるとされている。一方で、止め刺し時に動物を興奮させてしまうとPSE肉と呼ばれる色調が白っぽく、ドリップの多い異常肉になる危険性がある。これらのことから、食肉として有効利用するためには、捕獲後から止め刺しまでの時間を短くし、さらに動物の興奮を抑えた止め刺しにより異常肉の発生を回避することが求められる。これらの情報は、2022年に農林水産省の監修により発信された「野生鳥獣被害防止マニュアル〜捕獲鳥獣の食肉等利活用（処理）の手法〜」にも示されており、捕獲と止め刺しの方法について動物福祉的な配慮をすることが食肉利用上のメリットと合致していることから、野生動物の食肉利用の促進は捕獲方法や止め刺し方法の福祉的配慮を後押しするかもしれない。

3. Free-living の野生動物に関する問題

3.1 餌付けは野生動物の動物福祉を損なうか

野生動物への餌付けは、自然や人間社会に様々な影響を及ぼし、その弊害が顕在化してきている。餌付けの問題の一つとして、野生動物の行動変化が報告されている。例えば、エコツアーを目的としたイルカの餌付けにより、母親から子への養育行動が減少し、子の死亡率が増加したケースが報告されている。餌付けによる移動ルートや行動圏の変化も様々な動物種で報告されており、生態系のバランスを崩してしまう可能性があることから生物多様性の観点から深刻な問題であると認識されている。一方で動物福祉の観点から考えると、自然環境下の餌資源が少ない時期に人為的な餌の提供があることは、空腹と渇きからの自由を満たし、野生動物を正の状態へ導いていると考えることもできるだろう。しかし、普段食べることのない人の食べ物を与えることにより、栄養が偏り糖尿病のリスクを高める可能性や、オオハクチョウに関しては与えた食パンを喉に詰まらせ窒息死した事例も報告されている。このようなケースでは、空腹と渇きからの自由が損なわれていると考えられ、餌の提供が必ずしも福祉を向上させているとは限らないことが伺える。

また、餌付けスポットへの個体の集中は、感染症を拡大させるリスクを高めることに加え、個体間の資源競争を高める。鹿児島県の出水平野は国際的に貴重な湿地としてラムサール条約にも指定され、毎年1万羽以上のツルが越冬のため飛来する。飛来地は保護区になっており特別天然記念物「鹿児島県のツルおよびその渡来地」に指定されている。越冬期間中は給餌場が設けられており、ツルは給餌場や周辺の水田を中心に家族や少数の群れで行動しているが、場合によっては1000羽規模の群れになることもある。このような過密状態が継続することにより、高病原性鳥インフルエンザの発生により複数羽が同時に死亡したり、コクシジウム等の感染症による死亡が例年観察さ

意図的餌付け	非意図的餌付け
・小鳥の餌台設置 ・観光地での餌やり　etc.	・不適切なゴミ出し ・野菜クズの放置 ・放棄果樹（カキ、クリ等） ・無防備な農地での食害　etc.

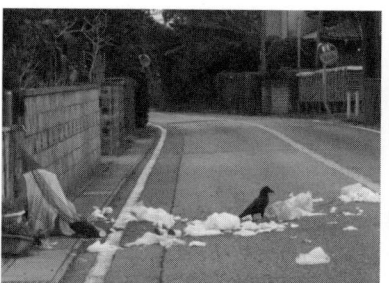

ゴミ集積所にネットをかけているが、対策として不十分でありカラスがゴミを漁っていた。

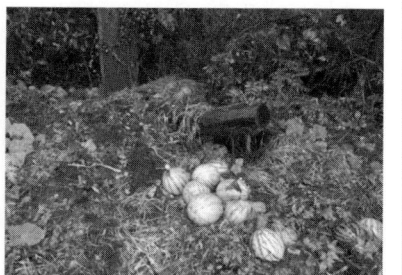

農地の脇に摘果したスイカを廃棄しており、アライグマ、ハクビシンが餌付いていた。

図4　意図的餌付けと非意図的餌付け

れている。餌付けによって複数個体が1箇所に集まることで接触機会が増え、滞在時間の増加により糞尿とともに排泄されたウイルスが水中に保存されることにより感染が拡大したと推測されており、感染症の流行による大量死を防ぐため、給餌場とねぐらの分散が進められている。このような事例については、5つの自由のうち痛み・損傷・疾病からの自由が損なわれていると考えられるだろう。

　餌付けには2種類あると言われており、小鳥の餌台設置や観光地での餌やりのような「意図的な餌付け」と、ゴミ捨て場の管理不足や果樹の管理放棄、無防備な状態での農作物被害のような「非意図的な餌付け」がある（図4）。意図的・非意図的にかかわらず餌付けは野生動物の人馴れを進行させ、警戒心の低下に伴いその動物の行動や生態、分布に変化が生じさせる。近年問題となっている市街地への野生動物の出没も、このような餌付けの影響が大きいとされており、野生動物が野生動物らしく、そして人との共存を成立させるためには、原則避けるべきである。動物福祉の観点からも餌付けは負

の影響を孕んでおり、慎重な判断が求められるだろう。

　野生動物への餌付け問題に関しては、「野生動物の餌付け問題　善意が引き起こす？　生態系撹乱・鳥獣害・感染症・生活被害／畠山武道監修、小島望・髙橋満彦編著」にて様々な事例とともに詳しく紹介されているのでそちらを参照いただきたい。

3.2　人の存在と人間活動が野生動物の生活を変化させる

　Free-living の野生動物の福祉の着目点は、人や人間活動によるネガティブな影響をできる限り低減させることだと考えられる。では、人は野生動物にネガティブな影響を与えているのだろうか？　70本以上の論文をメタ解析した研究では、人の存在によって世界中の野生動物が夜行性化していることが報告されている。肉食性、草食性、雑食性といった食性に関わらずどの動物種でも人の生活圏の近くに生息している野生動物で夜行性化の傾向があり、農業やハイキングといった野生動物の命を直接奪うような活動でなくても夜行性化に寄与しているようだ。特に大型動物はその影響が強く、これは人との関わりの強さを反映していると考えられている（図5）。また、人の存在や捕獲、種の導入、餌や住処などの資源の提供、汚染や気候変動、土地の開発といった人間活動は、野生動物の活動リズムや移動性、採食行動、個体同士のコミュニケーション、休息、繁殖や母子行動、警戒行動を変化させることが複数の論文で示されている。このような人による影響は、正常な行動の発現を奪っている可能性も考えられるが、行動は適応的な反応であり、自然環境下での行動選択は動物福祉上の問題にはならないのかもしれない。行動への影響の継続性（一時的か永続的か）や変化の変遷（影響が増加し続けるのか、一定のところで頭打ちとなるのか、一過性のものでまた減少するのか）なども踏まえ、どの程度の影響が許容されるかを判断するためには、今後の科学的知見の蓄積と議論が必要になるだろう。

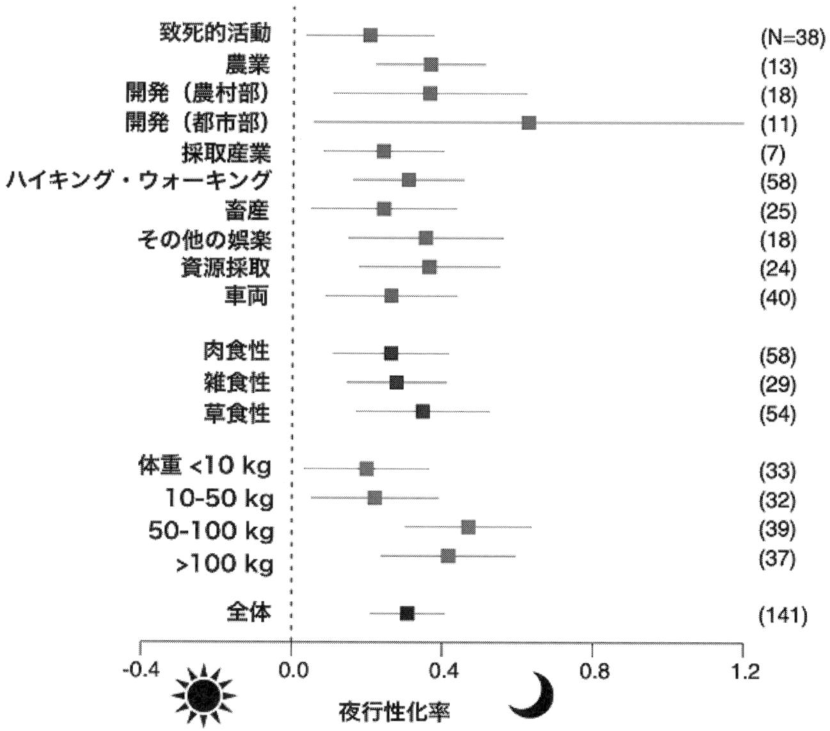

図5　人間活動の種類、野生動物の食性及び体重と夜行性化の関係

正の値は人為的撹乱の大きい地域で夜間の活動が相対的に増加することを示す。
野生哺乳類は、様々な人間活動に反応して活動を夜間にシフトしている。全体的には人間活動に反応し1.36倍夜行性化した（Gaynor et al. 2018）。

3.3　Free-living の野生動物の Good welfare とは

　「弱肉強食」や「厳しい自然」という表現がなされるように、自然の中で生活している野生動物については被捕食による死や資源が乏しい環境下での苦しい生活、繁殖をめぐるオス同士の激しい競争など、動物福祉的にはネガティブな状態が生活の大半を占めると捉えられることが多い。しかし、人の干渉のない野生動物の福祉は、そんなに悪い状態なのであろうか。そもそも、自然の中で生活している野生動物にとって、よい状態、すなわち Good welfare とはどのような状態を指すのだろうか。この答えを示すことは難し

いことが推察されるが、科学的知見の蓄積や議論により今後は方向性が見え
てくるのかもしれない。さらには、Good welfare を実現するために、人が自
然の中で生活している野生動物にどこまで干渉して良いのかという問題もあ
るだろう。いずれにしても、動物福祉は飼育下での動物を対象として発祥し
た概念であるが、野生動物にもその範疇が広がりつつある。人間は生態系の
一部であり、人と野生動物は様々な繋がりを持っていることからも、野生動
物の福祉について議論してゆく必要があるだろう。

●──参考文献

Fahlman, Å., Lindsjö, J., Norling, T. A., Kjellander, P., Ågren, E. O., Bergvall, U. A. Wild boar behaviour during live-trap capture in a corral-style trap: Implications for animal welfare. *Acta Veterinaria Scandinavica*, 62, 59（2020）.

Gaynor, K. M., Hojnowski, C. E., Carter, N. H., Brashares, J. S. The influence of human disturbance on wildlife nocturnality. *Science*, 360, 1232-1235（2018）.

日本霊長類学会. 霊長類の野外研究に関する倫理指針. *Primate Research*,37, 183-189（2021）.

農林水産省. 改訂版野生鳥獣被害防止マニュアル〜捕獲鳥獣の食肉等活用（処理）の手法〜（2022）. https://www.maff.go.jp/j/nousin/gibier/attach/pdf/manual-45.pdf

大場孝裕. ニホンジカ管理に伴う足くくりわな捕獲の課題, 哺乳類科学, 60（2）, 335-340（2020）.

鈴木正嗣, 松浦友紀子, 須藤明子. シカ類の研究と管理における現状と倫理的課題―米国獣医師会のガイドラインならびに国内事情―. 哺乳類科学, 58（2）, 283-287（2018）.

渡邊彰, 木下一成, 村元隆行, 中井瑞歩, 鈴木結子, 井上朔実, 平田滋樹. シカ（*Cervus nippon*）およびイノシシ（*Sus scrofa leucomystax*）の肉質に及ぼす要因調査. 日本畜産学会報, 91（4）, 395-401（2020）.

Westhoff, K. M., Lierz, M., Fetzer, A., Büttner, K., Schuler, G., Lang, J. Stress Assessment of Wild Boar (*Sus scrofa*) in Corral-Style Traps Using Serum Cortisol Levels. *Animals*, 12, 3008（2022）. https://doi.org/10.3390/ani12213008.

Wilson, M. W., Ridlon, A. D., Gaynor, K. M.,Gaines, S. D., Stier, A. C., Halpern, B. S. Ecological impacts of human-induced animal behaviour change. *Ecology Letters*, 23（10）, 1522-1536（2020）.

山田晋也, 大竹正剛, 大場孝裕, 山口亮, 大橋正孝. 捕獲がニホンジカ（*Cervus nippon*）に与えるストレス―血清コルチゾールとクレアチンキナーゼの測定―. 野生生物と社会, 1, 1-5（2013）.

野生動物の餌付け問題　善意が引き起こす？生態系攪乱・鳥獣害・感染症・生活被害（畠山武道監修）．株式会社地人書館（2016）．

索引

あ

愛玩動物·····187, 273, 276

アジア·····60, 95, 103~107, 119, 130, 146, 160, 161

アニマルウェルフェア·····16, 18, 95, 98, 106, 109, 119, 121, 122, 128, 134, 137, 181

Animal Computer Interaction（アニマルコンピューターインタラクション）·····28

アニマルシェルター·····189, 218~220

アニマルセラピー·····190

アメリカ·····103~107, 114~119, 121, 122, 126, 168, 210, 243, 245, 250, 261, 276, 299

安楽死·····4, 13, 17, 95, 185, 207, 219, 271, 285~287, 289, 299

EU（欧州連合）·····13, 95, 106~115, 118, 119, 121, 123, 126, 127, 148~150, 152, 156, 163, 165, 167, 169, 170, 172, 193, 228, 229, 299, 312

イエイヌ·····196

イエネコ·····200, 202

移行期·····197, 201

異常行動·····19, 29, 50, 51, 54, 56, 58, 59, 61, 66, 68, 69, 75, 94, 97, 148, 155, 168, 180, 181, 205, 236~238, 241, 243, 249, 297

異常肉·····315

痛み・損傷・疾病からの自由·····19, 64, 163, 280, 311, 317

5つの自由·····1, 2, 17~25, 63, 68, 86, 91, 98, 110, 119, 161, 162, 174, 191, 208, 239, 257, 280, 306, 317

5つの領域·····20, 21, 191, 239

射手·····306

遺伝性疾患·····215, 216, 273

遺伝的近交度·····239

遺伝的多様性·····217, 239, 253

ヴィーガン·····8

Welfare Quality Project·····95

うつ状態·····47

ウマ·····32, 33, 174~183

羽毛つつき·····37, 58, 59, 66, 94, 161, 163, 166, 167, 236

HPA軸·····84~86

エイビアリー·····113, 125, 162~166

栄養過多·····234

AAALAC International·····289

液性調節·····24, 31, 36, 37

餌·····11, 19, 20, 25~30, 38, 45, 49, 50, 53, 54, 58, 63, 64, 75, 78, 81, 82, 96, 109, 120, 131, 155, 162, 168~171, 175, 178, 181, 190, 209, 232, 250, 258, 296, 301, 303, 305, 306, 308, 311, 313, 315~318

エシカル消費（倫理的消費）·····123

SDGs·····123, 127, 128

SPS協定·····107~109

SPF動物·····282, 298

SPF動物と微生物モニタリング·····298

エソグラム·····50, 51, 69~71, 81

餌付け·····305, 311~313, 316~318

エネルギー·····29~32, 55, 64, 65, 85, 128, 131, 134, 141, 142, 166, 175, 176, 181, 233, 234

ELISA（エライザ）·····87, 89, 90

炎症·····39, 40, 49, 83, 94, 162, 169, 170, 172, 204, 205

エンターテイメントショー·····251

エンリッチドケージ·····106, 111, 113~116, 118, 124, 125, 162~164

往復歩行·····29, 52, 56~58, 75, 237

応用動物行動学·····69, 74

OIE·····3, 108, 127

オオカミ·····60, 196, 198, 199

尾かじり……………51, 58, 66, 152, 153
オキシトシン………………………199
屋外飼育……………152, 156, 157
オペラント条件付け…………81, 82

か

介助犬………………………222
飼い主………………13, 185,
　189~194, 198~200, 202, 205~208, 210,
　211, 213, 214, 217, 222, 223, 299
快の情動………………43, 52, 53
回避反応………………………38
回ゆう癖………………………181
外来種………………188, 303
過活動………………………236
囲いわな………306, 307, 314, 315
ガスクロマトグラフィー………………90
家畜………6, 7, 35, 65, 77, 98, 101, 108,
　110~112, 115, 119, 120, 124, 126~128,
　135, 137, 146, 149, 152, 156, 157, 191,
　192, 231, 234, 263, 266, 273, 276, 303, 304
家畜化……44, 60, 82, 101, 130, 146, 160, 168,
　174, 183, 189, 196, 199, 200, 202, 250,
　254, 303
葛藤………………54, 55, 62, 152, 207
葛藤行動……29, 50, 51, 53~55, 58, 59, 61, 97,
　180, 236
葛藤状態…………………53, 56, 152, 236
家庭動物………………187, 284
換羽………………161, 168
感覚エンリッチメント………………247
換気……142~144, 156, 170, 176, 178, 281, 291,
　292, 295, 296, 298
環境エンリッチメント…55, 56, 153, 156, 171,
　172, 180, 203, 231, 233, 239~241, 248,
　252, 255, 256, 260, 263, 264, 294, 295, 297
環境エンリッチメントの定義………240, 241
韓国………………………103, 119
干渉………301, 305, 306, 312, 319, 320

感染症………121, 127, 139, 154, 166, 203, 214,
　219~221, 234, 235, 273, 275, 278, 282,
　286, 292, 298, 311, 316~318
完了行動………………………53
寒冷………32, 34, 86, 143, 144, 176, 238
機関内動物実験規程………………284
脚弱………………………169~172
嗅覚刺激………………………247
吸血昆虫類………………………235
給餌………25, 27, 29, 30, 44, 45, 59, 63, 64,
　75, 132, 134, 135, 142, 148, 149, 151, 155,
　156, 163, 168, 175, 179, 205, 233, 234,
　242, 263, 280, 292, 293, 297, 311, 316, 317
給餌器…25, 27, 28, 54, 79, 161, 165, 170, 295
給水器………10, 79, 165, 170, 296
教育………114, 123, 128, 208, 217, 224,
　227~229, 239, 240, 252, 254, 258, 259,
　262, 263, 265, 266, 273, 283, 286, 299, 311
教育訓練の実施………………284, 286
恐怖………4, 17, 19, 42~49, 58, 65, 66, 86,
　97, 162, 163, 167, 178, 179, 197, 198, 206,
　208, 214, 248, 308
恐怖と苦悩からの自由……19, 65, 86, 281, 306
去勢…37, 38, 138, 139, 141, 151, 153, 154, 157
近交系動物………………………282
空腹と渇きからの自由……19, 25, 63, 280, 316
くくりわな………306, 307, 312, 313
草地………………………135, 136
苦痛の程度………………287, 289
苦悩…17, 19, 42, 47, 48, 65, 86, 97, 162, 163,
　308
クラレンス・リトル………………276
グルココルチコイド…………84, 88, 256
グレイザー………………………242
クロード・ベルナール………………275
グローバル企業………116~118, 122
ケージ………25, 27, 44, 56, 57,
　78, 104~106, 108, 113, 115, 116, 118~120,
　161~164, 166, 200, 223, 288, 293~298

324

ケージフリー………104~106, 108, 111, 112, 114~118, 121~125, 162~164, 167, 170

血圧………48, 49, 83, 85, 234, 249

血管………35~37, 39, 40, 84, 90, 132

研究機関等の長の責務………286

健康状態…22, 27, 35, 63~66, 68, 91, 92, 94, 95, 120, 166, 172, 234, 235, 265, 292

犬歯切除………151, 154, 155

ケンネルクラブ………192

子犬工場………214

交感神経…24, 30, 31, 35~37, 48, 49, 83~86, 90, 91

好奇心………197, 198, 246

抗菌性物質………127, 128

抗原………40, 41, 87, 89

恒常性……22~24, 30~32, 35, 36, 39, 41, 47, 85, 86, 142

高速液体クロマトグラフィー………90

抗体………40, 41, 87, 89, 90

行動………4, 5, 14, 17~20, 22, 23, 25, 27~30, 32~35, 37~39, 42, 44, 46~59, 61~63, 66, 68~75, 77~83, 94, 97, 98, 109, 112~115, 125, 126, 132, 133, 135~137, 139, 140, 142, 148~153, 155, 156, 161~168, 170~172, 178~181, 183, 185, 197, 198, 200~202, 205~207, 214~216, 218, 223, 231, 234~244, 246~251, 255, 256, 258~260, 263, 265, 266, 273, 275, 295, 297, 306, 308, 310, 312~318

行動学……47, 60, 67, 69, 74, 91, 183, 219, 240

行動観察………68~71, 74, 77, 255, 260, 266

行動の完全性………49, 50, 69

行動の定量………68, 75, 94

行動目録………50, 69~71, 81

行動抑制………236

交尾排卵動物………201

功利主義………6, 278

呼吸数………34, 83, 85, 142, 176, 206, 207

国際医学団体協議会（CIOMS）……283, 289, 299

国際畜犬連盟（Federation Cynologique International: FCI）………216

穀物飼料………131, 132

個体群管理………220, 240, 252, 253

個別換気ケージシステム………297

コレクションプラン………239, 252, 253

混合飼育………244, 245

コントラフリーローディング………246

コンパニオンアニマル………187

さ

災害時………222

採血………68, 86, 88, 248, 249, 288

採食エンリッチメント………240, 242, 246

菜食主義者………8, 9

最適消費点………126

細胞性免疫………41

The International Cat Association（TICA）…217

作業犬………190

さく癖………177, 180~182

雑種………130, 168, 201

殺処分…192~194, 214, 219~221, 281, 285, 305, 306, 309, 310, 312, 314

殺処分ゼロ………13, 185, 194, 219

3Rsの原則………282~284

産業動物…14, 37, 44, 45, 49, 51, 66, 69, 92, 95, 98, 101, 124, 189, 191, 193, 225, 241, 271, 284, 301, 303, 304

GAP………121, 122

飼育放棄………214, 216

飼育密度………125, 152, 170, 215

使役犬………185, 190

シェルターメディシン………219

ジェレミー・ベンサム………278

ジオラマ方式………230

耳刻………151, 155

歯周病………204, 205

視床下部………48, 61, 83~86

持続可能性⋯⋯⋯⋯⋯⋯⋯121, 123
舌遊び行動⋯⋯⋯⋯⋯⋯⋯⋯237
しつけ⋯⋯⋯⋯⋯⋯⋯⋯⋯⋯198
『実験医学序説』⋯⋯⋯⋯⋯275
実験動物医学専門医⋯⋯⋯292
実験動物施設⋯⋯⋯⋯⋯⋯291
実験動物の最小飼育スペースの推奨値⋯294
実験動物の飼養及び保管並びに苦痛の軽減
　に関する基準⋯⋯⋯284, 285
忍び猟⋯⋯⋯⋯⋯⋯⋯⋯305, 306
舎飼い⋯⋯⋯⋯⋯132, 134, 152, 156
社会化期⋯⋯⋯⋯197, 201, 214
社会的エンリッチメント⋯⋯⋯243
社会的無差別曲線⋯⋯⋯⋯126
ジャクソン研究所⋯⋯⋯⋯276
JAS⋯⋯⋯⋯⋯⋯⋯⋯⋯121, 122
獣医療⋯⋯17, 189, 198, 203, 206, 207
銃器⋯⋯⋯⋯⋯⋯⋯⋯⋯⋯305
終生飼育⋯⋯⋯⋯⋯⋯253, 257
終生飼養⋯⋯⋯189, 208, 225, 271
州法⋯⋯⋯⋯⋯⋯114~116, 118
従来型ケージ⋯⋯⋯161~164, 166
種（の）差別⋯⋯⋯⋯⋯8, 279
種の保存法⋯⋯⋯⋯⋯⋯309
狩猟⋯8, 187, 188, 198, 217, 242, 279, 301, 305,
　309
純血種⋯⋯185, 192, 200, 201, 213, 216
馴致⋯⋯⋯⋯179, 206, 221, 256
譲渡⋯⋯193, 210, 213, 219~221, 299
情動⋯⋯⋯42~47, 53, 59, 61, 65, 77, 78, 83, 85
常同行動⋯29, 30, 47, 51, 56~59, 61~63, 75, 77,
　179, 181, 182, 237, 242, 249, 250
消毒⋯⋯⋯⋯⋯⋯⋯140, 292, 298
消費者⋯109, 110, 112~114, 118, 120~124, 126,
　154, 215, 217
情報開示と外部検証⋯⋯⋯289
飼養保管施設⋯⋯⋯⋯⋯291
除角⋯⋯37, 38, 45, 97, 137, 138, 141
食肉利用⋯⋯⋯⋯⋯⋯⋯315

食文化⋯⋯⋯⋯⋯⋯⋯⋯123
暑熱⋯⋯32, 34, 86, 97, 131, 142, 144, 156, 176,
　237, 238
真空行動⋯⋯⋯⋯⋯⋯51, 54~56
神経性調節⋯⋯⋯24, 30, 31, 35, 36
人獣共通感染症⋯⋯234, 252, 298
新生子期⋯⋯⋯⋯⋯⋯⋯196
神道⋯⋯⋯⋯⋯⋯⋯⋯⋯9, 10
人道的エンドポイント⋯⋯95, 283, 287, 288
心拍数⋯44~46, 48, 55, 83, 85, 90, 167, 206, 207
垂直感染（母子感染）⋯⋯⋯235
水平感染⋯⋯⋯⋯⋯⋯⋯235
スクリーニング⋯⋯⋯⋯222
スコティッシュ・フォールド⋯⋯216, 217
巣作り⋯⋯⋯109, 148, 150, 156, 294
ストール⋯⋯111, 113, 114, 116, 118, 132~135,
　147~151, 157
ストレス⋯⋯4, 19, 22~24, 30, 46, 47, 53, 62, 63,
　74, 82~88, 91, 92, 135, 138, 140, 141, 151,
　155, 168, 176, 179, 180, 182, 214, 236,
　238, 241, 244, 246, 248, 251, 252, 256,
　281, 288, 298, 310, 312, 315
ストレッサー⋯⋯22, 23, 82~86, 91, 315
砂浴び場⋯⋯⋯109, 111, 115, 161~165
巣箱⋯⋯⋯52, 109, 111, 115, 120, 125, 162~166
スローグローイング⋯⋯⋯⋯169, 170
生活の質⋯⋯⋯⋯⋯⋯207, 219
制限給餌⋯⋯⋯⋯⋯⋯⋯155, 233
生産者⋯111~115, 118, 120, 121, 124, 137, 139,
　149, 151, 157
生産性⋯⋯⋯27, 28, 33, 35, 63, 66, 87, 101, 103,
　104, 106, 111, 124, 125, 131, 132, 134,
　138, 140, 161~164, 166, 171, 225
正常行動⋯⋯⋯35, 49, 58, 59, 61, 62, 68, 69, 97,
　119, 129, 135, 162~164, 180, 230, 231
正常行動発現の自由⋯18, 19, 53, 66, 109, 163,
　205, 207, 281
性成熟⋯⋯⋯⋯⋯197, 198, 201, 276
生息環境展示⋯⋯⋯⋯⋯230

326

声帯除去⋯⋯⋯⋯⋯⋯⋯⋯⋯⋯217, 218
生体展示販売⋯⋯⋯⋯⋯⋯⋯⋯⋯⋯214
正の強化⋯⋯⋯⋯⋯⋯⋯⋯⋯⋯⋯⋯249
生物多様性基本法⋯⋯⋯⋯⋯⋯⋯⋯309
生理指標⋯⋯⋯⋯⋯⋯⋯⋯⋯⋯256, 260
世界動物園水族館協会⋯⋯⋯⋯⋯⋯252
世界動物園水族館動物福祉戦略⋯⋯191
世界動物保健機構⋯⋯⋯3, 17, 108, 137
赤外線サーモグラフィー⋯⋯⋯⋯⋯256
勢子⋯⋯⋯⋯⋯⋯⋯⋯⋯⋯⋯⋯⋯⋯306
積極的虐待⋯⋯⋯⋯⋯⋯⋯⋯⋯⋯⋯208
摂食（行動）⋯⋯25~30, 38, 51, 53, 72, 75, 76,
　79, 96, 180, 237
絶滅危惧種⋯⋯⋯⋯229, 254, 264, 267
セラピーアニマル⋯⋯⋯⋯⋯221, 222
選好性⋯⋯⋯⋯⋯⋯⋯⋯⋯⋯⋯78~82
損傷⋯⋯⋯⋯19, 37, 39, 40, 59, 66, 93, 94,
　97, 137, 139, 152~154, 161, 163, 166, 293,
　311~314

た

タイ⋯⋯⋯⋯⋯⋯⋯⋯⋯⋯⋯103, 119
第一種動物取扱業⋯⋯⋯⋯⋯⋯⋯⋯215
体液性免疫⋯⋯⋯⋯⋯⋯⋯⋯⋯⋯40, 41
代謝⋯30, 36, 37, 64, 65, 84, 87, 88, 90, 142, 250,
　256
対人反応⋯⋯⋯⋯⋯⋯⋯⋯⋯⋯⋯⋯179
ダックスフンド⋯⋯⋯⋯⋯200, 215, 216
多頭飼育⋯⋯⋯⋯⋯⋯⋯⋯185, 212, 213
多頭飼育崩壊⋯⋯⋯194, 208, 212, 219
タフツ・アニマル・ケア＆コンディション
　尺度（TACC）⋯⋯⋯⋯⋯⋯209, 210
WTO⋯⋯⋯⋯⋯⋯⋯⋯⋯⋯⋯107~109
炭酸ガス⋯⋯⋯⋯⋯⋯⋯⋯⋯⋯⋯220
断耳⋯⋯⋯⋯⋯⋯⋯⋯⋯⋯⋯185, 217
断尾⋯⋯⋯139, 151~153, 157, 185, 217, 218
地域猫⋯⋯⋯⋯⋯⋯⋯⋯190, 220, 221
地域猫活動⋯⋯⋯⋯⋯⋯⋯⋯185, 221
乳つき順位⋯⋯⋯⋯⋯⋯⋯⋯⋯⋯159

長日繁殖動物⋯⋯⋯⋯⋯⋯⋯⋯⋯201
鳥獣保護管理法⋯⋯⋯⋯⋯⋯⋯⋯309
鳥獣保護管理基本方針⋯⋯⋯⋯⋯309
チワワ⋯⋯⋯⋯196, 200, 215, 216
繋ぎ飼い⋯⋯⋯⋯⋯⋯132~134, 140
爪とぎ⋯⋯⋯⋯⋯⋯⋯205, 207, 218
TNR活動⋯⋯⋯⋯⋯⋯⋯⋯⋯⋯220
適温域⋯⋯⋯⋯⋯⋯⋯32, 33, 35, 36
転位行動⋯⋯⋯⋯⋯⋯51, 54, 55, 236
転嫁行動⋯⋯⋯29, 30, 51, 54~56, 58, 152, 155
展示方式⋯⋯⋯⋯⋯⋯⋯⋯⋯⋯⋯230
点灯プログラム⋯⋯⋯⋯⋯⋯⋯⋯171
動機づけ⋯⋯⋯29, 51~53, 56, 69, 81, 82, 109
東京オリンピック⋯⋯⋯⋯⋯⋯⋯121
同行避難⋯⋯⋯⋯⋯⋯⋯⋯⋯222, 223
投資⋯⋯⋯⋯⋯⋯⋯⋯⋯⋯⋯118, 122
動物愛護⋯⋯1, 8~16, 193, 213, 275, 278, 299, 300
動物愛護管理法⋯⋯⋯⋯11, 12, 14, 194, 208, 211,
　213, 223
動物愛護法⋯⋯⋯⋯11, 283~285, 309
動物園（ZOO）⋯⋯75, 95, 191, 225, 227~268,
　279
動物園に関する法律⋯⋯⋯⋯⋯⋯228
動物介在介入⋯⋯⋯⋯⋯⋯⋯185, 190
動物虐待⋯⋯⋯6, 7, 10, 185, 191, 192, 208, 210,
　213, 219
動物行動学⋯⋯⋯⋯⋯49, 52, 69, 74, 76
動物実験委員会⋯⋯⋯284, 286, 287, 289
動物実験計画書⋯⋯⋯⋯⋯287, 289
動物実験施設⋯⋯⋯8, 266, 292, 295, 298
動物実験の目的⋯⋯⋯⋯⋯⋯⋯274
動物取扱業者⋯⋯⋯⋯⋯⋯194, 215
動物の愛護及び管理に関する法律⋯⋯11, 12,
　119, 193, 283, 284
『動物の解放』⋯⋯⋯⋯⋯⋯⋯⋯278
動物の権利⋯⋯⋯1, 7, 8, 12, 273, 278, 279
動物の状態⋯1, 2, 4, 5, 8, 12, 14, 17, 19, 68, 95,
　96, 128, 208, 222, 228, 305, 306
動物福祉⋯⋯⋯⋯⋯⋯⋯⋯⋯1~22, 37,

索引 ● 327

43~45, 47, 49, 50, 52, 53, 55, 56, 58~60,
63, 68, 78, 81, 82, 86, 91, 92, 94, 95, 97,
98, 101, 103, 104, 107~110, 113~115, 118,
119, 121, 123, 126, 128, 129, 134, 137,
148, 163, 171, 185, 189, 191, 193, 195,
207, 214, 218, 220~223, 225, 227~233,
239~241, 245~248, 251~255, 257~260,
262, 264, 265, 271, 279, 282, 284~286,
291, 300, 301, 304~306, 308~320
動物保護施設……………………………192
動物保護収容施設……185, 189, 191, 218, 219
動物保護団体……103, 114, 115, 118, 189, 194,
210, 211, 218, 308
止め刺し………………………………314, 315
止まり木……81, 82, 94, 109, 111, 115, 120, 125,
162~165, 172, 246
取り扱い……17, 46, 95, 138, 157, 191, 193, 267,
305, 306
トレーニング…………………198, 206, 221, 249

な

縄張り…………………………………………202
肉牛…………108, 119, 130~132, 137~139, 141
乳牛…25, 26, 37, 54, 97, 98, 108, 119, 130, 131,
134, 137, 139~142
肉用鶏………………………25, 26, 160, 168~171
2025年問題……………………115, 118, 121, 122
日本……1, 9~12, 14, 16, 18, 32, 95, 98, 103~105,
107, 109, 112, 115~124, 126~128, 130,
146, 151, 156, 161, 162, 165, 168, 174,
175, 187~189, 192~194, 200, 202, 207,
209, 213, 215~218, 221, 222, 241, 254,
257, 261, 264, 267, 275, 277, 290, 291,
299, 301, 303, 304, 308, 309, 311, 313
尿中グルココルチコイド…………………249
人間活動…………………305, 306, 308, 318, 319
認知エンリッチメント…………246, 247, 249
認知バイアス…………………………………47
ネオテニー……………………………………198

ネグレクト………………208, 210~212, 251
猫カフェ………………………………………191
熱性多呼吸………………………23, 34, 36, 69
熱的中性圏…………………………32, 33, 35, 142
熱放散………………………………………35~37
野犬……………………………………190, 198
ノイローゼ……………………………………47
濃厚飼料………………………………30, 175, 181
農林水産省…119~121, 128, 134, 137~139, 284,
290, 315
野猫……………………………………………190
野良犬………………190, 197, 198, 219, 220
野良猫………………190, 202, 219~221

は

ハーゲンベック方式……………………………230
Burch…………………………………………282
吐き戻し……………………………236, 237, 243
薄明薄暮性……………………………………202
跛行……………………………139, 140, 148, 178
箱わな………………………306, 307, 313, 315
ハズバンダリートレーニング……248, 249,
252, 257
パズルフィーダー……………………242, 247
Battersea Dogs and Cats Home……………192
バタリーケージ…105, 106, 109, 111, 114~116,
118~120, 124, 125, 148, 160, 161
発声……28, 38, 46, 51, 52, 59, 74, 80, 162, 207
抜爪……………………………………217, 218
放し飼い…………59, 104, 105, 114, 116, 132,
134~136, 139, 140
パピーミル……………………………………214
番犬………………………………188, 198, 200
繁殖豚…………………………………………116
パンティング………………23, 34~36, 51, 69
伴侶動物………14, 16, 29, 30, 49, 51, 69, 92,
95, 101, 103, 183, 185, 187~194, 204, 206,
208, 221, 223, 241, 263, 271
ビークトリミング……37, 38, 45, 114, 160, 167

肥育豚……………147, 151, 153, 155, 157
ピーター・シンガー………………8, 278
引き取り…………193, 194, 210, 219
非ストール………………………150
PigSAFE……………………149, 150
ピット式…………………………230
人の存在………………306, 308, 318
肥満……27, 30, 64, 92, 175, 204, 205, 209, 234, 243
標準的なげっ歯類の飼養及び保管法……295
平等思想……………………………6
ファーニッシュドケージ……………162
プードル……………200, 215, 216, 218
不快からの自由……19, 64, 163, 280, 311
不快の情動…………43, 44, 52, 53, 65
副交感神経……………24, 49, 90, 91
福祉評価法………………………95, 98
不断（非制限給餌）給餌………155, 233
仏教………………………9, 10, 12
物理的エンリッチメント……………245
不妊手術………………………219, 220
ブラウザー………………………242
ブリーダー………213, 214, 276, 298
ふれあい展示……………………238
平均寿命…………………………198, 203
ペーシング行動…………………237
ベジタリアン………………………8
ペット…8, 13, 14, 185, 187, 188, 192, 213, 222, 223, 235
ペットショップ…188, 191, 194, 210, 213, 214, 277
放牧……23, 32, 33, 74, 113, 125, 132, 135, 136, 139, 140, 143, 148, 149, 156, 161~166, 176, 177, 181~183
吠え……………………198, 205, 207, 218
捕獲……92, 161, 220, 221, 225, 228, 251, 301, 303, 305~310, 312~315, 318
母子分離………140~142, 193, 251
補助犬……………………190, 221, 222

保全活動…………………………259
ボディコンディションスコア…92, 211, 212
ホルモン…24, 31, 36, 37, 48, 49, 60, 84, 86, 87, 90, 168, 171, 199, 249, 310
ボロニア宣言……………………283

ま

マーチン法………………………191, 192
マイクロチップ………………193, 223
マウスのルーツ…………………277
巻狩り……………………………10, 306
麻酔…37, 38, 137~139, 152, 154, 220, 248, 278, 281, 286~289
無気力……………………………47, 236
無主物…………………301, 303, 304
滅菌……………………292, 296, 298
メナジェリー…………………227, 228
免疫…31, 39~42, 48, 49, 87, 134, 151, 204, 273, 298
モート……………………………230
問題行動…125, 161, 166, 167, 193, 198, 200, 204~206, 214, 216~218

や

野猿公園…………………………311, 312
夜行性化………………306, 318, 319
野生動物管理…301, 303, 305, 309, 313
野生動物のショー利用……………229
誘導換羽法………………………168
熊癖……………………56, 58, 180, 181
幼形成熟…………………………198
ヨーロッパ市民イニシアチブ……113
予算制約…………………………126
余剰動物…………………………239
欲求行動…………………………53
欲求不満……29, 30, 52~56, 58, 61
欲求不満状態……54, 55, 61, 62, 148, 152, 162, 180, 236
喜び……………………4, 5, 19, 42, 43, 61

ら

来園者の存在……………238, 265, 266
ラックの給排気…………………296
Russell……………………………282
ランドスケープイマージョン……………230
離乳………54, 97, 138, 140~142, 147, 151
流通経路…………………185, 213
ルーティング………51, 79, 152, 153, 155, 156
狼爪………………………217, 218

わ

和牛……………………………130
わな………305~307, 312, 313, 315

アルファベット

Abnormal behaviour（異常行動）…………236
Animal rights（動物の権利）…………7, 278
Animal Welfare（動物福祉）……4, 16, 18, 118, 305, 308
Aviary（エイビアリー）…………………165
Beak trimming（ビークトリミング）……167
Behavior（行動）…………………………50
Behaviour（行動）…………………17, 50
Behavioural integrity（行動の完全性）……50
Cage free（ケージフリー）…………164
Cannibalism（共喰い、カニバリズム）…167
Care（配慮）……………………………206
Companion animals（伴侶動物）…………187
Conventional cage（従来型ケージ）………161
Cure（治療）……………………………206
Emotion（情動）…………………………42
Enriched cage（エンリッチドケージ）……162
Environmental Enrichment（環境エンリッチメント）………171, 233, 240
Ethogram（エソグラム）…………………50
feather pecking（羽毛つつき）…………167
Five domains（5つの領域）……………20
Five freedoms（5つの自由）……17, 18, 22, 24, 25, 63, 91, 110
Five provision（5つの提供）……………20
Free-living（自由な状態）…305, 306, 308, 309, 316, 318, 319
Free-range（放牧）…………………166
Furnished cage（ファーニッシュドケージ）………………………162
Homeostasis（恒常性）……………………22
Lead molting（誘導換羽法）………………168
Motivation（動機づけ）…………………52
Negative emotion（不快の情動）……43, 44, 52
Optimum thermal zone（生産適温域）………32
Pacing（常同往復歩行）…………………237
Positive emotion（快の情動）………42, 43, 52
Sentient being（意識ある存在）…………13, 43

Slow growing（スローグローイング）……169

Speciesism（種差別）………………………8

Stereotyped behaviour（常同行動）………56

Stereotypic behaviour（常同行動）…………56

Stress（ストレス）………………………22

Stressor（ストレッサー）………………22

Sudden Death Syndrome（突然死症候群）
………………………………………169

surplus animal（余剰動物）………………239

Thermoneutral zone（熱的中性圏）………32

tongue rolling（舌遊び行動）………………237

Vegan（ヴィーガン）……………………8

Vegetarian（菜食主義者、ベジタリアン）‥8

ZOO（動物園）…………………………228

■執筆者紹介　執筆順　＊は編者

＊新村　毅（しんむら・つよし）
　　現職：東京農工大学　農学部　教授
　　プロフィール：麻布大学獣医学部卒業、同大学院獣医学研究科博士後期課程早期修了。日本
　　学術振興会特別研究員 DC1、同 PD、基礎生物学研究所特任助教、東京農工大学農学部准教
　　授／卓越研究員を経て現職。
　　専門分野は、システム行動生物学、動物福祉学。日本農学進歩賞、文部科学大臣表彰若手科
　　学者賞を受賞。
　　主な著書に、動物行動図説（共著、朝倉書店）など。

矢用健一（やよう・けんいち）
　　現職：農研機構北海道農業研究センター　寒地酪農研究領域　領域長
　　プロフィール：東京大学農学部獣医学科卒業、同農学系研究科博士課程獣医学専攻修了。農
　　林水産省畜産関連試験研究機関に配属後、組織改編を経て現職。
　　専門分野は、行動生理学、動物福祉学。
　　主な著書に、動物行動図説（共著、朝倉書店）、獣医倫理・動物福祉学 第2版（共著、緑書
　　房）など。

林　英明（はやし・ひであき）
　　現職：酪農学園大学　獣医学群　教授
　　プロフィール：九州大学農学部卒業、東北大学大学院農学研究科博士後期3年の課程修了。酪
　　農学園大学　獣医学部助手、講師、准教授を経て現職。
　　専門分野は、動物生理学、ストレス科学、動物福祉。
　　主な著書に、デュークス獣医生理学（共著、学窓社）、新編　家畜生理学（共著、養賢堂）な
　　ど。

深澤　充（ふかさわ・みちる）
　　現職：東北大学　農学研究科　准教授
　　プロフィール：東北大学農学部卒業、同大学院博士課程後期修了。秋田県職員、農研機構畜
　　産草地研究所主任研究員、同東北農業研究センター上級研究員を経て現職。
　　専門分野は、ウシを中心とした家畜の行動、管理および福祉学。日本畜産学会奨励賞を受賞。
　　主な著書に、動物行動図説（共著、朝倉書店）、ライフステージで見る牛の管理（共著、緑書
　　房）、動物福祉の科学（共著、緑書房）など。

竹田謙一（たけだ・けんいち）
　　現職：信州大学　学術研究院　農学系　教授
　　プロフィール：日本獣医畜産大学卒業、東北大学大学院農学研究科博士課程修了。信州大学
　　農学部助手、助教、准教授を経て現職。この間、山梨県酪農試験場、富山県畜産研究所で客
　　員研究員を併任。
　　専門分野は、応用動物行動学、家畜管理学。
　　主な著書に、動物行動図説（共著、朝倉書店）、畜産学入門（共著、文永堂）など。

二宮　茂（にのみや・しげる）
　　　現職：岐阜大学　応用生物科学部　准教授
　　　プロフィール：京都大学理学部卒業、東北大学大学院農学研究科博士課程前期修了、東京農
　　　工大学大学院連合農学研究科博士課程修了。東北大学大学院農学研究科家畜福祉学（イシイ）
　　　寄附講座准教授などを経て、現職。
　　　専門分野は、応用動物行動学。
　　　主な著書に、BENESSERE ANIMALE（共著、Istituto Zooprofilattico Sperimentale Umbria e
　　　Marche Editore）、動物行動図説（共著、朝倉書店）、動物福祉の現在（共著、農林統計出版株
　　　式会社）、動物の飼育管理（共著、文永堂出版）など。

山本真理子（やまもと・まりこ）
　　　現職：帝京科学大学　生命環境学部　アニマルサイエンス学科　講師
　　　プロフィール：麻布大学獣医学部卒業、同大学院獣医学研究科博士後期課程修了。カリフォ
　　　ルニア大学デービス校博士研究員を経て、帝京科学大学生命環境学部助教を経て現職。
　　　専門分野は、動物人間関係学、介在動物学。
　　　主な著書に、The Domestic Dog（共著、Cambridge University Press）など。

加隈良枝（かくま・よしえ）
　　　現職：帝京科学大学　生命環境学部　准教授
　　　プロフィール：東京農工大学農学部卒業、東京大学大学院農学生命科学研究科博士課程修了。
　　　大学院在学中に、国際文化教育交流財団奨学生として英国エジンバラ大学大学院に留学し、
　　　応用動物行動学および動物福祉に関する修士課程修了。
　　　専門分野は、伴侶動物行動学、動物福祉学。
　　　主な著書に、動物の飼育管理（共著、文永堂出版）、動物行動図説（共著、朝倉書店）、獣医
　　　倫理・動物福祉学　第2版（共著、緑書房）。訳書として動物福祉の科学：理念・評価・実践
　　　（共同監訳、緑書房）、ドメスティック・キャット（共訳、緑書房）など。

伊藤秀一（いとう・しゅういち）
　　　現職：東海大学　農学部　教授
　　　プロフィール：麻布大学獣医学部卒業　同大学院獣医学研究科博士後期課程修了。日本学術
　　　振興会科学技術特別研究員（北海道農業研究センター）、農業生物資源研究所特別研究員、九
　　　州東海大学農学部講師を経て現職。2019年度にスコットランド農業大学へ留学。家畜写真家。
　　　専門分野は応用動物行動学、動物福祉学。
　　　主な著書に、動物行動図説（共著、朝倉書店）、まきばなかま（東海教育研究所）、動物の衛
　　　生（共著、文永堂出版）、動物の飼育管理（共著、文永堂出版）、畜産（実教出版）など。

小針大助（こはり・だいすけ）
　　　現職：茨城大学　農学部　准教授／東京農工大学　連合農学研究科　准教授（兼任）
　　　プロフィール：新潟大学農学部卒業、東北大学大学院農学研究科博士後期課程修了。
　　　茨城大学農学部助手、同講師を経て現職。
　　　専門分野は、応用動物行動学、動物管理学、動物福祉学。

主な著書に、動物福祉の科学（共著、緑書房）、動物の飼育管理（共著、文栄堂）、最新畜産
ハンドブック（共著、講談社）など。

山梨裕美（やまなし・ゆみ）

現職：京都市動物園　生き物・学び・研究センター　主席研究員
プロフィール　京都大学理学部卒業、同大学院理学研究科生物科学専攻博士後期課程修了
博士（理学）。公益社団法人日本動物園水族館協会動物福祉研究部。
日本学術振興会特別研究員　DC1、PD、京都大学野生動物研究センター　特定助教を経て現
職。
専門分野は動物福祉学・応用動物行動学。日本霊長類学会　高島賞を受賞。
主な著書に、いのちをつなぐ動物園：生まれてから死ぬまで、動物の暮らしをサポートする
（共著・小さ子社）など。

小倉匡俊（おぐら・ただとし）

現職：北里大学　獣医学部　講師
プロフィール：京都大学総合人間学部卒業　同大学院理学研究科博士後期課程研究指導認定
退学。日本学術振興会特別研究員 DC1、同 PD、北里大学獣医学部助教を経て現職。
専門分野は、比較認知科学、動物福祉学。
主な著書に、日本のサル学のあした―霊長類研究という『人間学』の可能性（共著、京都通
信社）、行動生物学辞典（共著、東京化学同人）など。

佐々木宣哉（ささき・のぶや）

現職：北里大学　獣医学部実験動物学研究室　教授
獣医師、博士（医学）、日本実験動物医学専門医協会認定実験動物医学専門医
プロフィール：北海道大学獣医学部卒業、同大医学部博士課程修了。
日本学術振興会特別研究員、理研リサーチアソシエイト、東京大学薬学部助手、カリフォル
ニア大研究員、北海道大学獣医学部准教授、兼同動物実験施設（AAALAC 認証施設）主任獣
医師を経て現職。
専門分野は、実験動物学、実験動物医学、疾病遺伝学、動物福祉学。
主な著書に、実験動物学・獣医学教育モデル・コア・カリキュラム（共著、朝倉書店）、動物
の感染症（共著、近代出版）、動物行動図説（共著、朝倉書店）、米国獣医学会動物の安楽死
指針ガイドライン（共訳、アドスリー）、フレックネル実験動物の麻酔と鎮痛第5版 ―齧歯類
からネコ・イヌ・鳥類まで―（共訳、アドスリー）など。

加瀬ちひろ（かせ・ちひろ）

現職：麻布大学　獣医学部　講師
プロフィール：麻布大学獣医学部卒業、同大学大学院中医学研究科博士後期課程修了。
（一財）自然環境研究センター研究員、千葉科学大学危機管理学部助教を経て現職。
専門分野は、応用動物行動学、野生動物管理学、動物福祉学。
主な著書に、最新の動物行動学に基づいた動物による農作物被害の総合対策（共著、誠文堂
新光社）、STOP! 鳥獣害～地域で取り組む対策のヒント～（共著、全国農業会議所）、動物の
行動から考える決定版農作物を守る鳥獣害対策（共著、誠文堂新光社）など。

［増補版］動物福祉学

2022 年 4 月 15 日　初版第 1 刷発行
2024 年 9 月 30 日　増補版第 1 刷発行

編　者　新村　　毅

発行者　杉田　啓三

〒 607-8494 京都市山科区日ノ岡堤谷町 3-1
発行所　株式会社　昭和堂
振込口座　01060-5-9347
TEL（075）502-7500 ／ FAX（075）502-7501
ホームページ　http://www.showado-kyoto.jp

© 新村毅ほか 2024　　　　　　　　印刷　亜細亜印刷

ISBN 978-4-8122-2321-5
乱丁・落丁本はお取り替えいたします。
Printed in Japan

本書のコピー、スキャン、デジタル化の無断複製は著作権法上での例外を除き禁じられ
ています。本書を代行業者等の第三者に依頼してスキャンやデジタル化することは、た
とえ個人や家庭内での利用でも著作権法違反です。